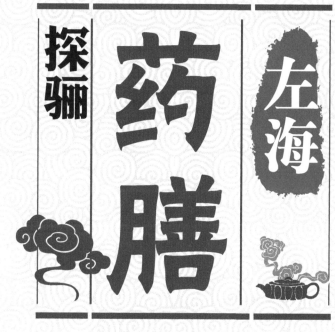

探骊 左海 药膳

主 编	黄秋云		
副主编	潘鸿贞	赵	蕾
编 委	郑立升	李 丹	程珠琴
	聂 焱	马常宝	李君君
	林小妹	徐 君	胡 丹

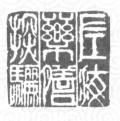

中国中医药出版社
·北 京·

图书在版编目(CIP)数据

左海药膳探骊/黄秋云主编. – 北京：中国中医药出版社，
2013.6 （2024.10 重印）
ISBN 978-7-5132-1463-6

Ⅰ．①左… Ⅱ．①黄… Ⅲ．①食物疗法 – 食谱 – 福州市
Ⅳ．①R247.1②TS978.161

中国版本图书馆CIP数据核字（2013）第108171号

中国中医药出版社出版
北京经济技术开发区科创十三街 31号院二区 8 号楼
邮政编码 100176
传真 010 64405721
北京盛通印刷股份有限公司印刷
各地新华书店经销
*
开本 787×1092 1/16 印张 24.5 字数 446 千字
2013年6月第1版 2024年10月第2次印刷
书 号 ISBN 978-7-5132-1463-6
*
定价 69.00 元
网址 www.cptcm.com
服务热线 010 64405510
购书热线 010 89535836
书店网址 csln.net/qksd/
官方微博 http://e.weibo.com/cptcm

内容提要

左海，是福州的别称。左海药膳是福州市中医院在中医药理论指导下，严格按照药膳配方，将药材与食材相配伍，遵循烹饪学和营养学的原理，制作成具有一定色、香、味、形的特色食品，有病治病，无病强身，造福生民，同登寿域。

福州市中医院从2004年起，广泛收集福建各地药膳验方，从中挑选出确有疗效的验方，根据验方的功效、适用病症以及用法用量等进行分析、整理、科学研究，在继承传统的基础上不断尝试创新，选出适用于临床的验方，辨证施膳，应用于住院及门诊患者的辅助治疗，起到了良好的作用，可减少并发症，改善患者生活质量，促进早日康复。很多药膳处方已成为该院临床治疗常规用膳，药膳已成为福州市中医院的一大特色，深受患者和家属的欢迎和好评。《左海药膳探骊》就是福州市中医院积8年之努力，总结、研究和运用药膳的精华。配以药膳成品的彩图，全书图文并茂。

全书分上、下篇，上篇介绍内、外、妇、儿各科疾病有效药膳，胪陈60余个病种约370余方。内科分消化、呼吸、心血管、神经等系统疾病药膳；还专列糖尿病及家常药膳，同时重视慢性病防治结合，介绍了药膳食疗方法，颇为实用。下篇介绍药膳的基础知识，有药膳简述、应用原则、87种药食两用中药和132种药膳常用中药材的性味、功效及药膳配制方法。药食两用的食材按畜类、水产类、五谷杂粮、蔬菜、菌类、水果及常用辅料分别介绍食材的作用与应用注意。

本书的药膳烹调法，简单易学，且可提高药膳的色、香、味和辅助疗效。内容闳富，集药膳之大成；辨证施膳，启生民以心法；历经识炼，以科研成果寿世。

本书各食材、药材易于就地取材。还结合岁时民俗，推广时令药膳，将传统民俗节日、时令的氛围与中医文化相结合，匠心独运。书末附上民谚歌谣，易学易记。

阮序

药膳是在中医药理论指导下，严格按照药膳配方，将药材与食材相配伍，遵循烹饪学和营养学的原理，制作成具有一定色、香、味、形的特色食品。生民安身之本必资于食，而"医源于食"、"药食同源"正是药膳的源头与基础。药膳由来尚矣，《后汉书·列女传》载"母亲调药膳思情笃密"，将"药"与"膳"联在一起，千百年来，先民以生命代价积累了丰富经验。药膳学是一门古老的学科，辰下又极富生命力，它寓医于食，将药物作为食物，又将食物赋以药用，药借食力，食助药威，相辅相成，相得益彰。

福州，别称左海，乃八闽首府，历史悠久，文化昌盛，名医辈出。其地处东南，属亚热带季风气候，三面环山，一水中流，派江吻海，擅海山之利，物华天宝，人杰地灵。闽医学术，尘声九州，而闽菜亦饮誉海内外，为我国八大名菜系列之一。左海药膳颇具南国独特的民俗民风，在历史长河中，吹尽黄沙始见金，故能世代父以传子，婆以授媳，流传不衰。但是坊间甚有效验的药膳名方，由于缺失中医理论指导，其滥用、误用的情况屡见不鲜。在医院中，由于制作涉及诸多科室的配合，且烹调工艺繁琐，故几至式微。

为弘扬药膳文化，突出中医药特色，造福生民，有病治病，无病强身，以臻养生、保健、调理之妙境，愿天下人同登寿域，福州市中医院院长、全国第四批老中医药专家学术经验继承工作指导老师黄秋云主任中药师，以学者的睿智目光，以老中药专家的学术专长，领导组织临床科室、药剂科、营养科相关人员，组成研究、开发团队，通力合作，立足传统，尝试创新。自2004年以来，以科研促临床，以临床促发展，成绩斐然，备受瞩目。其团队积8年之努力，总结出研究和推广运用药膳的经验，编就《左海药膳探骊》一书，余有幸先睹，卒读之下，获益良多，深感是书颇具特色。

一是内容闳富，集药膳之大成　全书主要分成上、下篇。上篇介绍内、外、妇、儿药膳，胪陈60多个病种，就内科而言分消化、呼吸、心血管、神经等系统疾病，还专列糖尿病及其他家常药膳，还与当前我国重视慢性病防治相结合，介绍了常见慢性疾病的药膳食疗方法，颇为实用。下篇介绍了药膳的基础知识，分概况简述、应用原则、87种药食两用中药和132种药膳常用中药材的性味、功效及药膳配制参考。此外，还罗列药膳常用的畜类、水产类、五谷杂粮、蔬菜、菌类、水果及常用辅料的作用与应用注意等，全面阐述了植物、动物食材与药材的运用。介绍的药膳烹调法，简单易学且有可观实用之处。药诚善也，食诚良也，若烹调失当，则南辕北辙，无地树功。此非拈手即来而速成之巨著，非率尔操觚者所能及。编者雄才健笔，踵事增华，源于多年殚精竭虑、孜孜矻矻的结果，可谓焚膏油以继晷，恒兀兀以穷年。正因编者攻研蕴蓄于胸中，编纂是书，则吐露毫端，灿然可观。一卷在手，只觉灵机满纸，种色夺目，宝藏纷陈矣。

二是辨证施膳，启生民以心法　药膳为百姓所喜闻乐受，但并非进口有益，逢补不辞，应有严格的宜忌，遣用药膳的肯綮是辨证施膳。即在中医理论指导下，因人因时因地，根据人体体质及不同病证择善而从。食物有寒热温凉，疾病有表里虚实，施膳与药物治病并无二致，其学深邃，其理湛深，若不洞悉原委，孟浪进补，常人必令壅闭湫底；若微疴投用舛误，或成膏肓之变。轩岐之学错综复杂，须贯阴阳于一理，合脉色于万全。本书每道药膳，除介绍食材、药材、烹调方法外，赫然在目的是应用范围，即适用某种特定证型。就慢性胃炎一节而言，就分有脾胃虚弱、脾胃虚寒、胃阴亏虚、脾虚湿阻四型，各列代表药膳。示人以准绳，谆谆告诫勿忘辨证施膳，否则有如盲人瞎马，夜半临深池矣！

三是历经识炼，科技成果寿世　编者秉承前贤经验，采撷民间效验，结合自己实践，配制诸多药膳。对入选研究开发的药膳品种均进行反复品鉴，制定烹调的流程，规范稳定，保证质量，建立临床施用通道，方将药膳投入使用，因而有坚实的基础和可靠的效果。该院近年立项的药膳科研课题中如"主食药膳（糖尿病药膳馒头）在糖尿病防治中的研究与应用"、"胃炎药膳馒头辅助治疗脾胃虚型慢性胃炎的临床观察"、"八珍药膳在骨科康复临床中的应用研究"等均受业内人士好评及患者欢迎。更可喜的是，经过多年民间调研的八珍系列药膳于2010年被确认为第三批市级非物质文化遗产项目名录。可见编者以科技引领，提升药膳质量，突出中医特色，为百姓养生、保健、调理、治病济世。

此外，本书凸显福州地方特色，各食材、药材多源自粉榆方物，易于就地取材。尚结合榕垣岁时民俗，推广时令药膳，觇风云之变，识草木之情，将传统民俗节日、时令的氛围与中医文化相结合亦谓匠心独运。仅从每道药膳出处即可见该院开展临床药膳工作，形式生动活泼，内容丰富多彩，有的药膳食疗内容写入科室诊疗常规方案，有的药膳通过品鉴进行宣传与普及，特别是把很多药膳食疗的知识应用在健康教育宣传中，也是一种紧随医学新模式的创举。本书最后附上民谚歌谣，读来朗朗上口，易学易记，有利药膳食疗的普及与推广。

是书堪谓：推扬岐黄术，药膳妙绝伦，存心惟济世，恬和保长生。今付剞劂，延声寿世，余谨以此序为贺。

陈序

我有幸先睹由福州市中医院黄秋云主任中药师领衔组织编写的《左海药膳探骊》书稿，颇有些感触，脑海中浮现出章次公先生的一句话：发皇古义，融会新知。

药膳的历史久远，上古用汤液醪醴来治病，可以说，我们的先民早已认识到药食同源，这也可以想象成药膳的源头。《周礼》中有"食医"，《周礼·天官》："食医中士二人，掌和王之六食、六饮、六膳、百馐、百酱、八珍之齐。凡君子之食恒放焉。"这应该是我国有饮食保健专职医生的最早记载。我这里抄录两位医家的话，一位是唐代孙思邈，他在《千金要方》中说："夫为医者，当须先洞晓病源，知其所犯，以食治之；食疗不愈，然后命药。"又说："食能排邪而安脏腑，悦神爽志以资血气，若能用食平疴，释情遣疾者，方可谓良工。"一位是宋代陈直，他在《养老奉亲书·序》中说："善治病者，不如善慎疾；善治药者，不如善治食。"我想，惟药膳之良者，能兼此"四善"。所以，我们平时对付一般疾病，或慢性病调理，不妨先用食疗，使邪去而正不伤，最是上策。至于为了强身保健的目的，那更应以药膳为主了。

《左海药膳探骊》载药膳400余方，列病证60余种，介绍每方的食材和药材、烹调方法、应用范围和用法用量，虽出处是医院的健康教育处方集和疾病诊疗常规方案，但实际上汲取历代医家的食疗经验，经不断实践，提炼而成。古代医籍记载了不少药膳，如《饮膳正要》的羊肉羹，用羊肉、萝卜、草果、陈皮、良姜、荜茇、胡椒等，补肾益气；《外台秘要》引姚僧坦集验方的生地饴糖鸡，用母鸡、生地黄、饴糖等，养阴生津；《本草纲目》的豆蔻乌骨鸡，用白豆蔻、草果、乌骨鸡等，健脾祛湿;《圣济总录》的补气粥,用黄芪、人参、粳米等,扶正补气;《泉州本草》的荔枝莲山粥,用干荔枝肉、莲子、山药、大米等,补脾补血;《医学衷中参西录》的水晶桃,用核桃仁、柿霜饼等,补肺肾,平咳喘等等。这些古方的影子在这本书中时有所见。

书中的药膳,其组成用材,融入了中医理法的精义。如老年性痴呆肝肾亏虚证的玄参炒猪肝,其中的玄参,《日华子本草》记载能"止健忘"。还有黄精莲枣糕、补肾益脾蜜饯、补髓汤等药膳,其中均含黄精。黄精是神仙服食之品,平补先后天。这也让我想起老师的一个验方,叫魏氏补脑汤,药用黄精、玉竹、川芎、决明子。若以此做成药膳,益精补脑,贯通上下,对证使用,应有益于痴呆患者。

探究药膳,发皇古义,还体现在本书尤其注重收集福州民间的药膳经验,附录中的"福州民间食疗保健歌谣",朗朗上口,寓意深刻,甚至寻访福建畲族药膳,为我所用。

《左海药膳探骊》的另一亮点是融会新知,切合实用。我大致梳理了一下,主要有四点:

一是立足临床,服务患者。强调临床药膳,以患者为尊,着力解决临床实际问题,改善临床症状,提高生活品质。如针对阴虚烦热、水湿内阻的慢性肝炎、肝硬化患者的"铁皮石斛煲老鸭",加上茯苓,选材配膳有巧思。

二是科研给力,力求实效。福州市中医院组织开展多项以药膳为主题词的科研项目,这在中医医院中并不多见,如"中医辨证施膳辅助治疗2型糖尿病的临床研究"、"八珍药膳在骨折康复临床中的应用研究"、"胃炎药膳馒头辅助治疗脾胃虚弱型慢性胃炎的临床观察"等,就拿胃炎馒头来说,取材山药15g,薏苡仁24g,砂仁3g,紫苏3g,蒲公英15g,面粉250g,酵母适量,烹调方法做到细化量化。尤其用紫苏、蒲公英,临床治疗胃炎疗效明确,这样的药膳对提高胃炎患者的临床疗效定有助益。

三是分门别类，一目了然。书中不管是临床药膳还是基础知识，均能条分缕析，眉目清楚。如药食两用中药、配制药膳常用中药材、常见食材、常见水果等，分门别类，细述性味和功效，常见食材又分畜类、水产、五谷、蔬菜、菌菇和辅料，层次清楚，一目了然。如此便于借鉴，学以致用。

四是选材平妥，易于操作。书中所选食材、药材大多为寻常之物，平和之品，价廉物美，吃得起，用得起。制作简便，可操作性强，医院也好，家庭也好，易于操作，切合实用。尤其总结的药膳应用原则，如因人、因时、因地施膳；巧用平补药膳；掌握药材食材性质，了解五味；严格净选，保证安全；结合现代营养，适量服用等，经验之谈，客观实在。

福州市中医院能在临床各科广泛开展药膳疗法，针对患者的实际情况，以辅助治疗为主，没有奇珍异味、贵重补品，均是寻常之物，又便又廉，以人为本，彰显公益，确实难能可贵。真可谓：熔古冶今究药膳，探得骊龙颔下珠。值此书付梓之际，书此以为序。

浙江省立同德医院主任中医师　　　陈永灿

浙江中医杂志社　社长

2012年夏于福建武夷山

药食同源

济世惠民

左海药膳标骊出版志贺

李灿东

于福建中医药大学

前言

　　"左海"为福州之别称，源于我国古代地名以东西方位而定，以东为"左"，以西为"右"，福州位于东海之滨，故称"左海"。福州地处东南沿海，地势三面环山，中流一水，具有三山一水暖且湿的独特环境优势。福州人民有其独特的民俗民风，特别是民俗膳食（闽菜）独具特色，民俗药膳应用更是广泛，值得我们中医药工作者进行探讨。

　　福州市中医院从2004年开始，开展系统的中药药膳食疗在临床的应用研究工作。2004年，随着国务院《中医药条例》的实施，我们中医药人员围绕着贯彻执行《中医药条例》展开了讨论，提出了一系列问题：怎样使中医院姓"中"？怎样发挥中医特色？怎样充分占领中医药的领域？在回答这一系列问题之时，提出把进行中药药膳的应用与推广，开展辨证施膳，弘扬药膳这一祖国医学奇葩，列入福州市中医院中医药特色建设的一项具体措施。

　　几年来，福州市中医院在开展中药药膳的临床应用工作中，经历了艰苦的实践探索。在我国，虽然中药药膳历史源远流长，但长期以来，中药药膳都只在民间广泛使用，在医院中，药膳制作涉及多层次人员，烹调工艺的繁琐，疗效不能立竿见影，患者接受依从性差，医师辨证施膳缺乏经验等，都成为医院开展药膳工作的难点。纵观全国，药膳在医院临床的应用越来越少，很多中医院都没有开展中药药膳的临床应用工作。同时，在民间虽然存在许多很有效验的药膳方，但由于缺乏传统中医理论的指导，难免存在滥用、误用的情况。还有现代医学对传统医学的冲击等。面对这些情况，福州市中医院相关职工认真理清思路，确定开展药膳工作程序，制定工作目标。通过几年的努力，终于在临床药膳工作中取得一定的成效，难能可贵的是能够以科研的思路开展药膳工作，并逐渐得到了社会群众和同行的认可。

一、临床工作扎实有序推进

开展调研工作。组织专家利用各种下乡的机会、会议交流的空间，广泛收集福建各地药膳的验方与使用的情况，进行研究讨论，从中挑选出一部分确有疗效的验方，根据传统中医理论对这些验方的功效、适用病症以及用法用量等进行分析、整理。在此基础上，结合医院专科专病建设进一步选出适用于临床的验方，应用于住院患者的治疗，起到了良好的辅助治疗作用，在开展药膳工作过程中迈出了坚实的第一步。

开发药膳品种。广泛发动全体医务人员，针对本专业业务开展情况开发了各类中药药膳。这些药膳方有的摘自古书经典，有的引用自民间的单方、验方，有的根据个人的临床实践经验，有的通过参加各种药膳学术活动，受到别人的学术思想的启发，开发符合本院实际情况的产品等。全院领导、临床科室、药剂科、营养科相关人员紧密配合，形成宏大的药膳开发团队，进行药膳品种的开发工作。对初步确定的药膳开发品种进行反复试制、品鉴，制定药膳烹调的流程。待工艺流程稳定，药膳质量有保证后，建立临床使用药膳通道，把药膳投入临床使用。如第一批投入使用的健脾利湿、清热解暑的六仁汤，补气安神的新鲜灵芝饮，健脾补肾的枸杞芡实饮等。

结合民俗推广。我们根据季节、节日民俗习惯在不同时间推出不同的药膳，采取提供药膳配方、烹饪方法、药材、在门诊提供用药咨询等方式。如冬季推出具有"补"和"清"功效的火锅调味包、和胃降火茶、清煮活虾包、卤味包等，清明节、中秋节等传统节庆都不失时机地做好与药膳有关的宣传，开发出许多具有不同功效的节日药膳新品，把民俗节日传统氛围与中医文化有机结合，让百姓在休闲的节日度假时，不知不觉中强化了中医养生理念。

善于尝试创新。近年来，我们在传承传统的基础上不断尝试创新，开发了辅助治疗胃炎、糖尿病的胃炎馒头、糖尿病馒头。在门诊及病房推出后受到了广大患者的欢迎和好评。在门诊配制各种中药五谷杂粮，引导了福州市饮品五谷杂粮的流行趋势，脾胃专科结合胃炎患者的治疗情况，针对胃炎患者个人对健胃散进行加减后与五谷杂粮有效结合使用。为配合民间青草药的挖掘整理，经过调研，筛选出部分青草药，开发出一系列新鲜青草药药膳，如鲜上巳菜、鲜鱼腥草、鲜马齿苋、鲜石斛、鲜苍山子等，将这些青草药或制成凉拌菜，或制成药粥，或制成炖品。这样既能防止新鲜青草药中活性成分的丧失，又能让这些青草药药膳走上普通市民的饭桌。

做好健康教育。福州市中医院在开展药膳工作过程中，注重做好相关宣传工作，各临床科室拟定有关药膳在防治疾病的健康教育处方，经医务科审核后，在门诊设立"健康教育咨询处"，导诊员根据季节变化特点及常见病、多发病情况，分发有关药膳保健系列资料。医院各候诊区、病区都设有"健康教育宣传栏"，专人负责，定期更换，图文并茂，通俗易懂的药膳知识吸引患者及其家属驻足观看。积极开展健康大讲堂，反复进行药膳小讲座，营造了浓厚的药膳氛围，既弘扬、传播了中医药传统文化，又对百姓的健康起了保驾护航的作用。

二、科研思路引导，课题内容丰富

我院在开展临床药膳工作过程中，紧紧围绕医院提出的"全力科学地提升医疗质量"、"注重内涵,协调可持续地发展"的工作思路开展科研工作,明确科研工作与医院总体工作主线的密切联系。课题组以"立足临床、中西结合、膳药并用"为指导方针,建立"以科研促临床,以临床助发展"的认识,坚持科研管理规范化、资料统整系统化、课题管理过程化、课题研究全员化等方面开展医院的科研工作,为今后进一步研究中医药膳防治疾病科研方向打下坚实基础。近年来,我院申报的省厅级药膳课题2个,地市级药膳课题3个,具体内容是:

"中医辨证施膳辅助治疗2型糖尿病的临床研究"(Wzy0617)。课题于2006年由福建省卫生厅立项,经过3年时间研究2009年结题。该课题的创新点在于:针对糖尿病患者有丰富食谱的渴望,在该课题中给糖尿病患者提供的药膳品种十分丰富,既有地方特色的食疗佳品,又有大众化的蔬菜茶饮,主副食兼备;既是营养丰富、色味俱佳的美味食品,又是具有一定药理作用的中药方剂,兼营养和治疗于一体,是中医学中独具特色的传统疗法之一,较好地探索了具有中医特色、口感较好、味道鲜美、有效的、个性化的糖尿病饮食辅助治疗新途径。

《主食药膳(糖尿病药膳馒头)在糖尿病防治中的研究与应用》(课题编号2009-S-94)。课题于2009年由福州市科委立项,经过两年时间研究,现该课题正在收集病例、统计分析、总结资料中。该课题的创新点在于:针对糖尿病患者可食用的主食较少,有些主食如粥的血糖生成指数较高,有些主食中还可能存在不利于控制血糖的添加剂。而糖尿病药膳馒头在给糖尿病患者提供主食的同时,加入了具有辅助治疗糖尿病作用的中药,解决了糖尿病患者用餐定量和餐后2小时血糖(PG2h)控制的问题。糖尿病馒头适用于各类糖尿病患者,特别是针对糖尿病初发期效果更佳。

《胃炎药膳馒头辅助治疗脾胃虚型慢性胃炎的临床观察》(课题编号WZY0905)课题于2010年由福建省卫生厅立项,经过一年多时间研究,现该课题正在疗效观察、收集病例、统计分析中。该课题创新点在于:把简便易行的胃炎药膳馒头运用于慢性浅表性胃炎辅助治疗,系统观察其对慢性胃炎的影响，明确其临床疗效。同时对胃炎药膳馒头中的中药组成进行了多方探讨，选择了卫生部公布的既是药品又是食品的药物，以期药食同源，并对其药物剂量组成、制作工艺等问题进行反复的探讨，形成了比较成熟的制作工艺。由于药材选择药食同源及其稳定的制作工艺，为将来批量市场开发打下了较好的基础，有广阔的社会效益和经济效益的前景。

《养生保健药膳在福州市老年公寓中推广应用的研究》（课题编号2010-S-83）课题于2010年由福州市科委立项，现正在研究实施过程中。该课题的创新点在于：把传统中医药文化与弘扬尊老爱老传统民族美德相结合，发挥中医药在"治未病"方面的优势，把养生保健药膳在老年公寓中加以推广应用。同时挑选性味比较平和的药物作为药膳原料。向老年公寓推广的药膳符合大众化、季节性、易操作的特点，根据流行病学的特征，及时在膳食中增加特定的药膳，以提高老年人的抗传染病能力，从而降低老年公寓中流行病的传播。

《八珍药膳在骨折康复临床中的应用研究》（课题编号2011-S-72-3）课题于2011年由福州市科委立项，现正在研究实施过程中。八珍药膳收集了福州历史悠久的民间药膳，其曾被民间广泛用于骨伤科内伤疾病的后期调养。对人体遭受外部损伤导致内部气血、经络、脏腑功能紊乱，出现神疲乏力，精神倦怠、面色萎黄、心悸气短、气少懒言、形体消瘦、舌质淡白苔薄白、脉细弱症状者，采用八珍猪脚药膳内服每每取得良好疗效。2010年被确认列入福州市第三批市级非物质文化遗产项目名录（编号为Ⅸ-4）。《八珍药膳在骨折康复临床中的应用研究》本着对非物质文化遗产积极挽救的态度，怀着对传统医学认真传承的思想，把非物质文化遗产资料进行整理，大量收集现代研究资料进行综合分析，论证可行后建立临床使用药膳通道，把药膳投入骨科临床，同时药剂科、营养师共同制定八珍药膳烹调的流程，使工艺流程稳定，保证药膳质量。通过对骨折康复期患者进行传统八珍药膳调理，观察患者施膳前后生活质量、生化检验、骨痂形成等指标的变化，并从施膳的方法和药膳的制作等方面上进行研究，从而达到增强患者体质、加快骨痂形成、减少并发症、促进骨折愈合、患者早日康复、改善生活质量的目的。

另外，福州市中医院在2010年申报的省级重点专项建设项目——"药膳食疗专项建设"已被福建省卫生厅立项，预示着将为福建省中医院临床应用药膳工作提供示范作用。

三、学术活动繁荣，连带效果明显

从2009年以来福州市中医院申报并举办了国家级、省级继续教育学术研讨班5次，每期都有会议药膳论文专集，现已编印5本。福州市中医院医务人员发表和刊登在国家级、省级专刊和学术论文集上有关药膳的论文就有83篇。担任中华中医药学会药膳分会委员以上的有3人，其中1人担任副主任委员，担任福建省中医药学会药膳分会常务委员以上的有8人，我院黄秋云同志任主任委员。2009年医院荣获中华中医药学会药膳分会"临床药膳先进单位"的荣誉。"福州八珍药膳"2010年被确认为第三批福州市非物质文化遗产（传统医学），2011年我院黄秋云同志被确认为该项目的传承人。2011年"药膳食疗"被确认为省级重点专项建设项目，培养了一批中医师、中药师、营养师紧密配合、步调一致的药膳专业队伍人才。通过师承活动和硕士生教学，全院药膳工作及其环节、品种、流程形成了较为系统的文件档案资料，丰富了福州市中医院的无形资产。

近年来，医院重视药膳在临床中的应用，很多药膳处方在临床常见病诊疗常规中出现。为了更好地推广药膳，结合福建省中医药学会药膳分会工作，我们做了大量民间药膳调研工作，收集了33个民间药膳调研方，并编入《左海药膳探骊》。同时利用各种学术和各种宴会，不失时机地提供药膳品鉴。据统计，目前提供品鉴的药膳有81种。通过品鉴，使我院药膳工作得以不断提升。有的药膳已经逐渐被社会各界人士普遍接受，如我院从2004年以来，以五种花作为"五花茶"基本方开发出来的系列养生茶，沿用至今；由黄秋云同志研发的"灵芝面"在永安、厦门、北京等地成为了酒店餐桌的特色养生菜肴。

《左海药膳探骊》由临床药膳和药膳基础知识两部分组成，附篇药膳食疗歌谣。其中，临床药膳部分注重的是医院临床药膳的推广实践。

目前，福州市中医院药膳工作正朝着有序、健康的方向发展。为了感谢社会各界人士对我院药膳工作的支持，为了探讨福州百姓药膳经验，我们撰写了《左海药膳探骊》，期待会给福州百姓今后的食疗养生保健带来一丝借鉴与参考，以造福福州百姓。

中医药膳是中医学的重要组成部分，药膳注重整体、辨证施膳，用于预防疾病、摄生自养、扶正祛邪、增强免疫功能、抗衰益寿、治慢性病等。疾病往往错综复杂，选用中医药膳疗法之前，要有明确的诊断，不可按图索骥。随着人民群众生活水平的日益提高，药膳已成为群众医疗保健康复的重要手段和普遍需要。本书所列的400多药膳范例，有的收集于我院临床各科常见病的诊疗常规（包括科研课题），有的收集于我院健康教育资料，根据科室资料划分章节，把民间药膳调研方和品鉴方单列一章，在实际应用时可根据病情轻重、体质强弱、年龄大小，在专业人员指导下加减或跨科使用。很重要的是要在一日三餐中，尽量融入药膳食疗的意识，作为一种生活态度，善待饮食中的细节，在解决饱腹、品味美食的同时，时时对自己和家人进行调理保健。

本书在编写过程中，限于作者水平，疏漏和不足之处在所难免，敬希读者不吝指正。

《左海药膳探骊》编委会

2013年3月

目录

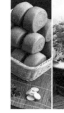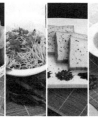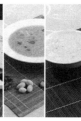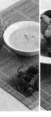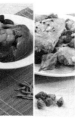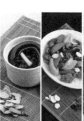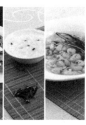

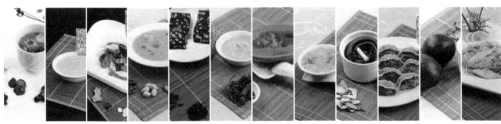

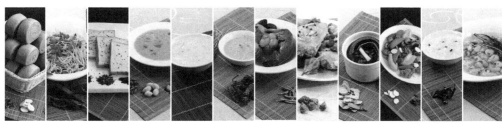

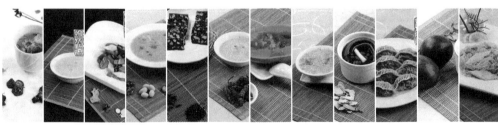

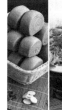
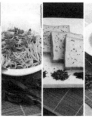
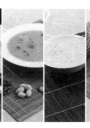
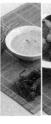
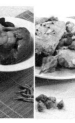
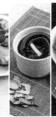
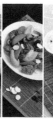
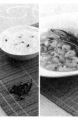

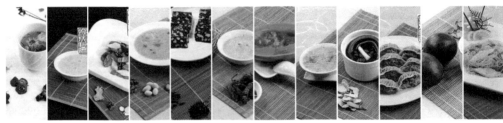

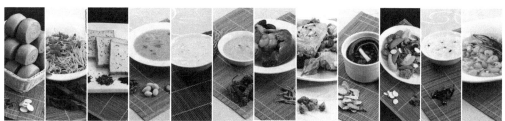

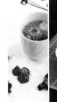
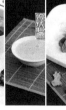
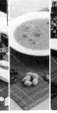
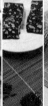
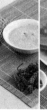
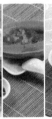
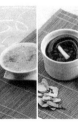
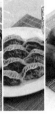
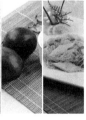

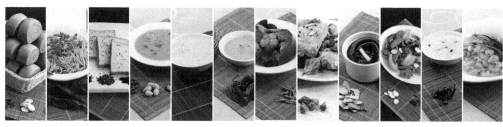

第六章　几种常见慢性疾病的药膳食疗法　**206**

一、慢性胃炎　207

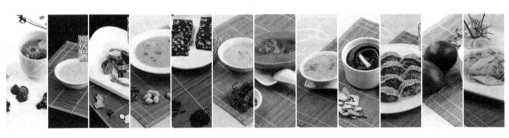

下篇　药膳基础知识

第九章　药食两用的中药及其性味与功效 **223**

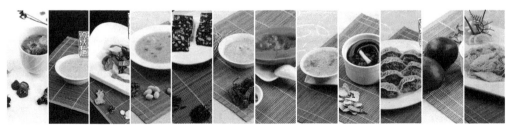

第十章 配制药膳常用中药材 的性味与功效 248

第一节 配制药膳常用中药材分类 248

第二节 常用于烹调药膳的中药材 252

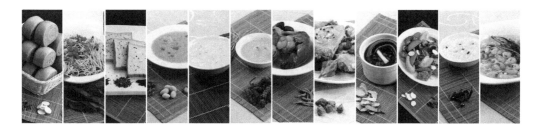

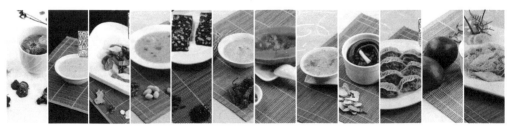

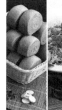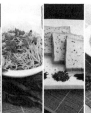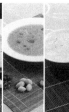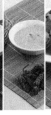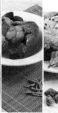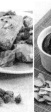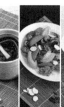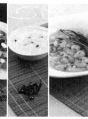

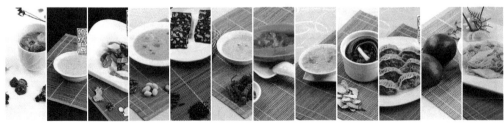

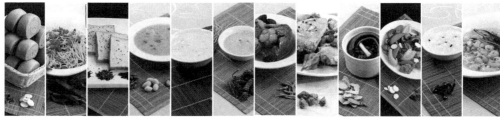

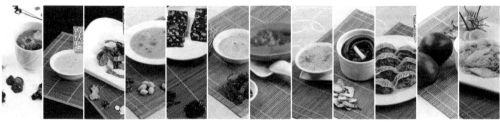

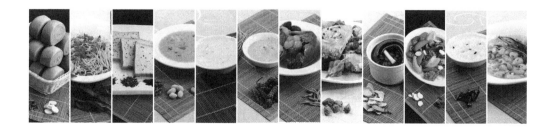

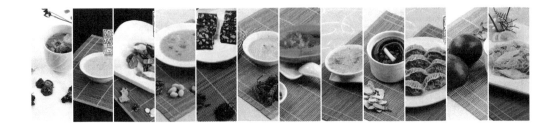

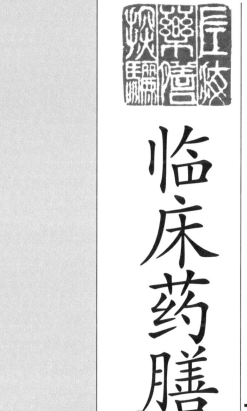

临床药膳

上篇

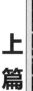

第一章 内科药膳

第一节 概述

药膳在中国源远流长，它发源于我国传统的饮食和中医食疗文化，是在中医学、烹饪学和营养学理论指导下，严格按照药膳配方，将中药与具有药用价值的食物相配伍，采用独特的饮食烹调技术和现代科学方法制作而成的具有一定色、香、味、形的美味食品。

药膳在内科疾病的治疗中应用广泛，其选取入食的药材一般以植物性原料居多，经过前期加工后方可使用。在配料时一般因人而异，根据就餐者不同的生理状况配以不同的药材。药物是治病疗疾的，见效快，重在治病；药膳则多用以养身防病，见效慢，重在养与防。故药膳多用于预防疾病、疾病治疗后期的调养，或在疾病的某一阶段用于辅助治疗作用。内科应用药膳，必须遵循各个系统特定的饮食原则，进行辨证施膳。

消化系统疾病包括慢性胃炎、消化性溃疡、肠易激综合征、功能性消化不良、慢性肝炎、便秘等。消化道是饮食的通道，对于消化系统疾病而言，饮食应适时、适量、适温、无刺激；以温、软、淡、素、新鲜为宜，做到定时定量，少食多餐，可吃一些易消化、营养丰富的食物如五谷杂粮、豆浆、豆腐、蛋、鱼、瘦肉、动物肝脏等，以减少胃酸对胃肠黏膜的刺激。多吃养胃的东西，包括各种粥、面、鱼肉、鸡蛋；还可吃点蜂蜜，因为其有抑制胃酸分泌，促进溃疡愈合的功能。药物多选用健脾益气、理气和胃的中药。对于肝病，蛋白质要稍高，以植物蛋白为主，脂肪要稍低，糖量要充足，维生素应丰富。在药膳方面应选用易消化，营养价值高及保护胃黏膜的食物，宜用蒸、熬、煮、氽、烩等烹调方法，忌用煎炸的食物，忌用粗纤维多，坚硬而不易消化的食物，避免太甜、太酸、生冷和辛辣食物。

　　呼吸道疾病包括上呼吸道感染、肺炎、慢性阻塞性肺疾病、支气管哮喘等。中医预防上述疾病发作除了要求个人注意保暖，进行呼吸锻炼等积极预防外，还可辅以滋补药膳，这样可以明显减少复发，延缓病情发展。平时饮食宜清淡，多吃富含维生素C、胡萝卜素的新鲜蔬菜和水果，如大白菜、萝卜、胡萝卜、菠菜、油菜、西红柿等，不仅可补充各种维生素和无机盐，还有化痰去火之功；应多吃瘦肉、动物肝脏、豆腐、豆浆等，这些食品不仅富含优质蛋白质和铁元素，而且又无生痰上火之弊；多补充水分，进食半流质食物，以利于痰液湿化和咳出。用于制作药膳的药材可选用解表散邪、补肺纳肾、益气养阴之品，如选择莱菔子、苏子、人参、杏仁、红枣、萝卜、黄芪、白果等，可用作煮粥也可熬汤；也可选择甜杏、橄榄、橘红等制成茶饮；还可选择大枣、石榴、柑橘、柿子、百合、梨等果蔬作为补充，以发挥其润燥生津、滋阴养肺等功效。

　　心血管疾病包括冠心病、慢性心功能不全、高血压等。本系统疾病的防治，合理膳食十分重要。宜少食多餐，切忌暴饮暴食，晚餐不宜太饱。在饮食上要严格注意控制胆固醇的摄入量，应少吃动物脑髓、内脏、蛋黄、蟹黄等食物；应控制脂肪摄入的质与量，即在膳食中要控制猪油、牛脂等；多吃富含维生素C的食物，如新鲜蔬菜、水果等，维生素C可增加血管弹性，保护血管；增加粗杂粮、麦麸、干豆类等膳食纤维的摄入，可降低血清胆固醇；多吃鱼和鱼油，可调节血脂，预防动脉硬化；要限盐，因高盐膳食可增加心血管病的发病率；要戒烟，适量饮酒，少喝浓茶。药膳食疗可选用药材如山楂、莲子、三七、龙眼肉、玉米须、大蒜、海带等，用于降脂、降压、抗凝、利尿、促进血液循环等作用。心血管科药膳食疗药材和食材的搭配应多具有益气养心、滋阴补肾、清肝、活血化瘀等功效。

　　神经系统疾病包括脑梗死、脑出血、脑动脉硬化、失眠、老年性痴呆等。脑梗死治疗和恢复期饮食应定时定量，少食多餐，不宜采用油炸、煎炒、烧烤烹调，少食肥甘甜腻、辛辣、过咸等刺激助火生痰之品，戒烟酒。防治脑动脉硬化症应当控制高脂肪、高胆固醇类食物，如动物内脏类的肝、心、肾，海产类的食物虾、蟹、贝类、鱿鱼等，药膳食疗以提高食欲，平衡营养，增强肠胃功能为原则；选择可以调节情绪的水果，如樱桃、香蕉、苹果、橙子等，蛋白质可考虑鱼肉，选用合适个体的食品，也不能大量饮酒或摄入过多咖啡，否则会使人愈加心情低落，加重抑郁症状。患有失眠者忌辛辣刺激性、不易消化、兴奋性食品，可食用牛奶、葵花子、核桃、大枣、小米、蜂蜜等。患有老年性痴呆症的人饮食应均衡，避免摄入过多的盐分及动物性脂肪，补充必要营养物质的摄入，如蛋白质、无机盐类、氨基酸及多种维生素，特别是维生素B族和维生素C、维生素E、DHA等。

糖尿病是一种以糖代谢紊乱为主的全身慢性进行性疾病，临床上分为1型、2型、妊娠期糖尿病和其他特殊型糖尿病。中医认为糖尿病的发病原因主要是由于素体阴虚，五脏柔弱，饮食不节，过食肥甘，情志失调，劳欲过度，而导致肾阴亏虚，肺胃燥热；病机重点为阴虚燥热，而以阴虚为本，燥热为标；病延日久，阴损及阳，阴阳俱虚；阴虚燥热，耗津灼液使血液黏滞，血行涩滞而成瘀；阴损及阳，阳虚寒凝，亦可导致瘀血内阻。糖尿病"五驾马车"综合治疗方案中指出，饮食控制是治疗糖尿病的先决条件，但是，糖尿病患者的饮食不仅口味单调，而且调控困难，患者常因饮食的限制而对生活失去兴趣。探索具有中医特色、口感好、味道鲜美、有效的、个性化的糖尿病药膳食疗成为现代社会的迫切需要，这不仅可以丰富糖尿病患者的食谱，增强糖尿病患者体质、减轻病症、减少药物的毒副作用，而且能提高临床治疗效果，为糖尿病的饮食治疗开辟了一条新的途径。本书中介绍的糖尿病药膳目前主要是结合我们目前临床应用情况，主要分成四类：养阴清热、益气养阴、滋阴温阳、健脾化湿。此外，我院的科研产品糖尿病药膳馒头适合各种糖尿病患者早餐食用，单列在后予以介绍。

总之，内科药膳食疗是紧紧围绕"寓医于食"，既将药物作为食物，又将食物赋以药用，药借食力，食助药效，二者相辅相成，相得益彰，既可防病治病，又可保健强身、延年益寿。

第二节　消化内科药膳

一、慢性胃炎

1.胃炎药膳馒头

食材与药材：山药15g，薏苡仁24g，砂仁3g，紫苏3g，蒲公英15g，面粉250g，酵母适量。

烹调方法：将山药、薏苡仁、砂仁研磨筛取细粉25g；粗粉与紫苏、蒲公英共煎煮取滤液80ml。将中药细粉按等量递增法加入面粉中，加中药药液、酵母等制成馒头（每个馒头重75g）。

应用范围：脾胃虚弱证。

临床表现：脾胃虚弱证，症见脘腹疼痛或满闷，神疲乏力，少气懒言，语声低微，纳呆便溏，舌质淡，苔薄白，脉细弱等。

用法用量：1日早餐1次，每次2个，配合进食白米稀粥或五谷杂粮或牛奶，可长期食用。

出处：福州市科委立项科研项目产品。

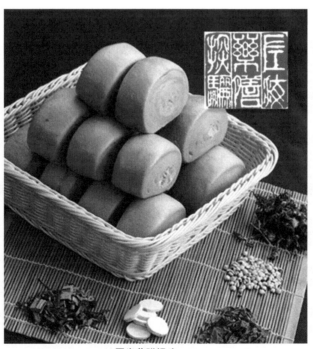

胃炎药膳馒头

2.莲子桂花羹

食材与药材：莲子（去心）100g，桂花10g，红糖20g。

烹调方法：莲子用水浸泡至软，加水适量炖至莲子酥烂，捣成糊状，加入桂花、红糖、适量开水搅匀，稍煮成羹。

应用范围：脾胃虚寒证。

临床表现：脾胃虚寒证，症见胃痛隐隐，喜温喜按，空腹痛甚，得食痛减，泛吐清水，纳差，神疲乏力，甚至手足不温，大便溏薄，舌淡苔白，脉虚弱或迟缓等。

用法用量：1日1剂，可作早点或点心分2次食用，可经常食用。

出处：福州市中医院健康教育处方、福建省中医药学会药膳分会药膳品鉴方。

3.山药麦冬五味粥

食材与药材：山药15g，麦冬、五味子各15g，粳米100g，红糖适量。

烹调方法：将麦冬、五味子加水适量，煎煮取滤液；山药浸泡至软，切成丁状。将中药药液、山药、粳米一同入锅煮成粥，加红糖适量搅匀。

应用范围：胃阴亏虚证。

临床表现：胃阴亏虚证，症见胃痛隐隐，口燥咽干，大便干结，舌红少津，脉细数等。

用法用量：1日1剂，早晚分餐食用。可经常食用。

出处：福州市中医院健康教育处方。

4.木瓜米醋煲

食材与药材：新鲜木瓜（番木瓜科番木瓜）300g，生姜3g，米醋50g。

烹调方法：将木瓜去皮去囊切成丁状，生姜去皮切丝，同放入砂锅中，加入米醋，文火煲煮到熟。

应用范围：脾虚湿阻证。

临床表现：脾虚湿阻证，症见脘腹痞塞不舒，喜揉按，头晕目眩，身重困倦，神疲乏力，口淡不渴，呕恶纳呆，小便不利，大便溏薄，舌苔白厚腻，脉沉滑等。

用法用量：1日1剂，早晚分餐食用，可经常食用。

出处：福州市中医院健康教育处方。

二、肠易激综合征

1.山药红枣汤

食材与药材：山药60g，红枣20g，蜂蜜适量。

烹调方法：将山药浸泡至软，红枣去核，加适量水，文火煮熟，加入蜂蜜继续文火慢煮到浓稠适可。

应用范围：脾胃虚弱证。

临床表现：脾胃虚弱证，症见大便时溏时泻，水谷不化，稍进油腻之物，则大便次数增多，饮食减少，脘腹胀闷不舒，面色萎黄，肢倦乏力，舌淡苔白，脉细弱等。

用法用量：1日1剂，早晚分餐食用，可经常食用。

出处：福州市中医院临床诊疗常规、福建省中医药学会药膳分会药膳品鉴方。

2.山药米粉

食材与药材：山药100g，茯苓50g，莲子（去心）50g，芡实50g，粳米250g。

烹调方法：将以上药材和食材分别炒熟，磨成粉过80目，按等量递增法混合均匀，分装，每包50g。食用时，取粉加适量水或肉汤或牛奶，加调料，炖成糊，或蒸成糕。

应用范围：脾胃虚弱证。

临床表现：脾胃虚弱证，症见大便时溏时泻，水谷不化，稍进油腻之物，则大便次数增多，饮食减少，脘腹胀闷不舒，面色萎黄，肢倦乏力，舌淡苔白，脉细弱等。

用法用量：1日1~2次，每次1包（量），可长期食用。

出处：福州市中医院临床诊疗常规。

3.丁香粉丝

食材与药材：丁香2g，山药30g，草果1枚，粉丝100g，盐等调料适量。

烹调方法：将丁香、草果打成细粉；丁香、草果粗粉加水、盐适量用于浸泡山药片至软，放锅中把山药煮熟，捞出，用调料腌制；粉丝经热水浸泡过，用前汤汁焖煮至汁干粉丝熟，加调料，装在盘上，摆上煮熟并腌制的山药，撒上丁香、草果细粉。

应用范围： 脾胃虚寒证。

临床表现： 脾胃虚寒证，症见形寒肢冷，面色㿠白，腰膝或少腹冷痛，喜温怕凉，下痢清谷或五更泄泻，或面浮肢肿，小便不利，水臌胀满，舌质淡胖有齿痕，苔白滑，脉沉弱，甚或脉微欲绝等。

用法用量： 1日1剂，可经常食用。

出处： 福州市中医院临床诊疗常规、福建省中医药学会药膳分会药膳品鉴方。

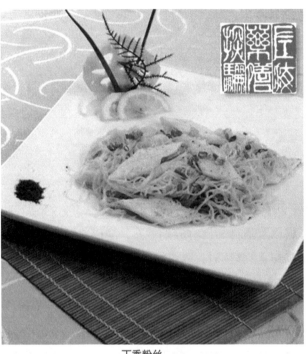

丁香粉丝

4.莲枣汤

食材与药材： 莲子（去心）30g，大枣20g，山楂6g，诃子肉6g，乌梅3g，蜂蜜适量。

烹调方法： 将莲子、大枣、山楂、诃子肉、乌梅文火煎煮1小时；弃去山楂、诃子、乌梅，加蜂蜜文火续煮5分钟。

应用范围： 寒热夹杂证。

临床表现： 寒热夹杂证，症见腹泻便秘交替发作，便下黏冻或夹泡沫，便前腹痛，解便即宽，停止发作；腹胀肠鸣，口苦，排便不爽，舌暗红，苔白腻脉弦细或弦滑等。

用法用量：1日1剂，可食用3~5剂。

出处：福州市中医院临床诊疗常规。

5.石榴皮蜜

食材与药材：石榴皮300g，蜂蜜300g。

烹调方法：将石榴皮浸泡，加水文火煎煮1小时取滤液，加入蜂蜜文火慢煮浓缩约450 g，装在瓷罐中。

应用范围：脾胃虚寒证。

临床表现：脾胃虚寒证，症见形寒肢冷，面色㿠白，腰膝或少腹冷痛，喜温怕凉，下痢清谷或五更泄泻，或面浮肢肿，小便不利，水臌胀满，舌质淡胖有齿痕，苔白滑，脉沉弱，甚或脉微欲绝等。

用法用量：1日3次，1次约15 g，10天为1疗程。

出处：福建省中医药学会药膳分会药膳品鉴方、福州市中医院临床诊疗常规。

三、功能性消化不良

1.健脾养胃粥

食材与药材：白扁豆20g，蚕豆20g，葡萄干10g，莲子（去心）10g，粳米60g。

烹调方法：白扁豆、蚕豆浸泡去皮，莲子浸泡。白扁豆、蚕豆、莲子连同浸泡液与粳米同煮粥，熟时加入经开水焯过的葡萄干，搅拌均匀。

应用范围：脾胃虚弱证。

临床表现：脾胃虚弱证，症见胃脘痞满，食后尤甚，喜温喜按，常餐后即泻，食少纳差，神疲懒言，肢倦乏力，舌质淡，舌体胖有齿痕，苔白，脉细弱等。

用法用量：1日1剂，可作早点或点心分2次食用，可经常食用。

出处：福州市中医院临床诊疗常规。

2.砂仁炖猪肚

食材与药材：猪肚1具（约400g），砂仁10g，盐、酱油、葱、姜、蒜、麻油各适量。

烹调方法：砂仁研成细末，取约5g，砂仁粗末用少量水浸泡；将猪肚洗净，光滑一面朝外，沥干，在面上涂抹一层细盐，过5分钟再抹上一层砂仁细末，再过5分钟把猪肚光滑一面朝内，装在盘中，加入砂仁粗末浸泡液，放入蒸锅蒸至猪肚熟透，放凉后将猪肚切成丝，用盐、酱油、葱花、生姜末、蒜茸、麻油调味。

应用范围：脾胃虚弱证。

临床表现：脾胃虚弱证，症见胃脘痞满，食后尤甚，喜温喜按，常餐后即泻，食少纳差，神疲懒言，肢倦乏力，舌质淡，舌体胖有齿痕，苔白，脉细弱等。

用法用量：每周1剂，分餐食用，可经常食用。建议作为冬病夏治药膳方。

出处：福州市中医院临床诊疗常规。

3.莱菔子粥

食材与药材：莱菔子15g，粳米100g。

烹调方法：莱菔子文火炒熟，研粗粉，与粳米同煮成粥。

应用范围：饮食积滞证。

临床表现：饮食积滞证，症见脘腹胀闷，恶心欲呕，嗳腐酸臭，或吐宿食，舌苔厚腻，脉弦滑等。

用法用量：1日1剂，分早晚餐2次食用，连续食用2天。

出处：福州市中医院临床诊疗常规。

4.金橘根炖猪肚

食材与药材：金橘根50g，猪肚400g，调料适量。

烹调方法：猪肚洗净切小块，与金橘根一起放入砂锅，加适量水煮0.5小时，弃去金橘根，文火煲煮至猪肚熟，加调料。

应用范围：肝胃不和证。

临床表现：肝胃不和证，症见腹胀连及两胁，嗳气，时作太息，常因情绪变化而加重，苔薄白，脉弦等。

用法用量：每周1剂（可分餐食用），可经常食用。

出处：福州市中医院临床诊疗常规。

四、消化性溃疡

1.沙参麦冬粥

食材与药材：北沙参15g，麦冬15g，粳米50g，冰糖适量。

烹调方法：将北沙参、麦冬加水适量，煎煮取滤液，与粳米同煮成粥，加入冰糖溶化。

应用范围：胃阴不足证。

临床表现：胃阴不足证，症见胃痛缠绵、隐隐作痛，胃中灼热，口燥咽干、心烦似饥、口于思冷饮、便秘、舌红少津、脉多弦细等。

用法用量：1日服1剂，可经常食用。

出处：福州市中医院健康教育处方。

2.党参小米粥

食材与药材：党参30g，小米50g，红糖适量。

烹调方法：将党参加水适量，煎煮取滤液，与小米同煮成粥，加红糖调匀。

应用范围：脾胃虚弱证。

临床表现：脾胃虚弱证，症见脘腹疼痛，神疲乏力，少气懒言，语声低微，纳呆便溏，舌质淡，苔薄白，脉细弱等。

用法用量：1日1剂，隔日食用，可经常食用。建议作为冬病夏治药膳方。

出处：福建省中医药学会药膳分会药膳品鉴方、福州市中医院健康教育处方。

3.铁皮石斛黄精泼卤面

食材与药材：新鲜铁皮石斛5g，黄精15g，白及（细粉）3g，荞麦面50g，鸡蛋

1个，番茄1个，姜、葱、盐、麻油、米酒等调料。

烹调方法：将鸡蛋加盐少许打成花，番茄切碎，姜切末，葱切花；黄精加水适量，浸泡，煎煮取滤液；铁皮石斛洗净加适量盐在料理机中搅拌成浆；荞麦面在沸水中煮熟，捞起，用凉开水冷却，沥干，放在碗中；在热油锅中将姜煸炒，加入蛋花和番茄炒熟，加米酒和调料，起锅，摆放在面上方；锅中加入黄精煎煮液、铁皮石斛浆，煮开，加白及粉，加调料，加葱花，起锅，泼在面上。

应用范围：胃阴不足证。

临床表现：胃阴不足证，症见胃痛缠绵、隐隐作痛，胃中灼热，口燥咽干、心烦似饥、口于思冷饮、便秘、舌红少津、脉多弦细等。

用法用量：1日1剂，当主食食用，可长期食用。

出处：福州市中医院健康教育处方。

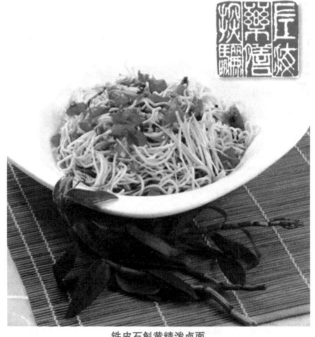

铁皮石斛黄精泼卤面

4.山药炖羊肚

食材与药材：山药100g，羊肚400g，姜、葱、盐、黄酒等调料适量。

烹调方法：山药浸泡至软；羊肚洗净在沸水中焯过，与山药片连同浸泡液，共移入煲锅中，加适量水、生姜片，武火煮开，文火煮熟，加葱花、盐、黄酒等调味。

应用范围：脾胃虚弱证。

临床表现：脾胃虚弱证，症见脘腹疼痛，神疲乏力，少气懒言，语声低微，纳呆便溏，舌质淡，苔薄白，脉细弱等。

用法用量：每周1剂（可分餐食用），可经常食用。

出处：福州市中医院健康教育处方。

5. 姜枣茶

食材与药材：大枣（去核）10个，生姜6g。

烹调方法：将大枣、生姜加水同煮。

应用范围：脾胃虚寒证。

临床表现：脾胃虚寒证，症见胃病久发、隐隐发痛，多在饭前或夜间疼，遇寒则痛甚，痛时喜热、喜按，进食后疼痛缓解，脘腹痞闷或胃中冷痛，呕吐清水，纳差、便溏、面色萎黄、神疲乏力，舌质淡、舌边有齿痕、苔薄而润，脉沉缓或沉细等。

用法用量：1日1剂，吃枣喝汤，可经常食用。建议作为冬病夏治药膳方。

出处：福州市中医院健康教育处方。

五、反流性食管炎

1. 威灵仙膏

食材与药材：威灵仙280g，生姜70g，白糖、麻油适量。

烹调方法：把威灵仙与生姜煎煮取滤液，放入白糖、麻油，慢火煎熬至饴糖状。

应用范围：寒湿内阻证。

临床表现：寒湿内阻证，症见胃脘胀满疼痛，遇寒加重，得热则减，不思饮食，泛恶欲吐，口清而腻，腹部痞闷，大便溏泄，面色黄晦无华，神疲乏力，苔白腻或水滑，脉濡缓或濡细等。

用法用量：1日2次（以上为14次的食用量），7天为1疗程。

出处：福州市中医院健康教育处方。

2.大蒜生姜饮

食材与药材：大蒜70g，生姜70g，红糖适量。

烹调方法：把大蒜、生姜去皮，加凉开水适量共捣成泥，移入瓷罐内，加红糖搅匀，加盖，放在微波炉加热2～3分钟。

应用范围：脾胃虚寒证。

临床表现：脾胃虚寒证，症见胸骨后及胃脘部烧灼不适，疼痛隐隐，吐清水，喜暖喜按，纳食减少，神疲乏力，甚者手足不温，大便溏薄，舌质淡，脉软弱等。

用法用量：每日三餐各服1次，每次1调羹（以上为7天21次的食用量），用与米饭或面等主食同食或用与凉拌主食食用，7天为1疗程。

出处：福建省中医药学会药膳分会药膳品鉴方、福州市中医院健康教育处方。

3.山药牛奶

食材与药材：牛奶150ml，鲜山药50g，白砂糖适量。

烹调方法：将山药切成丁状，加水、文火煮熟，加入牛奶，文火煮沸，加白砂糖调匀。

应用范围：脾胃虚弱证。

临床表现：脾胃虚弱证，症见胸骨后及胃脘部烧灼不适，疼痛隐隐，神疲乏力，少气懒言，语声低微，纳呆便溏，舌质淡，苔薄白，脉细弱等。

用法用量：1日1剂，可经常食用。

出处：福建省中医药学会药膳分会药膳品鉴方、福州市中医院健康教育处方。

六、胃 癌

1.参芪猴头菇鸡汤

食材与药材：人参9g，黄芪30g，猴头菇50g，鸡肉150g，小白菜心100g，油、盐、葱、姜、米酒各适量。

烹调方法：猴头菇先用水浸发，切成厚片；鸡肉切块在沸水中焯过；人参片浸泡；黄芪煎煮取滤液；生姜切末、葱白切段，小白菜心洗净。热油锅中加入生姜末、葱白段煸炒后，放入鸡肉、米酒、盐、中药液，用武火烧沸，加入猴头菇片用文火煮到鸡肉熟。先捞出鸡块放在碗里，再捞出猴头菇片放在鸡块上面。汤锅中加入人参片连同浸泡液、油、小白菜心，略煮片刻，加调料，倒入装有鸡肉、猴头菇的碗中。

应用范围：气血不足，脾肾两虚证。

临床表现：气血不足，脾肾两虚证，症见胃痛隐隐，倦怠乏力，面色苍白，形寒肢冷，饮食难进或朝食暮吐，大便溏薄，肿块明显，面浮肢肿。舌淡苔白，脉沉细弱等。

用法用量：1日1剂，每周1~2次，可经常食用。

出处：福州市中医院健康教育处方。

2.归芪鳝鱼羹

食材与药材：当归15g，黄芪30g，黄鳝100g，胡萝卜丝、葱、姜、酱油、盐、米酒、五香粉等调料适量。

烹调方法：将当归、黄芪煎煮取滤液；黄鳝洗净去脊骨剁成碎末；热油锅中加葱头、姜片、胡萝卜丝煸炒，入鳝鱼，急火熘炒，加入米酒，加入预先烧开的中药煎煮液，煮熟后加葱花、酱油、盐、五香粉等调味，加湿淀粉煮成羹。

应用范围：气血亏虚证，免疫功能低下。

临床表现：气血不足证，免疫功能低下，症见面苍无华，身冷胃寒，全身乏力、心悸气短，头晕目眩，虚烦不寐，饮食不下，形体羸瘦，上腹包块明显，舌质淡胖，白苔，脉虚细无力，细数或虚大等。

用法用量：1日1剂，每周食用1~2次，可经常食用。

出处：福州市中医院健康教育处方。

3.石斛黄芪粥

食材与药材：铁皮石斛（鲜品）30g，黄芪50g，粳米500g。

烹调方法：铁皮石斛洗净加适量盐放料理机中搅拌成浆；将黄芪加少量水煎煮取滤液，与粳米同煮粥，煮开后加入铁皮石斛，文火慢煮成粥，调味，装碗（每碗粥约含粳米50g，铁皮石斛3g，黄芪5g）。

应用范围：气阴亏虚证。

临床表现：气阴亏虚证，症见胃痛隐隐，全身乏力，心悸气短，口燥咽干，虚烦不寐，自汗盗汗，脉细无力，舌淡少苔等。

用法用量：1日1次（1次1～2碗），可经常饮服。

出处：福建省中医药学会药膳分会药膳品鉴方。

七、慢性肝炎、肝硬化

1.绿豆猪肝粥

食材与药材：绿豆10g，猪肝20g，大米50g，葱、盐适量。

烹调方法：将猪肝在沸水中焯过，切丁；将绿豆、大米同煮粥，将熟时加入猪肝，文火煮熟，加葱花、盐等调味。

应用范围：肝血虚证。

临床表现：肝血虚证，症见胁肋隐痛，绵绵不已，遇劳加重，口干咽燥，心中烦热，两目干涩，头晕目眩，舌红少苔，脉弦细数等。

用法用量：1日1剂，每周1～2次，可经常食用。

出处：福建省中医药学会药膳分会药膳品鉴方、福州市中医院健康教育处方。

2.枸杞麦冬蛋炒肉丁

食材与药材：鸡蛋2个，枸杞5g，猪瘦肉30g，麦冬（去心）10g，姜、葱、盐等调料适量。

烹调方法：将麦冬煎煮取滤液，取煎煮后的麦冬切成细末；姜切片、葱头捣碎、葱叶切段；猪瘦肉在沸水中焯过，切成丁，用盐略腌；鸡蛋打在碗中，加麦冬末、盐，搅拌均匀，在油锅中炒熟，搅成均匀的碎块；另取热油锅中，把姜、葱头煸炒，加入猪肉丁炒熟，再倒进搅匀的鸡蛋，葱叶段，炒拌均匀装盘，撒上经沸水中焯过的枸杞。

应用范围：肝肾阴虚证。

临床表现：肝肾阴虚证，症见胁肋隐痛，悠悠不休，遇劳加重，口干咽燥，心中烦热，头晕目眩，舌红少苔，脉细弦而数等。

用法用量： 1日1剂，每周服食1～2次，可经常食用。

出处： 福建省中医药学会药膳分会药膳品鉴方、福州市中医院健康教育处方。

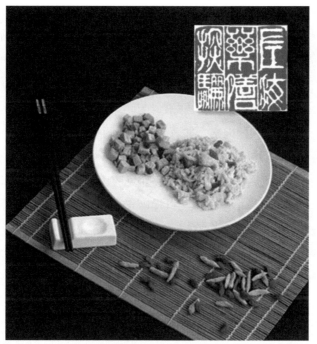

枸杞麦冬蛋炒肉丁

3.赤豆鲤鱼汤

食材与药材： 鲤鱼1条（约500g），赤小豆120g，陈皮6g，红枣15g，葱、蒜、姜、米酒、白糖适量。

烹调方法： 将赤小豆炖熟；鲤鱼活杀清除血水，表面薄涂一点盐稍置片刻。在油锅内放入鲤鱼，武火将鲤鱼快速煎到两面皮脆肉未熟时，放入陈皮、生姜片、蒜泥、米酒，稍焖，加入沸水适量，倒入炖熟的赤小豆、红枣，武火煮开，文火煮熟，加调料。

应用范围： 水湿内阻证。

临床表现： 水湿内阻证，症见腹大胀满，按之如囊裹水，胸腹胀满，得热稍舒，周身困重，怯寒肢肿，小便短少，大便溏薄，舌苔白腻水滑，脉弦迟等。

用法用量： 1日1剂，每周1～2次，可经常食用。

出处：福州市中医院健康教育处方。

4.铁皮石斛煲老鸭

食材与药材：铁皮石斛（鲜品）30 g，茯苓30 g，枣仁15 g，水鸭母1只，姜、葱、米酒、盐等调料。

烹调方法：水鸭母洗净切块在沸水中焯过；将铁皮石斛洗净加少量盐在料理机中搅拌成浆；茯苓、枣仁煎煮取滤液，与鸭肉、铁皮石斛浆、生姜片、米酒，同移入煲锅中，文火煲到鸭肉熟，加葱花、盐等调料。

应用范围：阴虚烦热，水湿内阻证。

临床表现：阴虚烦热，水湿内阻证，症见腹大坚满，甚则腹部青筋暴露，形体反见消瘦，面色晦滞，小便短少，口燥咽干，心烦少寐，齿鼻时或衄血，舌红绛少津，脉弦细数等。

用法用量：每周1剂，可经常食用。

出处：福州市中医院健康教育处方。

5.山药桂圆炖甲鱼

食材与药材：山药片40g，甲鱼1只（约500g），桂圆肉20g，当归15g，红枣15g，葱、蒜、姜、米酒适量。

烹调方法：将甲鱼洗净除去内脏连甲带肉切块；山药片浸泡至软，当归加水少量煎煮取滤液。在油锅中将葱头、蒜泥、生姜片煸炒，加甲鱼肉、适量米酒加盖稍焖，加入山药片连同浸泡液，煮沸，移到炖罐中，加入桂圆肉、红枣、当归煎煮液，文火炖到鸡肉熟，加调料。

应用范围：气血阴阳亏虚，气结血瘀证。

临床表现：气血阴阳亏虚，气结血瘀证，症见积块坚硬，疼痛逐渐加剧，饮食大减，面色萎黄或黧黑，消瘦脱形，舌质色淡或紫，舌苔灰糙或舌光无苔，脉弦细或细数等。

用法用量：每周1剂（分餐食用），可经常食用。

出处：福州市中医院健康教育处方。

八、功能性便秘

1.芝麻核桃膏

食材与药材: 黑芝麻30g,核桃肉200g,蜂蜜适量。

烹调方法: 将核桃肉用文火炒熟,研粗粉;黑芝麻在开水中焯过;把蜂蜜放在锅中加入适量水炼成嫩蜜,加入核桃、黑芝麻文火煮成糊状,压成1.5cm厚的长方形,冷却后切块(每块约15g)。

应用范围: 肝肾不足证。

临床表现: 肝肾不足证,症见大便干结,如羊屎状,形体消瘦,头晕耳鸣,心烦失眠,潮热盗汗,腰酸膝软,舌红少苔,脉细数等。

用法用量: 1日2次,每次1块,可长期食用。

出处: 福州市中医院健康教育处方。

2.沙参玉竹老鸭汤

食材与药材: 北沙参60g,玉竹50g,芡实20g,水鸭母1只(净肉约500g),姜、葱、盐等调料适量。

烹调方法: 将北沙参、玉竹加水适量煎煮取滤液,用于浸泡芡实;水鸭母肉在沸水中焯过,移入煲锅中,加芡实连同浸泡液、生姜、葱头,武火煮沸,文火煲到肉熟,调味。

应用范围: 阴虚肠燥证。

临床表现: 阴虚肠燥证,症见大便干结,如羊屎状,形体消瘦,头晕耳鸣,心烦失眠,潮热盗汗,腰酸膝软,舌红少苔,脉细数等。

用法用量: 每周1剂,分餐食用,可经常食用。

出处: 福州市中医院健康教育处方。

3.红枣炖香蕉

食材与药材: 香蕉2只,红枣3个。

烹调方法: 取香蕉2只去皮,每条香蕉切成3段,摆在盘中,将红枣对半切开，弃去核，把红枣肉嵌在香蕉段上方，隔水蒸透。

应用范围： 脾虚肠燥证。

临床表现： 脾虚肠燥证，症见虽有便意，临厕努挣乏力，挣则汗出短气，便后疲乏，大便并不干硬，面色苍白，神疲气怯，舌淡嫩，苔薄，脉虚等。

用法用量： 1日1次，可经常食用。

出处： 福州市中医院健康教育处方。

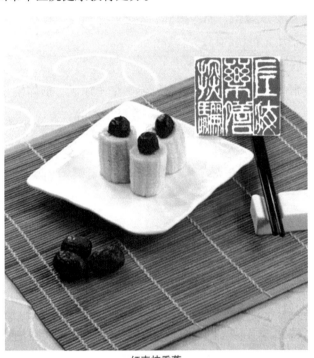

红枣炖香蕉

4.石斛绿豆蒸猪肠

食材与药材： 铁皮石斛100g，绿豆200g，荷叶1张，猪大肠适量，粳米干饭适量，香菇、盐、姜、葱等调料适量。

烹调方法： 将猪大肠洗净，光滑面朝外；香菇洗净切丁；铁皮石斛洗净加适量盐，放料理机中搅拌成浆；绿豆炖熟后放料理机中搅拌成浆；把铁皮石斛、绿豆、粳米干饭、盐、姜末、葱花、香菇丁搅拌均匀，干湿度以手握成团为度，注入猪大肠内，两端用线扎紧，蒸笼中放上湿润过的荷叶，放入猪大肠，武火蒸熟，取出切段，每段重约30g。

应用范围： 阴虚肠燥证。

临床表现：阴虚肠燥证，症见大便干结，如羊屎状，形体消瘦，头晕耳鸣，心烦失眠，潮热盗汗，腰酸膝软，舌红少苔，脉细数等。

用法用量：1日2次，每次1段，可经常食用。

出处：福州市中医院健康教育处方。

5.润肠面包

食材与药材：肉苁蓉6g，火麻仁30g，核桃6g，黑芝麻2g，面粉、糖（或盐）适量。

烹调方法：将黑芝麻在开水中焯过、沥干；核桃炒熟研成粗粉；火麻仁用水浸泡1小时，用料理机搅拌成浆，过滤，取滤液浸泡肉苁蓉，移到炖罐中炖到肉苁蓉熟烂，把肉苁蓉捣成泥，加入核桃粗粉、芝麻、面粉，做成面包（可调甜或咸），切片（每片重约50g）。

应用范围：虚实夹杂证。

临床表现：虚实夹杂证，症见大便秘结，腹中胀满而硬，小便短赤，面红身热，神倦少气，口干咽燥，舌红苔黄或黄燥等。

用法用量：1日1～2次，每次4片，可长期食用。

出处：福州市中医院临床诊疗常规。

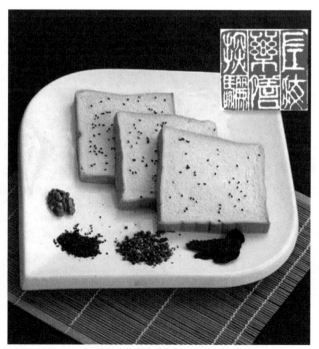

润肠面包

第三节 呼吸内科药膳

一、肺 炎

1.川贝芫荽拌豆腐

食材与药材：川贝（细粉）3g，豆腐50g，盐、芫荽、麻油等调料适量。

烹调方法：将芫荽在开水中焯过，切成末；豆腐在开水中焯过，沥干，切成小方块，摆放在盘中，依次撒上芫荽末、盐及调料，浇上麻油。

应用范围：痰热壅肺证。

临床表现：痰热壅肺证，症见咳嗽，咳痰量多，色黄质黏稠，易咯，身热，口干喜饮，大便干结，舌质红，苔黄腻，脉洪数。

用法用量：1天1剂，1周2～3剂。

出处：福州市中医院健康教育处方。

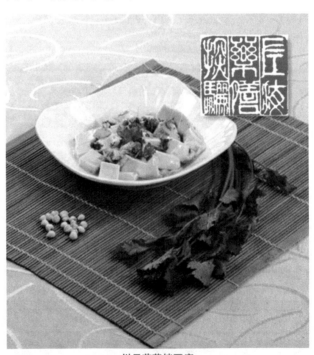

川贝芫荽拌豆腐

2.蒲公英肉汤

食材与药材：蒲公英100g，猪肉50g，盐、芹菜等调料适量。

烹调方法：将猪肉切丝；芹菜切段；蒲公英煎煮取滤液，与肉丝共煮至熟，加芹菜，调味。

应用范围：痰热壅肺证。

临床表现：痰热壅肺证，症见咳嗽，咳痰，色黄质黏稠，难咯或易咯，身热，口干喜饮，大便干结，舌质红，苔黄腻，脉洪数。

用法用量：1天1剂，1周2～3剂。

出处：福州市中医院临床诊疗常规。

3.贝母石斛煲甲鱼

食材与药材：铁皮石斛（鲜品）30 g，川贝母（细粉）5 g，甲鱼1只，鸡汤适量，米酒、盐、生姜、葱各适量。

烹调方法：将铁皮石斛加适量食盐放入料理机中搅拌成浆状；甲鱼洗净，连甲带肉切块放入蒸钵中，加入鸡汤、川贝母、铁皮石斛、盐、料酒、姜、葱，上蒸笼蒸至甲鱼肉熟烂，调味。

应用范围：肺阴亏虚证。

临床表现：肺阴亏虚证，症见口干唇燥，咳嗽无痰，或痰少而粘，有时痰中带血，大便燥结，潮热，盗汗，手足心热，舌质红少津，脉细虚数。

用法用量：每周1次（分餐食用），可经常饮服。

出处：福州市中医院健康教育处方。

4.百合杏贝炒芹菜

食材与药材：鲜百合30g，甜杏仁10g，川贝母（细粉）3g，太子参15g，芹菜、油、盐等调料适量。

烹调方法：将甜杏仁浸泡去皮；芹菜切段；太子参煎煮取滤液。在热油锅中放入甜杏仁，稍炒，加入太子参煎煮液、百合、川贝粉加盖焖煮，加芹菜段快速炒熟，加调料。

应用范围：气阴两虚证。

临床表现：气阴两虚证，症见咳嗽，咳痰无力，身倦懒言，声音低弱，口干唇燥，痰少而粘，有时痰中带血，潮热盗汗，手足心热，舌质淡或红，少津，脉弱。

用法用量：1日1剂，可经常食用。

出处：福州市中医院临床诊疗常规。

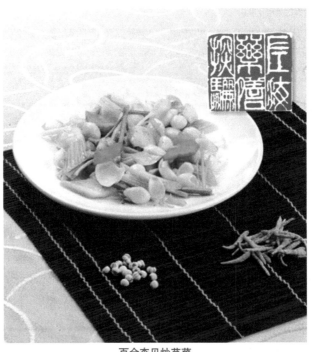

百合杏贝炒芹菜

二、感　冒

1.芥菜豆腐

食材与药材：紫苏3g，荆芥6g，芥菜150g，豆腐2块，油、盐、姜、葱、麻油等调料适量。

烹调方法：将紫苏、荆芥加水适量，煎煮取滤液；在热油锅中把葱、生姜煸炒，加入芥菜，加少量中药煎煮液炒到芥菜将熟，加入剩余的中药煎煮液、豆腐、生姜，武火煮熟、调味、起锅，把芥菜摆在盘底，豆腐摆在芥菜上面，撒上葱花和麻油。

应用范围：风寒束表证。

临床表现：风寒束表，症见恶寒，或畏风，流清涕，痰多清稀，舌苔薄白，脉浮紧。

用法用量：1日1剂，连续3～5天食用。

出处：福州市中医院健康教育处方。

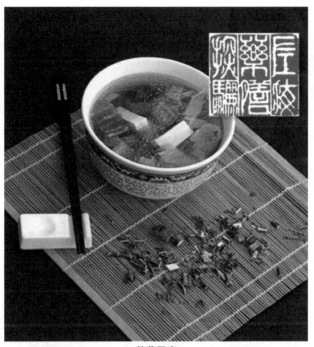

芥菜豆腐

2.二白黄花菜

食材与药材：白菜心100g，白萝卜60g，黄花菜15g，鲜薄荷叶30g，油、葱、姜、蒜、盐、麻油等调料适量。

烹调方法：取5片薄荷叶，摆在椭圆形的盘子一端沿边，取剩余薄荷叶切末；将黄花菜浸泡后在沸水中煮熟，捞起，用薄荷末（或酱）、麻油、盐等调料拌匀，移到盘子中，原先摆有的薄荷叶一部分露在黄花菜边上；白萝卜切丝、白菜心切段，在油锅中将葱白、生姜片、蒜泥煸炒，放入白萝卜、白菜心炒熟，加调料，移入盘子的另一端。

应用范围：风热犯表证。

临床表现：风热犯表证，症见发热，微恶风寒，鼻塞弟浊，口干欲饮，舌苔薄黄，脉浮数。

用法用量：1日1次，连续食用2～3天。

出处：福州市中医院健康教育处方。

3.紫苏芫荽土豆丝

食材与药材：紫苏15g，土豆100g，盐、芫荽、青椒、干辣椒、红麻油等调料适量。

烹调方法：将芫荽在开水中焯过，切细，青椒切丝，干辣椒切断；土豆切丝，水中浸泡；紫苏加水适量浸泡煎煮取滤液，用于焖煮土豆丝，熟时加芫荽、青椒、干辣椒搅拌均匀，加调料，浇上麻油。

应用范围：风寒束表证。

临床表现：风寒束表证，症见恶寒重发热轻，头身酸疼，流清涕，恶心纳差，舌苔白腻，脉浮滑。

用法用量：1天1剂，1周2～3次

出处：福州市中医院健康教育处方。

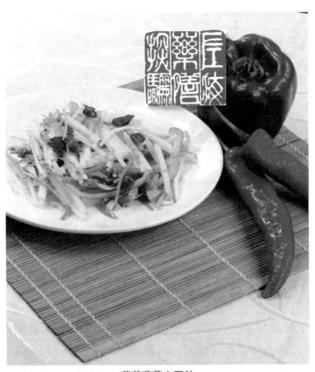

紫苏芫荽土豆丝

4.绿豆茶

食材与药材：绿豆50g，绿茶6g，冰糖适量。

烹调方法：将绿豆炖熟捣碎，食用前兑入绿茶液，加适量冰糖调匀。

应用范围：暑湿袭表证。

临床表现：暑湿袭表证，症见身热汗出不解，心烦口渴，尿赤，舌苔黄腻。

用法用量：1日1剂（分餐食用），夏暑天可经常食用。

出处：福州市中医院健康教育处方。

5. 参苓粥

食材与药材：党参30g，茯苓15g，生姜6g，粳米100g。

烹调方法：将生姜切末；党参、茯苓加水适量，煎煮取滤液，与粳米共煮成粥，撒入姜末，调味。

应用范围：气虚感冒证。

临床表现：气虚感冒证，症见恶寒发热，或热势不甚，但觉时时恶寒，自汗，头痛鼻塞，咳嗽，语声低怯，气短，倦怠，苔白，脉浮无力。

用法用量：每日1剂，早晚分餐食用1次，可经常食用。

出处：福州市中医院健康教育处方。

三、慢性阻塞性肺疾病

1. 四白饮

食材与药材：淮山20g，茯苓20g，扁豆20g，白术20g。

烹调方法：将淮山、茯苓、扁豆、白术加适量水煎煮2～3次，取滤液，混合均匀。

应用范围：脾虚证。

临床表现：脾虚证，症见面色萎白，语声低微，四肢无力，食少或便溏，舌质淡，脉细缓。

用法用量：1日1剂，当茶水频饮服。

出处：福州市中医院临床诊疗常规。

2.滋阴润肺羹

食材与药材：铁皮石斛10g，川贝（细粉）3g，鸡蛋1个，肉末适量，麻油、盐、姜、葱等调料适量。

烹调方法：鸡蛋去壳打成蛋花，铁皮石斛洗净加适量盐，在料理机中搅拌成浆，与肉末同移锅中，文火煮，将熟时加入川贝搅拌，文火煮熟，加入蛋花，继续煮开，加入米酒、姜末、葱花、盐等调料。

应用范围：肺虚证。

临床表现：肺虚证，症见口干唇燥，咳嗽无痰，或痰少而粘，有时痰中带血，易感冒，自汗出，手足心热，舌质淡，脉细虚数。

用法用量：1日1剂，每周1~2次，可经常食用。

出处：福州市中医院健康教育处方。

3.芪归鸡

食材与药材：黄芪30g，当归5g，鸡肉150g，姜、葱、盐等调料适量。

烹调方法：黄芪、当归加水适量煎煮取滤液，将鸡肉在沸水中焯过，放到煲锅中加入中药煎煮液，文火煲到鸡肉熟，调味。

应用范围：气血两虚证。

临床表现：气血两虚证，症见面色苍白无华，疲乏无力懒言，自汗出，纳差，舌淡苔白，脉细数。

用法用量：1日1剂，可经常食用。建议作为冬病夏治药膳方。

出处：福州市中医院临床诊疗常规。

4.人参蛤蚧粥

食材与药材：人参粉3g，蛤蚧粉3g，粳米50g，姜，盐等调料适量。

烹调方法：将粳米、蛤蚧共煮粥，将熟时加人参粉搅匀，文火煮熟，用盐、姜末调味。

应用范围：肺肾两虚证。

临床表现：肺肾两虚证，症见胸满气短，动则气喘，或见面目浮肿，形寒怕冷，舌淡苔白，脉沉而弱。

用法用量：1日1剂，可经常食用。建议作为冬病夏治药膳方。

出处：福州市中医院临床诊疗常规。

5.四仁蛋羹

食材与药材：白果仁5g，甜杏仁10g，核桃仁10g，花生仁5g，鸡蛋、芫荽、麻油、盐适量。

烹调方法：将芫荽切成细末；白果、甜杏、核桃、花生共研粗粉，混合均匀；锅中加水，把鸡蛋打成蛋花倒入，加果仁粗粉，煮成羹，加入芫荽、盐等调料。

应用范围：肺肾两虚证。

临床表现：肺肾两虚证，症见胸满气短，动则气喘，呼多吸少，面色苍白无华，疲乏无力，自汗出，口干，舌淡苔白，脉沉而弱。

用法用量：1日1次，7日为1疗程。

出处：福州市中医院健康教育处方。

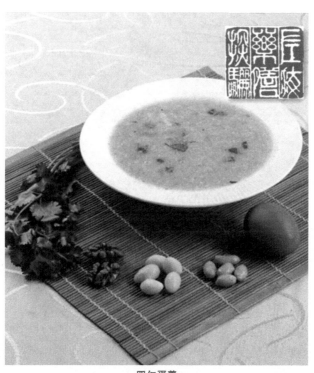

四仁蛋羹

6.铁皮石斛西洋参茶

食材与药材： 铁皮石斛（鲜品）90g，西洋参片90g。

烹调方法： 西洋参片放在茶杯中，用凉开水湿润片刻；将铁皮石斛洗净加适量白糖，在料理机中搅拌成浆，移入茶壶中加水适量，煮开后，文火再煮5分钟，趁热冲到放有西洋参片的茶杯中，加盖浸泡片刻，喝茶咀嚼西洋参（每杯茶约含鲜品铁皮石斛3g，西洋参片3g）。

应用范围： 肺胃阴虚证。

临床表现： 肺胃阴虚证，症见气喘，疲乏无力，自汗出或盗汗，易感冒，口干不喜饮，时感手足心热，舌红少津，脉细数。

用法用量： 1日1～2次，1次1杯，可经常饮服。

出处： 福建省中医药学会药膳分会药膳品鉴方、福州市中医院健康教育处方。

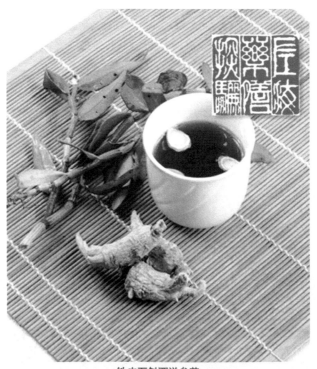

铁皮石斛西洋参茶

四、支气管哮喘

1.姜枣粥

食材与药材：生姜9g，大枣3枚，红米50g，红糖适量。

烹调方法：大枣与红米加水适量用文火煮粥，将熟时加入生姜末、红糖，继续煮熟。

应用范围：冷哮证。

临床表现：冷哮证，症见气喘，喉中痰鸣，咳吐稀痰，面色苍白，背冷，舌淡，苔白腻，脉滑。

用法用量：1日1剂，可经常食用。建议作为冬病夏治药膳方。

出处：福州市中医院临床诊疗常规。

2.川贝饮

食材与药材：川贝母（细粉）3g，小米50g，冰糖适量。

烹调方法：将川贝、小米加适量水文火煮粥，熟时加冰糖调匀。

应用范围：痰湿蕴肺证。

临床表现：痰湿蕴肺证，症见气喘，痰多色白，易咯，食少纳差，便溏，口不干，舌淡胖，脉滑。

用法用量：1日1剂，可经常食用。

出处：福州市中医院临床诊疗常规。

3.补气乳鸽汤

食材与药材：黄芪30g，白术15g，茯苓30g，乳鸽肉75g，红枣15g，姜、盐适量。

烹调方法：将乳鸽肉在沸水中焯过；黄芪、白术、茯苓加水适量煎煮取滤液，与乳鸽肉、红枣、生姜同移到炖罐中，隔水炖熟，加调料。

应用范围：肺气亏虚证。

临床表现：肺气亏虚证，症见气喘，自汗出，易感冒，畏风，疲乏，懒言，舌淡苔白，脉弱。

用法用量：1日1剂，可经常食用。

出处：福州市中医院临床诊疗常规。

第四节 心血管内科药膳

一、高血压

1.枸菊桑明饮

食材与药材：枸杞子5g，决明子（捣碎）5g，桑叶3g，菊花3g。

烹调方法：将枸杞子、决明子、桑叶、菊花浸泡后，煮开，移到飘逸杯中，持续用开水频频冲泡。

应用范围：肝阳上亢证。

临床表现：肝阳上亢证，症见头痛，眩晕，心烦易怒，夜眠不宁，或兼胁痛，面红口苦，苔薄黄，脉弦有力。

用法用量：1日2剂，上下午各1剂，当茶饮，可长期饮用。

出处：福州市中医院临床诊疗常规。

2.芹菜葛羹

食材与药材：芹菜100g，葛根粉20g，菊花10g，肉末15g、姜、葱、盐、香油等适量。

烹调方法：将芹菜加少量盐在料理机中搅拌，滤取菜汁；菊花加适量水煎煮取滤液；取少量菊花煎煮液溶解葛根粉；热油锅中，将姜末、葱头煸炒，加入肉末炒熟，加入芹菜汁和剩余的菊花煎煮液煮开，立即加入溶解的葛根粉，煮开，加香油及调料。

应用范围：肝阳上亢证。

临床表现：肝阳上亢证，症见头痛，眩晕，心烦易怒，夜眠不宁，或兼胁痛，面红口苦，苔薄黄，脉弦有力。

用法用量：1日1剂，可经常食用。

出处：福州市中医院临床诊疗常规。

3.核桃仁粥

食材与药材：核桃仁20g，枸杞5g，黑米50g，白糖或盐适量。

烹调方法：核桃仁研粗粉与黑米同煮成粥，加入白糖或盐搅匀，撒上经开水焯过的枸杞。

应用范围：肝肾阴虚证。

临床表现：肝肾阴虚证，症见眩晕而见精神萎靡，少寐多梦，健忘，腰膝酸软，遗精，耳鸣，五心烦热，舌质红，脉弦细数。

用法用量：1日1剂，可长期食用。

出处：福州市中医院临床诊疗常规。

4.山药枸杞甲鱼汤

食材与药材：山药50g，枸杞50g，女贞子15g，熟地15g，陈皮10g，甲鱼1只，盐、姜、葱、蒜、味精、米酒适量。

烹调方法：女贞子、熟地加水适量，煎煮取滤液；甲鱼洗净除去内脏，连甲带肉切块；山药浸泡。在油锅中将葱头、蒜泥、生姜片煸炒，加入甲鱼、适量米酒、陈皮，加盖稍焖，加入煮开的中药煎液，弃去陈皮，移到炖罐中，加入山药片炖熟，加调料，撒入经开水焯过的枸杞。

应用范围：肝肾阴虚证。

临床表现：肝肾阴虚证，症见眩晕而见精神萎靡，少寐多梦，健忘，腰膝酸软，遗精，耳鸣，五心烦热，舌质红，脉弦细数。

用法用量：每周1剂（分餐食用），可经常食用。

出处：福州市中医院临床诊疗常规。

5.桃仁山楂茶

食材与药材：桃仁3g，山楂（去核）10g，陈皮3g。

烹调方法：将桃仁研粗粉与山楂、陈皮加水煮开后，移到飘逸杯中持续用开水冲泡。

应用范围：痰瘀互阻证。

临床表现：痰瘀互阻证，症见头晕，头重，或伴头痛，胸闷恶心，食少多寐，舌暗或紫，苔白腻，脉弦滑涩。

　　用法用量：1日2剂，上下午各1剂，可长期饮用。

　　出处：福州市中医院临床诊疗常规。

6.核桃三物奶茶

　　食材与药材：核桃仁15g，山楂15g，杏仁（去皮、去尖）6g，牛奶250ml，冰糖适量。

　　烹调方法：核桃仁、杏仁研成粗粉与山楂加少量水煮开，弃去山楂，加入牛奶，文火煮沸，放入冰糖搅拌均匀。

　　应用范围：痰瘀互阻证。

　　临床表现：痰瘀互阻证，症见头晕，头重，或伴头痛，胸闷恶心，食少多寐，舌暗或紫，苔白腻，脉弦滑涩。

　　用法用量：1日1次，可经常食用。

　　出处：福州市中医院临床诊疗常规。

7.七粒扣灵芝茶

　　食材与药材：七粒扣8g，枸杞2g，红枣1枚，灵芝薄片3g。

　　烹调办法：七粒扣、红枣、灵芝加水适量，煮开，加枸杞，移到飘逸杯中，持续用开水冲泡。

　　推广应用范围：高血压证属肝肾阴虚型、肝阳上亢型患者。

　　临床表现：①肝肾阴虚型高血压，症见头痛，眩晕，心烦易怒，夜眠不宁，或兼胁痛，健忘，腰膝酸软，耳鸣，五心烦热，舌质红，脉弦细数或苔薄黄，脉弦有力。

　　②肝阳上亢型高血压，症见眩晕，耳鸣，头目胀痛，口苦，失眠多梦，遇烦劳郁怒而加重，急躁易怒，舌红苔黄，脉弦或数。

　　用法用量：1日2剂，上下午各1剂，当茶饮，可长期饮用。

　　出处：福州市中医院临床诊疗常规。

8.松参茶

食材与药材：松针5g，丹参3g，稻香陈1g，红景天粉1g。

烹调办法：松针、丹参加水适量，煮开后，移到放有稻香陈、红景天粉的飘逸杯中，持续用冲泡。

推广应用范围：高血压证属痰浊上扰型、痰瘀互阻型患者。

临床表现：①痰浊上扰型高血压，症见眩晕而见头重如蒙，胸闷恶心，食少多寐，苔白腻，脉濡滑。或头晕，头重，或伴头痛，胸闷恶心，食少多寐，舌暗或紫，苔白腻，脉弦滑涩。

②痰瘀互阻型高血压，症见

用法用量：1日2剂，上下午各1剂，可长期饮用。

出处：福州市中医院临床诊疗常规。

二、冠状动脉粥样硬化性心脏病

1.山楂饮

食材与药材：山楂30g，白糖适量。

烹调方法：山楂煎煮取滤液，放入白糖搅匀。

应用范围：血瘀证。

临床表现：血瘀证，症见胸痛胸闷，心悸，面色紫暗；舌紫，苔白，脉涩。

用法用量：1日2剂，上下午各1剂，可经常饮服。

出处：福州市中医院临床诊疗常规。

2.三仁粥

食材与药材：桃仁、枣仁、柏子仁各10g，粳米50g，白糖适量。

烹调方法：将枣仁煎煮取滤液，冷却后用于浸泡桃仁、枣仁、柏子仁，而后放料理机中搅拌成浆，加适量水与粳米同煮成粥，放入白糖，搅匀。

应用范围：血瘀津亏证。

临床表现：血瘀津亏证，症见胸闷隐痛，时作时止，心悸气短，口干，舌暗少苔，或剥苔，脉细数。

用法用量：1日1~2剂，早、晚餐均可食用，可经常食用。

出处：福州市中医院临床诊疗常规。

3. 红曲枸杞泡菜

食材与药材：大白菜500g，红曲米15g，枸杞30g，花椒、大茴香、盐、蒜、姜、黄酒、辣椒等调料适量。

烹调方法：花椒、大茴香共研粗粉，蒜捣泥，姜、辣椒切末，加米酒和适量盐混合均匀（调料）；红曲米浸泡，与枸杞放料理机中搅拌成浆（药浆）；将大白菜洗净，用凉开水荡洗2次，用淡盐水浸泡一夜（10小时以上），沥干，与调料拌匀，腌制2小时，逐叶涂上药浆，放入磨口玻璃瓶中，瓶口处再撒一层调料，盖上磨塞，常温下放置12小时以上，即可取出再调味装盘，未食用的可冷藏。

应用范围：肾虚血瘀证。

临床表现：肾虚血瘀证，症见胸痛胸闷，胸胁胀满，心悸，唇舌紫暗苔白，脉弱涩。

用法用量：1日1次，1次100g，食用前根据个体口味调味，当佐餐食用，可长期饮用。

出处：福州市中医院健康教育处方。

4. 玉豆芝麻膏

食材与药材：玉米250g，黄豆250g，芡实250g，芝麻50g，蜂蜜适量。

烹调方法：芝麻炒熟；将玉米、黄豆、芡实浸泡煮熟，用料理机搅拌成浆，加入蜂蜜适量，文火浓缩成膏，加入芝麻调匀，铺成1.5cm厚的长方形，冷却后切块（每块约15g）。

应用范围：脾胃虚弱，肝肾不足证。

临床表现：脾胃虚弱，肝肾不足证，症见胸闷隐痛，时作时止，心悸气短，纳欠，倦怠懒言，头晕，失眠多梦；舌淡尖红，薄苔，脉细数无力。

用法用量：1日2次，每次2块，可长期食用。

出处：福州市中医院临床诊疗常规。

5.玉竹炖猪心

食材与药材：玉竹50g，猪心1个，姜、葱、盐、香油各适量。

烹调方法：将玉竹煎煮取滤液；将猪心破开洗净在沸水中焯过，与药液、生姜、葱头、盐同煮，煮到药液被猪心吸干，文火焖熟。把猪心切薄片摆在盘中，撒入适量香油。

应用范围：心阴亏虚证。

临床表现：心阴亏虚证，症见胸闷，心悸气短，口干，失眠多梦；舌红，少苔，脉细数无力。

用法用量：1周1剂，分餐食用，可经常食用。

出处：福州市中医院临床诊疗常规。

6.参芪粥

食材与药材：党参30g，黄芪50g，粳米100g，糖或盐适量。

烹调方法：将党参、黄芪煎煮取滤液，与粳米共煮成粥，调味。

应用范围：心气亏虚证。

临床表现：心气亏虚证，症见胸闷，心悸气短，口干，舌淡，苔薄白，脉弱。

用法用量：1日1剂，分早、晚餐2次食用，可经常食用。

出处：福州市中医院临床诊疗常规。

三、慢性心功能不全

1.桂圆百合粥

食材与药材：桂圆肉15g，百合30g，大枣6枚，糯米100g，白糖适量。

烹调方法：将百合浸泡，加糯米、桂圆肉、大枣共煮成粥，加白糖调匀。

应用范围：气血亏虚证。

临床表现：气血亏虚证，症见心悸、气短，活动后加重，头晕，面色欠华，疲乏无力，心烦，失眠，自汗，盗汗，舌质淡，脉弱。

用法用量：1日1剂，分早晚餐2次食用，可经常食用。

出处：福州市中医院临床诊疗常规。

2.人参茯神饮

食材与药材：人参（薄片）2g，茯神9g，陈皮1g，炒酸枣仁6g。

烹调方法：将茯神、炒酸枣仁煎煮取滤液，趁热冲泡人参片和陈皮，加盖密闭1分钟，弃陈皮，持续用开水冲泡。

应用范围：心气不足证。

临床表现：心气不足证，症见心悸、气短，活动后加重，疲乏无力，头晕，自汗，盗汗，舌淡红，脉细无力。

用法用量：1日2剂，上下午各1剂，代茶饮，可经常饮服。

出处：福州市中医院临床诊疗常规。

3.洋参益心茶

食材与药材：西洋参2g，麦冬9g，炒酸枣仁6g，桂圆肉10g。

烹调方法：将麦冬、炒酸枣仁煎煮取滤液，趁热冲泡西洋参片和桂圆肉，加盖密闭，用开水持续冲泡。

应用范围：心阴不足证。

临床表现：心阴不足证，症见心悸，气短，活动后加重，心烦，失眠，舌质偏红，脉细结代或细数。

用法用量：1日2剂，上下午各1剂，代茶饮，可经常饮服。

出处：福州市中医院临床诊疗常规。

第五节 神经内科药膳

一、中风及其后遗症

1.黄芪桂枝粥

食材与药材：黄芪15g，炒白芍、桂枝各10g，红枣3枚，生姜（末）3g，红米50g。

烹调方法：黄芪、炒白芍、桂枝煎煮取滤液，与红米、红枣同煮粥，熟时加姜末。

应用范围：气虚证。

临床表现：气虚证，症见半身不遂，肢软无力，语言謇涩，口眼㖞斜，面色萎黄或面色少华或有患肢浮肿，舌质淡紫，舌苔薄白，舌体不正，脉细涩无力。

用法用量：1日1剂，可经常食用。

出处：福州市中医院临床诊疗常规。

2.补气调血肉羹

食材与药材：黄芪30g，大枣10枚，当归10g，枸杞10g，猪瘦肉（末）30g，淀粉适量，葱、姜、盐等调料。

烹调方法：黄芪、当归煎煮取滤液，与大枣、生姜、肉末共煮汤，熟时用少量淀粉勾芡，加入葱花、食盐等调味，撒上用开水焯过的枸杞。

应用范围：气虚血瘀证。

临床表现：气虚血瘀证，症见半身不遂，肢软无力，语言謇涩，口眼㖞斜，面色萎黄或面色少华或有患肢浮肿，舌质淡紫，舌苔薄白，舌体不正，脉细涩无力。

用法用量：1日1剂，可经常饮服。

出处：福州市中医院临床诊疗常规。

3.芪龙滑肉汤

食材与药材：黄芪30g，地龙15g，猪瘦肉50g，香菇、胡椒粉、米醋、盐、淀粉等适量。

烹调方法： 黄芪、地龙煎煮取滤液，取一小部分药液用于溶解淀粉，剩余药液用于浸泡香菇；猪瘦肉切片，加盐、胡椒粉腌制5分钟，挂上薄淀粉；取香菇连同浸泡液煮开，放入滑肉片、生姜片，等肉片煮熟，加胡椒粉、米醋、盐等调料。

应用范围： 气虚血瘀证。

临床表现： 气虚血瘀证，症见半身不遂，肢软无力，语言謇涩，口眼㖞斜，面色萎黄或面色少华或有患肢浮肿，舌质淡紫，舌苔薄白，舌体不正，脉细涩无力。

用法用量： 1日1剂，可经常食用。

出处： 福州市中医院临床诊疗常规。

4.虫草郁金鸡

食材与药材： 母鸡1只，冬虫夏草5g，郁金50g，香菇、盐等调料。

烹调方法： 郁金煎煮取滤液用于浸泡洗净的香菇；冬虫夏草研细粉；活鸡剖杀洗净开膛沥干，把冬虫夏草粉均匀地涂抹在腹腔内，放在炖钵中，加入香菇连同浸泡液、盐等，文火炖熟，调味。

应用范围： 气虚证。

临床表现： 气虚证，症见半身不遂，肢软无力，语言謇涩，口眼㖞斜，面色萎黄或面色少华或有患肢浮肿，舌质淡紫，舌苔薄白，舌体不正，脉细涩无力。

用法用量： 1周1剂，分餐食用，可经常食用。

出处： 福州市中医院临床诊疗常规。

5.板栗桂圆粥

食材与药材： 板栗30g，桂圆肉20g，黑米50g。

烹调方法： 将板栗去壳、切成碎块，与黑米一同用文火煮粥，将熟时放桂圆肉，继续文火煮到熟。

应用范围： 脾肾亏虚证。

临床表现： 脾肾亏虚证，症见音暗失语，心悸气短，腰膝酸软，舌质淡，舌体胖，舌苔薄白，脉弦细。

用法用量： 1日1剂，可经常食用。

出处：福州市中医院临床诊疗常规。

6.芪杞炖甲鱼

食材与药材：甲鱼1只，黄芪60g，枸杞10g（分成2份），鸭肉50g，葱、蒜、姜、米酒等调料。

烹调方法：将甲鱼洗净，连甲带肉切块；鸭肉洗净切块，在沸水中焯过；黄芪煎煮取滤液，分成2份。在油锅中将葱头、蒜泥煸炒，放入甲鱼肉、米酒、生姜片加盖稍焖，加入1份黄芪煎煮液，煮到甲鱼肉熟，取出甲鱼，把肉刮到汤中，调味，装碗，撒入1份经开水焯过的枸杞（A份）；将带有残肉的鳖甲、鸭肉、米酒、生姜片同移到煲锅中，加入另一份黄芪煎煮液，煲到鸭肉熟透、鳖肉与鳖甲分离，弃去鳖甲，加调料，装碗，撒入另1份经开水焯过的枸杞（B份）。

应用范围：肝肾亏虚证。

临床表现：肝肾亏虚证，症见平素头晕头痛，耳鸣目眩，腰膝无力，少寐多梦，突然发生舌强语蹇，口眼㖞斜，半身不遂，舌质红或舌苔黄腻，脉弦滑或弦细而数。

用法用量：1周1剂，A、B份分2天食用，可经常食用。

出处：福州市中医院健康教育处方。

7.二冬炒鱼肚

食材与药材：天门冬30g，麦冬30g，枸杞子10g，鱼肚胶100g，香菇30g，绿色小青菜150g，葱、姜、蒜、米酒、盐等调料。

烹调方法：天门冬、麦冬加少量水煎煮取滤液；香菇洗净用中药煎煮液浸泡；鱼肚胶洗净用温水浸泡开；在油锅中将葱头、蒜泥、生姜片煸炒，放入鱼肚胶加适量米酒加盖稍焖，加香菇含浸泡液，煮熟，放入绿色小青菜翻炒到熟，加调料，装盘后撒入经开水焯过的枸杞。

应用范围：肝肾亏虚证。

临床表现：肝肾亏虚证，症见平素头晕头痛，耳鸣目眩，腰膝无力，少寐多梦，突然发生舌强语蹇，口眼㖞斜，半身不遂，舌质红或舌苔黄腻，脉弦滑或弦细而数。

用法用量：1日1剂，1周1～2剂，可经常食用。

出处：福州市中医院健康教育处方。

8.黄精珍珠牡蛎粥

食材与药材：黄精15g，珍珠母60g，牡蛎30g，枸杞10g，黑米50g，盐、葱等地调料。

烹调方法：珍珠母、黄精按中药煎煮法煎煮取滤液，加黑米文火煮粥，将熟时加牡蛎继续文火煮熟，加调料，撒入经开水焯过的枸杞。

应用范围：肝肾亏虚证。

临床表现：肝肾亏虚证，症见平素头晕头痛，耳鸣目眩，腰膝无力，少寐多梦，突然发生舌强语蹇，口眼㖞斜，半身不遂，舌质红或舌苔黄腻，脉弦滑或弦细而数。

用法用量：1日1剂，1周2~3剂，可经常食用。

出处：福州市中医院健康教育处方。

9.山药葛粉羹

食材与药材：鲜山药30g，葛根粉10g，干贝10g，萝卜丝、葱、盐、麻油等调料适量。

烹调方法：鲜山药去皮后敲成碎片浸泡到冷水中；葛根粉用冷水溶解；干贝浸泡到软，撕成丝；热油锅中把萝卜丝、葱头煸炒，加入干贝浸泡液，煮开，加山药、葛根粉水溶液煮开，加盐、麻油等调料。

应用范围：脾气亏虚，痰浊内盛证。

临床表现：脾气亏虚，痰浊内盛证，症见口眼㖞斜，或伴口角抽搐，患侧眉低眼垂，表情淡漠，甚至咀嚼不利，口角流涎，舌质淡，苔白腻，脉弦滑。

用法用量：1日1剂，可经常食用。

出处：福州市中医院健康教育处方。

10.山药莲子柠檬糊

食材与药材：山药18g，莲子30g，稻香陈6g，柠檬半只，冰糖适量。

烹调方法：稻香陈在开水中焯过、切细丁；将山药、莲子浸泡，煮熟，冷却后放在料理机中搅拌成浆，加冰糖水到250ml，搅匀，撒入稻香陈丁，滴入柠檬汁。

应用范围：脾气亏虚，痰浊内盛证。

临床表现：脾气亏虚，痰浊内盛证，症见口眼㖞斜，或伴口角抽搐，患侧眉低眼垂，表情淡漠，甚至咀嚼不利，口角流涎，舌质淡，苔白腻，脉弦滑。

用法用量：1日1剂，可经常食用。

出处：福州市中医院临床诊疗常规。

11.橘皮山楂粥

食材与药材：橘子皮6g，山楂肉10g，莱菔子9g，小米50g，盐适量。

烹调方法：山楂肉、莱菔子用水浸泡，与橘子皮同放在料理机中搅拌成浆，与小米煮成粥，加食盐少许调味。

应用范围：脾气亏虚，痰浊内盛证。

临床表现：脾气亏虚，痰浊内盛证，症见口眼㖞斜，或伴口角抽搐，患侧眉低眼垂，表情淡漠，甚至咀嚼不利，口角流涎，舌质淡，苔白腻，脉弦滑。

用法用量：1日1剂，可经常食用。

出处：福州市中医院临床诊疗常规。

二、眩　晕

1.菊花粥

食材与药材：粳米50g，菊花瓣5g，蜂蜜适量。

烹调方法：粳米煮粥，将熟时，加入菊花瓣，继续煮熟，加适量蜂蜜。

应用范围：肝阳上亢证。

临床表现：肝阳上亢证，症见眩晕耳鸣，头痛且胀，每遇烦劳或恼怒而头晕。头痛增剧，面色潮红，急躁易怒，少寐多梦，口苦。舌质红，苔黄，脉弦。

用法用量：1日1剂，可经常食用。

出处：福建省中医药学会药膳分会药膳品鉴方、福州市中医院临床诊疗常规。

2.半夏白术天麻鱼头煲

食材与药材：天麻30g，茯神15g，半夏6g，白术10g，红枣10g，鲢鱼头1个（约500g重），姜、盐、米酒、葱段等适量。

烹调方法：半夏、白术煎煮取滤液，放凉后用于浸泡天麻、茯神至软；鱼头洗净，从中间劈开成2块，用水冲洗干净，在温水中快速焯过，与天麻和茯神（连同浸泡液）及姜片、红枣及调料同放入煲锅内，文火煲到鱼肉熟，调味。

应用范围：脾虚湿阻证。

临床表现：脾虚湿阻证，症见头昏如蒙，目视色黑，胸闷，恶心，呕吐痰涎。舌苔白腻，脉滑或濡。

用法用量：每周1剂，可经常食用。

出处：福建省中医药学会药膳分会药膳品鉴方、福州市中医院临床诊疗常规。

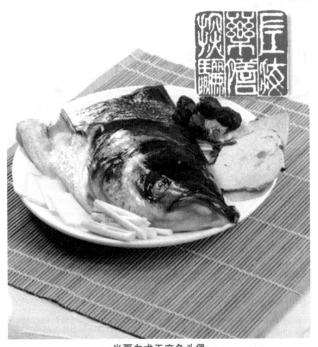

半夏白术天麻鱼头煲

3.天麻炖鸡汤

食材与药材：天麻片15g，老母鸡1只，石决明60g，香菇、姜、盐、米醋等调料适量。

　　烹调方法：石决明放煲锅中，加水和少许米醋煲2个小时，取滤液，少量用于浸泡天麻，剩余的用于浸泡经洗净的香菇；生姜切末，加盐腌制；老母鸡杀后去内脏、去头足，洗净沥干，鸡腹内依次用米酒、姜末涂擦各一遍，填入天麻片，移入炖锅，加入香菇连同浸泡液，炖至鸡熟烂，加调料。

　　应用范围：肝阳上亢证。

　　临床表现：肝阳上亢证，症见眩晕耳鸣，头痛且胀，每遇烦劳或恼怒而头晕。头痛增剧，面色潮红，急躁易怒，少寐多梦，口苦。舌质红，苔黄，脉弦。

　　用法用量：每周1剂，分餐食用，连续食用4剂。

　　出处：福州市中医院临床诊疗常规。

4.车前粳米粥

　　食材与药材：车前子15g，粳米30g，玉米粉15g，适量。

　　烹调方法：车前子加适量水，煎煮取滤液，与粳米、玉米粉同煮成粥。

　　应用范围：痰浊中阻证。

　　临床表现：痰浊中阻证，症见头昏如蒙，目视色黑，胸闷，恶心，呕吐痰涎。舌苔白腻，脉滑或濡。

　　用法用量：1日1剂，可经常食用

　　出处：福州市中医院临床诊疗常规。

5.芦根饮

　　食材与药材：鲜芦根30g，竹茹4.5g，焦山楂10g，炒谷芽各10g，橘红3g，桑叶6g，蜂蜜适量。

　　烹调方法：将诸药煎煮取滤液，加蜂蜜调匀。

　　应用范围：痰热内盛证。

　　临床表现：痰浊内盛证，症见头昏眼花，视物双影模糊，恶心欲吐，疲倦乏力，脉滑。轻者摇摇欲坠；重者视物颠旋，咯黄色稠痰，心烦易怒，失眠多梦，胸闷气粗，舌苔黄腻，脉滑数。

　　用法用量：1日1剂，代茶饮，可经常饮用。

出处：福州市中医院临床诊疗常规。

6.黑芝麻蛋汤

食材与药材：黑芝麻10g，制首乌30g，枸杞子各10g，菊花10g，鸡蛋2个，盐等调料。

烹调方法：菊花摘下一部分花瓣后，与何首乌加适量水，煎煮取滤液；鸡蛋去壳打成蛋花；把芝麻、菊花瓣与蛋花共搅匀；将中药煎煮液加水到300ml并煮开，加入打匀的蛋液，煮开，调味，撒入经开水焯过的枸杞。

应用范围：肾精不足证。

临床表现：肾精不足证，症见眩晕，神疲健忘，腰膝酸软，遗精耳鸣，失眠多梦。偏于阳虚者，四肢不温，舌质淡，脉沉细；偏于阴虚者，五心烦热，舌质红，脉沉细。

用法用量：1日1剂，代佐餐食用，可经常食用。

出处：福州市中医院临床诊疗常规。

7.天麻党参狗肉煲

食材与药材：狗肉250g，天麻10g，党参15g，黑顺片10g，盐、米酒、生姜等调料适量。

烹调方法：黑顺片浸泡后文火煎煮1小时，与党参共煎煮取滤液，冷却后用于浸泡天麻；狗肉洗净用沸水焯过，与天麻连同浸泡液同移到煲锅中，加米酒、生姜片，文火煲到狗肉熟，加调料。

应用范围：肾精不足证。

临床表现：肾精不足证，症见眩晕，神疲健忘，腰膝酸软，遗精耳鸣，失眠多梦。偏于阳虚者，四肢不温，舌质淡，脉沉细；偏于阴虚者，五心烦热，舌质红，脉沉细。

用法用量：每周1剂，代佐餐食用，可经常食用。

出处：福州市中医院临床诊疗常规。

8.参麦猪脑汤

食材与药材：猪脑2个，人参6g，五味子6g，麦冬15g，枸杞子10g，姜、盐、米酒少许。

烹调方法：把猪脑洗净；五味、麦冬煎煮取滤液，与猪脑、生姜片、米酒一起放入炖罐内，加盖后隔水炖到猪脑将熟，加入人参片，继续文火炖熟，调味，撒入经开水焯过的枸杞。

应用范围：肾精不足证。

临床表现：肾精不足证，症见眩晕，神疲健忘，腰膝酸软，遗精耳鸣，失眠多梦。偏于阳虚者，四肢不温，舌质淡，脉沉细；偏于阴虚者，五心烦热，舌质红，脉沉细。

用法用量：每日1剂，代佐餐食用，1周2~3次，可经常食用。

出处：福州市中医院临床诊疗常规。

9.番茄猪肝汤

食材与药材：黄芪30g，当归5g，番茄100g，猪肝100g，淀粉、姜、蒜、盐、酱油等调料适量。

烹调方法：番茄洗净，切块；黄芪、当归煎煮取滤液；猪肝洗净切片，用盐、酱油、米酒搅匀稍腌渍，挂上煲淀粉；热油锅中放入生姜片、蒜瓣煸炒，加入中药煎煮液，煮开，放入番茄块，把猪肝片逐片放在番茄块上面，武火煮至猪肝初熟，起锅，加调味。

应用范围：气血亏虚证。

临床表现：气血亏虚证，症见头晕眼花，动则加剧，面色苍白，唇甲不华，心悸失眠，神疲懒言，食少纳呆，舌质淡，脉细弱。

用法用量：1日1剂，代佐餐食用，1周1~2次，可经常食用。

出处：福州市中医院健康教育处方。

10.首乌当归炖鸡肉

食材与药材：鸡肉250g、首乌30g，当归10g，枸杞10g，米酒、盐、姜等调料适量。

烹调方法：首乌、当归煎煮取滤液；鸡肉切块在沸水中焯过，与中药煎煮液同移到炖罐中，加入米酒、生姜片等，加盖炖熟，加调料，撒上经开水焯过的枸杞。

应用范围：气血亏虚证。

临床表现：气血亏虚证，症见头晕眼花，动则加剧，面色苍白，唇甲不华，心悸失眠，神疲懒言，食少纳呆，舌质淡，脉细弱。

用法用量：1日1剂，代佐餐食用，1周1~2次，可经常食用。

出处：福州市中医院健康教育处方。

11.归芪乌鸡粥

食材与药材：黄芪30g，当归5g，红枣10g，乌鸡肉（末）30g，粳米50g，姜、葱、盐等调料适量。

烹调方法：黄芪、当归煎煮取滤液，与乌鸡肉末、红枣、粳米共煮粥，熟时加姜末、葱花、盐等调料。

应用范围：气血亏虚证。

临床表现：气血亏虚证，症见头晕眼花，动则加剧，面色苍白，唇甲不华，心悸失眠，神疲懒言，食少纳呆，舌质淡，脉细弱。

用法用量：1日1剂，可经常食用。

出处：福州市中医院健康教育处方。

12.龙眼鸡蛋粥

食材与药材：党参30g，龙眼肉30g，鸡蛋1只，红枣3枚，粳米适量，冰糖适量。

烹调方法：鸡蛋去壳打成花；取党参煎煮取滤液，与红枣、粳米同煮粥，煮开时加龙眼肉，待粥将熟时加入蛋花，煮熟加冰糖搅拌均匀。

应用范围：气虚证。

临床表现：气虚证，症见头晕眼花，动则加剧，面色苍白，唇甲不华，心悸失眠，神疲懒言，食少纳呆，舌质淡，脉细弱。

用法用量：1日1剂，可经常食用。

出处：福州市中医院临床诊疗常规。

三、失　眠

1.竹叶粥

食材与药材：竹叶尖10g，夏枯草30g，绿豆20g，小米30g。

烹调方法：夏枯草、竹叶尖加适量水，煎煮取滤液，在药渣中挑选竹叶尖与绿豆、小米同煮成粥。

应用范围：肝郁化火证。

临床表现：肝郁化火证，症见不寐多梦，甚则彻夜不眠，急躁易怒，伴头晕头胀，目赤耳鸣，口干而苦，不思饮食，便秘溲赤，舌红苔黄，脉弦而数。

用法用量：1日1剂，代早餐食，可经常食用。

出处：福建省中医药学会药膳分会药膳品鉴方、福州市中医院健康教育处方。

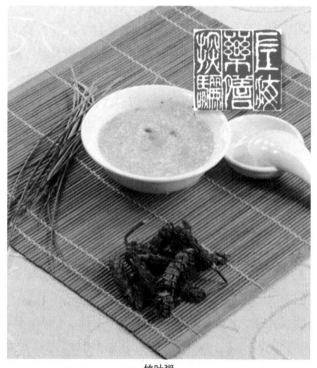

竹叶粥

2.竹沥小米粥

食材与药材：竹沥20g，小米50g。

烹调方法：竹沥煎煮取滤液，与小米共煮成粥。

应用范围：痰热内扰证。

临床表现：痰热内扰证，症见心烦不寐，胸闷脘痞，泛恶嗳气，伴口苦，头重，目眩，舌偏红，苔黄腻，脉滑数。

用法用量：1日1剂，早餐食用，可经常食用。

出处：福建省中医药学会药膳分会民间药膳调研方、福州市中医院健康教育处方。

3. 百合绿豆粥

食材与药材：百合20g，绿豆50g，粳米60g。

烹调方法：百合浸泡；绿豆浸泡煮开，放入百合、粳米，共煮成粥。

应用范围：阴虚火旺证。

临床表现：阴虚火旺证，症见心烦不寐，入睡困难，心悸多梦，伴头晕耳鸣，腰膝酸软，潮热盗汗，五心烦热，咽干少津，男子遗精，女子月经不调，舌红少苔，脉细数。

用法用量：1日1剂，分早晚餐2次食用，可经常食用。

出处：福建省中医药学会药膳分会药膳品鉴方、福州市中医院健康教育处方。

4. 生地枣仁粥

食材与药材：生地黄30g，炒酸枣仁30g，粳米50g。

烹调方法：先将生地、酸枣仁加水适量，煎煮取滤液，加粳米共煮成粥。

应用范围：阴虚火旺证。

临床表现：阴虚火旺证，症见心烦不寐，入睡困难，心悸多梦，伴头晕耳鸣，腰膝酸软，潮热盗汗，五心烦热，咽干少津，男子遗精，女子月经不调，舌红少苔，脉细数。

用法用量：1日1剂，当早餐食用，可经常食用。。

出处：福州市中医院健康教育处方。

5.百合粥

食材与药材： 百合30g，粳米100g，冰糖适量。

烹调方法： 百合浸泡至软后，与粳米共煮成粥，加冰糖调匀。

应用范围： 阴虚火旺证。

临床表现： 阴虚火旺证，症见心烦不寐，入睡困难，心悸多梦，伴头晕耳鸣，腰膝酸软，潮热盗汗，五心烦热，咽干少津，男子遗精，女子月经不调，舌红少苔，脉细数。

用法用量： 1日1剂，分早晚餐2次食用，可经常食用。

出处： 福州市中医院健康教育处方。

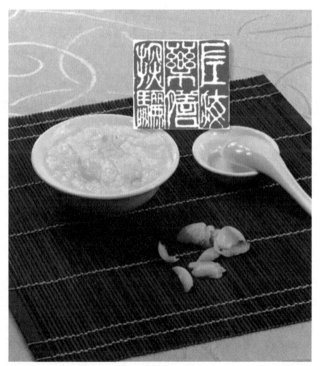

百合粥

6.滋补心脾膏

食材与药材： 龙眼肉100g，核桃仁200g，西洋参10g，红枣肉100g，蜂蜜适量。

烹调方法： 将龙眼肉、红枣肉切小丁；核桃仁、西洋参研成细粉，蜂蜜炼成老蜜，加入龙眼肉、红枣、核桃仁、西洋参，炼制成膏，铺成1.5cm厚的长方形，冷却后切块（每块约15g）。

应用范围：心脾两虚证。

临床表现：心脾两虚证，症见不易入睡，多梦易醒，心悸健忘，神疲食少，伴头晕目眩，四肢倦怠，腹胀便溏，面色少华，舌淡苔薄，脉细无力。

用法用量：1日2次，每次1块，连续食用14天。

出处：福州市中医院健康教育处方。

7. 二仁粥

食材与药材：柏子仁15g，炒酸枣仁20g，粳米100g，蜂蜜适量。

烹调方法：将炒酸枣仁加水适量，煎煮取滤液，与柏子仁、粳米一同煮粥，放凉后加入蜂蜜调匀。

应用范围：心脾两虚证。

临床表现：心脾两虚证，症见不易入睡，多梦易醒，心悸健忘，神疲食少，伴头晕目眩，四肢倦怠，腹胀便溏，面色少华，舌淡苔薄，脉细无力。

用法用量：1日1剂，分早晚2次食用，可经常食用。

出处：福州市中医院健康教育处方。

8. 四君子枣莲盘

食材与药材：党参15g，白术6g，茯苓10g，甘草3g，莲子100g，龙眼肉30g，大红枣10枚，枸杞10g，淀粉、白砂糖适量。

烹调方法：龙眼肉切丁；拿两个盘子，中间各摆1个红枣，然后依次整齐的把莲子摆放在红枣外围，放蒸笼中蒸熟；取党参、白术、茯苓、甘草煎煮取滤液，放入龙眼丁和适量白砂糖，加少量淀粉煮成勾芡液；取出蒸熟的莲子盘，把经开水焯过的枸杞撒在莲子面上，泼上勾芡液。

应用范围：心脾两虚证。

临床表现：心脾两虚证，症见不易入睡，多梦易醒，心悸健忘，神疲食少，伴头晕目眩，四肢倦怠，腹胀便溏，面色少华，舌淡苔薄，脉细无力。

用法用量：1日2次，1次1盘，可经常食用。

出处：福州市中医院健康教育处方。

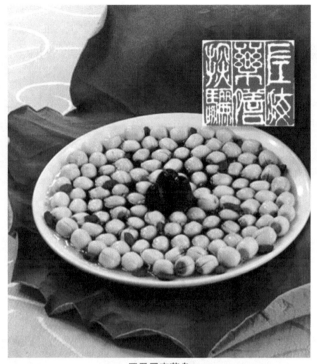

四君子枣莲盘

9.莲子桂花甜点

食材与药材：党参15g，枣仁10g，莲子30g，银耳5g，冰糖、桂花适量。

烹调方法：党参、酸枣仁煎煮取滤液，分别用于浸泡莲子、银耳，浸透后合并上屉蒸熟，放入桂花、冰糖搅匀。

应用范围：心脾两虚证。

临床表现：心脾两虚证，症见不易入睡，多梦易醒，心悸健忘，神疲食少，伴头晕目眩，四肢倦怠，腹胀便溏，面色少华，舌淡苔薄，脉细无力。

用法用量：1日1剂，可经常食用。

出处：福州市中医院健康教育处方。

10.养心健脾猪心汤

食材与药材：猪心1个，莲子芯5g，太子参30g，桂圆肉，盐等调料适量。

烹调方法：将太子参煎煮取滤液；在桂圆肉中逐个装满莲子芯；猪心洗净切口，把装满莲子芯的桂圆肉填入猪心腔内，移入炖罐中，加太子参煎煮液，武火炖开，文火炖熟，取出，弃去莲子芯，把猪心切片，排盘，调味。

应用范围：心脾两虚证。

临床表现：心脾两虚证，症见不易入睡，多梦易醒，心悸健忘，神疲食少，伴头晕目眩，四肢倦怠，腹胀便溏，面色少华，舌淡苔薄，脉细无力。

用法用量：1日1剂，佐餐食用，可经常食用。

出处：福州市中医院健康教育处方。

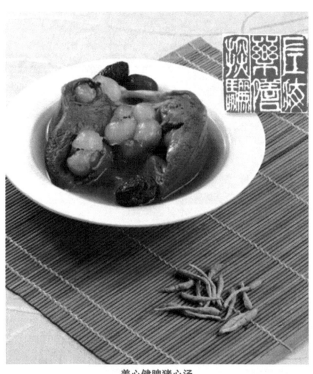

养心健脾猪心汤

四、老年性痴呆

1.补髓汤

食材与药材：黄精200g，甲鱼1只，猪脊髓200g，葱、蒜、姜、米酒等调料。

烹调方法：取黄精煎煮取滤液，分成两份；猪脊髓洗净在沸水中焯过，分两份；

甲鱼洗净除去内脏连甲带肉切块；在热油锅中将葱头、蒜泥、生姜片煸炒，放入甲鱼块加适量米酒加盖稍焖，加入一份黄精煎煮液，煮到鳖肉熟透，取出，将鳖肉刮到汤汁中，加入一份猪脊髓，煮熟，加调料（A份）；取带有残肉的鳖甲移到煲锅中，加入另一份黄精煎煮液，加姜片与米酒，文火煲到残余的鳖肉与鳖甲分离，弃去鳖甲，加入一份猪脊髓，煮熟，加调料（B份）。

　　应用范围：肝肾阴虚证。

　　临床表现：肝肾阴虚证，症见神情呆钝、动作迟缓、语不达意、沉默少语、头晕目眩、耳鸣耳聋、腰膝酸软、形体消瘦、肌肤不荣、面红少泽、颧红盗汗、舌质红、苔少或无苔、脉弦细或弦细数。

　　用法用量：1周1剂，第1天食用A份，第2天食用B份，可经常食用。出处：福州市中医院健康教育处方。

2.核桃炖羊肉

　　食材与药材：羊肉100g，枸杞子10g，核桃仁15g，麦冬15g，姜、米酒等调料。

　　烹调方法：将羊肉洗净切块，在沸水中焯过；麦冬煎煮取滤液与羊肉、核桃仁移入炖罐中，加生姜、米酒，用文火炖熟，加调料，撒上经开水焯过的枸杞。

　　应用范围：脾肾两虚证。

　　临床表现：脾肾两虚证，症见神情呆钝、少言、少动、倦怠乏力、形寒肢冷、面色苍白、腰膝酸软、腹胀便溏或五更泄泻、食欲不振或完谷不化、舌质淡、舌体胖大、苔白或滑、脉沉细弱。

　　用法用量：每周2剂，可经常食用。

　　出处：福州市中医院健康教育处方。

3.补脑开窍浆

　　食材与药材：远志6g，熟地黄15g，菟丝子12g，五味子6g，石菖蒲6g，川芎6g，地骨皮12g，生姜12g，核桃100g，芝麻20g，红豆100g，米酒、盐等调料适量。

　　烹调方法：将芝麻炒熟；远志、熟地黄、菟丝子、五味子、石菖蒲、川芎、地骨皮煎煮取滤液，冷却后用于浸泡核桃、红豆并煮熟，放凉后加入生姜片，在料理机中搅拌成浆，加芝麻和适量的米酒、盐等调料，搅拌均匀，分成4份，加盖在微波炉中中火加温3～5分钟。

应用范围：肾虚血瘀证。

临床表现：肾虚血瘀证，症见记忆力、计算力、定向力(即对周围环境、人物、地点、时间的认识能力)、判断力减退，神情呆钝、语不达意或静而少言、头晕耳鸣、倦怠思卧、腰膝酸痛、舌质淡红、苔薄或少苔、脉沉细弱。

用法用量：1日2次，分早晚2次食用，1次1份，食前加温，1周连食2天，可经常食用。

出处：福州市中医院健康教育处方。

4.百合二仁红枣蜜

食材与药材：百合100g，柏子仁20g，酸枣仁60g，红枣（去核）20枚，蜂蜜适量。

烹调方法：百合浸泡后与柏子仁、红枣共煮熟，冷却，红枣去皮，同放在搅拌机中搅拌成浆；将酸枣仁煎煮取滤液，加入百合浆和蜂蜜煮沸，搅拌均匀，分装成4份。

应用范围：肝肾亏虚证。

临床表现：肝肾亏虚证，症见神情呆钝、动作迟缓、语不达意、沉默少语、头晕目眩、耳鸣耳聋、腰膝酸软、形体消瘦、肌肤不荣、面红少泽、颧红盗汗、舌质红、苔少或无苔、脉弦细或弦细数。

用法用量：1日1次，1次1份，食前加温，1周连食4天，可经常食用。

出处：福州市中医院健康教育处方。

5.玄参炒猪肝

食材与药材：玄参15g，熟地15g，枸杞10g，猪肝150g，姜、葱、蒜、菠菜、盐、米酒、酱油、淀粉等适量。

烹调方法：将玄参、熟地加水适量，煎煮取滤液，取一小部分滤液用于溶解淀粉；猪肝洗净切片加盐、米酒、酱油等调料腌制，挂上薄淀粉，放在剩余的中药煎煮液中煮熟，捞出猪肝滑片沥干，汤中加少量油，将菠菜放入煮熟捞出加调料拌匀，摆放在盘中。在热油锅中将生姜片、葱头、蒜瓣煸炒，将熟时倒入猪肝滑片，稍加翻炒，加调料，用少量湿淀粉勾芡，起锅，摆放在菠菜上，撒上用开水捞过的枸杞。

应用范围：肝肾亏虚证。

临床表现：肝肾亏虚证，症见神情呆钝、动作迟缓、语不达意、沉默少语、头晕目眩、耳鸣耳聋、腰膝酸软、形体消瘦、肌肤不荣、面红少泽、颧红盗汗、舌质红、苔少或无苔、脉弦细或弦细数。

用法用量：1日1剂，佐餐食用，1周2次，可经常食用。

出处：福建省中医药学会药膳分会药膳品鉴方、福州市中医院健康教育处方。

6. 补肾益脾蜜饯

食材与药材：柿饼100g，桂圆肉30g，熟地30g，黄精30g，党参15g，黄芪15g，鲜山药60g，莲子20g，稻香陈10g，红糖、蜂蜜适量。

烹调方法：将柿饼、熟地、黄精、稻香陈都切成类似桂圆肉大小和形状；鲜山药去皮切片浸在凉水中；莲子浸泡；党参、黄芪煎煮取滤液，加入山药、莲子煮熟，冷却后在料理机中搅拌成浆，与柿饼、熟地、黄精、稻香陈、桂圆肉、红糖、蜂蜜搅拌均匀，移入密闭的炖罐中，第一次蒸30分钟，取出，搅拌均匀，第二次蒸15分钟，取出，搅拌均匀，第三次蒸5分钟，取出，搅拌均匀，放凉，冷藏。

应用范围：脾肾两虚证。

临床表现：脾肾两虚证，症见神情呆钝、少言、少动、倦怠乏力、形寒肢冷、面色苍白、腰膝酸软、腹胀便溏或五更泄泻、食欲不振或完谷不化、舌质淡、舌体胖大、苔白或滑、脉沉细弱。

用法用量：1日食2~3次，每次1匙（约15g），可长期食用。

出处：福建省中医药学会药膳分会民间药膳调研方、福州市中医院健康教育处方。

7. 黄精莲枣糕

食材与药材：山药200g，黄精500g，莲子200g，黑枣（去皮、去核）100g，蜂蜜、米酒适量。

烹调方法：山药、莲子研成粗粉；黄精、黑枣加适量米酒蒸熟透，捣成泥，蜂蜜煮开后加入山药莲子粉、黄精黑枣泥，文火煮成糊状，铺成1.5cm厚的长方形，冷却后切块（每块约15g）。

应用范围：脾肾两虚证。

临床表现：脾肾两虚证，症见神情呆钝、少言、少动、倦怠乏力、形寒肢冷、面色苍白、腰膝酸软、腹胀便溏或五更泄泻、食欲不振或完谷不化、舌质淡、舌体胖大、苔白或滑、脉沉细弱。

用法用量：每日食2次，每次2块，连续食用14天，可经常食用。

出处：福州市中医院健康教育处方。

8.川贝豆腐汤

食材与药材：川贝粉3g，嫩豆腐100g，芹菜、番茄、姜、蒜、葱、盐、麻油、酱油、肉松等调料适量。

烹调方法：芹菜切末，盐渍，挤去水分；番茄、生姜、大蒜洗净切碎，放料理机中搅拌成酱；取一汤盘，将嫩豆腐在开水中焯过，沥干，切厚片，摆放在盘中，在豆腐面上均匀撒上川贝粉，淋适量的酱油，铺上一层芹菜末，撒适量盐，泼上一层搅拌好的酱，再撒上少量肉松、葱花，浇上麻油。

应用范围：痰浊阻窍证。

临床表现：痰浊阻窍证，症见神情呆钝、喃喃自语或言语颠倒或静而少言、精神抑郁或强哭强笑、倦怠思卧、头身困重、脘闷腹胀、痞满不适、口多痰涎、面白少华、纳谷不馨或不思饮食、舌质淡、苔白厚腻、脉沉滑或弦滑或濡滑。

用法用量：1日1剂，佐餐食用，连续食用3天，也可经常食用。

出处：福州市中医院健康教育处方。

9.凉拌海蜇莴笋丝

食材与药材：川贝粉3g，海蜇皮150g，莴笋100g，胡萝卜丝10g，稻香陈5g，蒜、姜、麻油、酱油、米酒、盐等调料。

烹调方法：将稻香陈切丝；海蜇皮切条，在沸水中快速焯过，降温并沥干，与川贝粉、胡萝卜丝、酱油、姜末、稻香陈丝等拌匀；莴笋去皮切成细丝，盐渍15分钟挤干水分，加米酒、蒜末等调料拌匀；将二者共摆在一长盆中，各自一半，淋上麻油。

应用范围：痰浊阻窍证。

　　临床表现：痰浊阻窍证，症见神情呆钝、喃喃自语或言语颠倒或静而少言、精神抑郁或强哭强笑、倦怠思卧、头身困重、脘闷腹胀、痞满不适、口多痰涎、面白少华、纳谷不馨或不思饮食、舌质淡、苔白厚腻、脉沉滑或弦滑或濡滑。

　　用法用量：1日1剂，佐餐食用，连续食用3天，也可经常食用。

　　出处：福州市中医院健康教育处方。

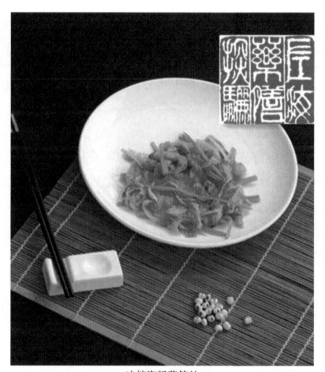

凉拌海蜇莴笋丝

10.山楂枸杞饮

　　食材与药材：山楂10g，枸杞子20g，丹参5g。

　　烹调方法：将枸杞子分成4份；丹参、山楂煮开后移到飘逸杯中，持续四次用开水冲泡，每次滤出时，在滤液中放一份枸杞。

　　应用范围：瘀血阻窍证。

　　临床表现：瘀血阻窍证，症见神情呆钝、思维异常、强哭强笑、沉默少言、善忘易惊、头痛胸闷、口干而不欲饮、肌肤甲错、唇黯少华、舌质紫暗或有瘀斑瘀点、苔薄白、脉弦细或细涩。

用法用量：1日1剂，代茶不拘时频饮，饮汁食枸杞，可经常食用。

出处：福州市中医院健康教育处方。

11. 山楂茄子

食材与药材：山楂50g，香菇10g，茄子100g，肉末20g，姜、蒜、盐、米酒等调料。

烹调方法：将山楂加适量水，煎煮取滤液，用于浸泡香菇并把香菇切丝；茄子在沸水中煮过，捞出撕成条状，挤干水分；放入香菇丝连同浸泡液、肉末共煮熟，加入茄子、姜末、蒜泥、盐、米酒搅拌均匀装盘。

应用范围：痰瘀阻窍证。

临床表现：痰瘀阻窍证，症见神情呆钝、思维异常、强哭强笑、沉默少言、善忘易惊、头痛胸闷、口干而不欲饮、肌肤甲错、唇黯少华、舌质紫暗或有瘀斑瘀点、苔薄白、脉弦细或细涩。

用法用量：1日1次，佐餐食用，可经常食用。

出处：福州市中医院健康教育处方。

12. 人参三七枣仁炖全鸡

食材与药材：人参片10g，三七粉10g，酸枣仁30g，红枣10个，鸡1只（净肉约500g），姜、蒜、米酒、盐适量。

烹调方法：酸枣仁煎煮取滤液；将全鸡去内脏、头足，洗净，用沸水焯过，沥干，在鸡的腹腔中先均匀地涂抹一层盐，放置5分钟后再均匀地涂抹一层三七粉；取一炖钵，把酸枣仁煎煮液倒入，加入生姜、蒜、米酒、盐，把鸡肉摆放在液上，背着液面腹朝上，把人参片、红枣、生姜片均匀的贴放在鸡肉上，密闭隔水炖到鸡肉熟汁吸尽，取出，切块排放在盘上。

应用范围：气虚血瘀证。

临床表现：气虚血瘀证，症见神情呆钝、思维异常、强哭强笑、沉默少言、善忘易惊、头痛胸闷、口干而不欲饮、肌肤甲错、唇黯少华、舌质紫暗或有瘀斑瘀点、苔薄白、脉弦细或细涩。

用法用量：1周1剂，分餐食用，可经常食用。

出处：福州市中医院健康教育处方。

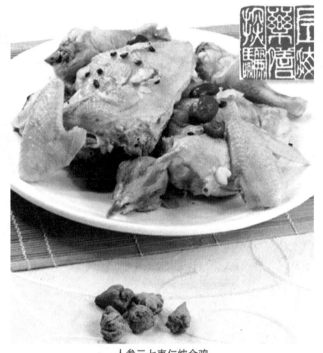

人参三七枣仁炖全鸡

13.钩藤菊花茶

食材与药材：钩藤9g，菊花3g，绿茶2g。

烹调方法：将钩藤、菊花用水浸泡，煮开，移到放有绿茶的飘逸杯中，持续用开水冲泡。

应用范围：肝阳上亢证。

临床表现：肝阳上亢证，症见智能减退、神情呆钝、言语颠倒或错乱、忧郁多疑、多言善语、声高气粗、坐卧不宁、头晕目眩、面红耳赤、心烦不寐、舌质红、苔薄黄、脉弦或弦滑。

用法用量：每日2剂，代茶饮，上下午各1剂，可连续饮用。

出处：福州市中医院健康教育处方。

14.萱草合欢莲子羹

食材与药材: 夏枯草30g,合欢花10g,莲子10g,红枣10枚,蜂蜜适量。

烹调方法: 夏枯草、合欢花煎煮取滤液,冷却后用于浸泡莲子、红枣,煮熟,放凉,加蜂蜜调匀。

应用范围: 心肝火旺证。

临床表现: 心肝火旺证,症见善忘、言语错乱、强哭强笑、心烦不安、心悸胸闷、面红目赤、口咽干燥、少寐多梦、小便短赤、舌红尖赤、苔黄、脉弦数。

用法用量: 1日1剂,14日为1个疗程。

出处: 福州市中医院健康教育处方。

五、郁 证

1.解郁清心粥

食材与药材: 柴胡10g,党参10g,黄芩3g,茯苓10g,龙骨10g,牡蛎壳10g,生姜3片,红枣10粒,粳米50g。

烹调方法: 生姜切末,红枣去核切丁;柴胡、党参、黄芩、茯苓、龙骨、牡蛎壳加水适量,煎煮取滤液,与粳米同煮粥,将熟时加入生姜末,红枣丁,文火煮熟。

应用范围: 肝气郁热,上扰心神证。

临床表现: 肝气郁热,上扰心神证,症见性情急躁易怒,胸胁胀满,口苦而干,或头痛,目赤,耳鸣,或嘈杂吞酸,大便秘结;舌质红,苔黄,脉弦数。

用法用量: 1日1剂,晚餐食用,可经常食用。

出处: 福州市中医院健康教育处方。

2.豁痰宁心茶

食材与药材: 九节菖蒲90g,茯神100g,酸枣仁90g,蜂蜜适量。

烹调方法: 取九节菖蒲、茯神、酸枣仁分别研粗末,按等量递升法混合均匀,每次取30g,煎煮取滤液,用蜂蜜调匀。

应用范围：痰热内扰证。

临床表现：痰热内扰证，症见精神抑郁，胸部闷塞，胁肋胀满，咽中如有物梗塞，吞之不下，咯之不出；苔白腻，脉弦滑。

用法用量：代茶频饮，可经常饮用。

出处：福州市中医院健康教育处方。

3.百合炒双心

食材与药材：百合9g，郁金9g，莲子心6g，猪心1个，葱、姜、蒜、米酒、盐适量。

烹调方法：郁金、莲子心煎煮取滤液，放入百合，煮到汁干百合熟；猪心切片在沸水中焯过；在热油锅中将葱、蒜、生姜片煸炒，放入猪心片，加适量米酒加盖稍焖，加入百合，继续炒熟，加调料，装盘。

应用范围：热扰心神证。

临床表现：热扰心神证，症见性情急躁易怒，胸胁胀满，口苦而干，或头痛，目赤，耳鸣，或嘈杂吞酸，大便秘结；舌质红，苔黄，脉弦数。

用法用量：1日1剂，1周1~2次，佐餐食用，可经常食用。

出处：福州市中医院健康教育处方。

4.百合莲子红枣蜜

食材与药材：百合9g，莲子50g，红枣10枚，蜂蜜适量。

烹调方法：百合莲子用水浸泡与红枣同煮熟，放入蜂蜜调匀。

应用范围：心血不足，心神失养证。

临床表现：心血不足，心神失养证，症见多思善疑，头晕神疲，心悸胆怯，失眠健忘，纳差，面色不华；舌质淡，苔薄白，脉细。

用法用量：1日1剂，可经常食用。

出处：福州市中医院健康教育处方。

5.解郁老鸭煲

食材与药材：香附3g，枳壳9g，陈皮6g，苏梗9g，合欢皮9g，川芎9g，白芍9g，甘草3g，番鸭肉200g，姜、蒜、米酒、盐等调料。

烹调方法：鸭肉洗净切块在沸水中焯过；香附、枳壳、陈皮、苏梗、合欢皮、川芎、白芍、甘草煎煮取滤液，与鸭肉、姜片、蒜瓣、米酒同移到炖钵中炖熟，调味。

应用范围：肝气郁结证。

临床表现：肝气郁结证，症见精神抑郁，情绪不宁，胸部满闷，胁肋胀痛，痛无定处，脘闷嗳气，不思饮食，大便不调；舌质淡红，苔薄腻，脉弦。

用法用量：1周1剂，可经常食用。

出处：福州市中医院健康教育处方。

6.地黄猪腰

食材与药材：生地12g，熟地12g，山药12g，酸枣仁9g，远志9g，枸杞2g，猪腰1只，姜、蒜、米酒、盐等调料。

烹调方法：猪腰洗净剖开沥干；将生地、熟地、山药、酸枣仁、远志加适量水，煎煮取滤液；在药渣中捡出山药与猪腰、姜、蒜、米酒同移到炖钵中，加中药滤液炖熟，调味，撒上经开水捞过的枸杞。

应用范围：心肾阴虚证。

临床表现：心肾阴虚证，症见情绪不宁，心悸，健忘，失眠，多梦，五心烦热，盗汗，口咽干燥；舌红少津，脉细数。

用法用量：1周1剂，可经常食用。

出处：福州市中医院健康教育处方。

7.养肝调血鸡

食材与药材：当归9g，白芍9g，熟地12g，山药12g，黄芪15g。老母鸡一只，姜、蒜、米酒、盐等调料。

烹调方法：当归、白芍、熟地、山药、黄芪加水适量，煎煮取滤液，在药渣中捡出山药；母鸡宰杀洗净切块，与中药煎煮液、山药、葱头、生姜片同移炖钵中，文火炖熟，加调料。

应用范围：气血两虚证。

临床表现：气血两虚证，症见多思善疑，头晕神疲，心悸胆怯，失眠健忘，纳差，面色不华；舌质淡，苔薄白，脉细。

用法用量：1周1剂，可经常食用。

出处：福州市中医院健康教育处方。

8.柏子麦枣茶

食材与药材：柏子仁30g，浮小麦50g，酸枣仁20g，炙甘草15g，大枣15枚，绿茶15g。

烹调方法：柏子仁、浮小麦、酸枣仁共研粗末，分成5包，食时加大枣3枚、炙甘草3g，煮沸后移入装有绿茶的飘逸杯中，用开水持续冲泡。

应用范围：心脾两虚证。

临床表现：心脾两虚证，症见多思善疑，头晕神疲，心悸胆怯，失眠健忘，纳差，面色不华；舌质淡，苔薄白，脉细。

用法用量：1日2剂，上下午各1剂，代茶不拘时饮用。喝茶并嚼大枣。

出处：福州市中医院健康教育处方。

第六节 糖尿病专病药膳

一、养阴清热药膳方

应用范围: 阴虚热盛证。

临床表现: 阴虚热盛证,症见烦渴多饮、口干舌燥,易饥多食、大便干燥、尿频量多、消瘦乏力,舌红少津、苔黄脉滑数或脉弦细数。

1.花粉生地粥

食材与药材: 天花粉30g,生地黄50g,糙米20g,粳米30g。

烹调方法: 将天花粉、生地黄加适量水,煎煮取滤液,与浸泡过的糙米同煮粥,煮到半熟时再加粳米同煮成粥。

用法用量: 作早餐服用,以上为1次用量,可与本章养阴清热药膳粥交替长期食用。

出处: 福州市中医院临床诊疗常规。

2.麦门冬枸杞粥

食材与药材: 麦冬30g,枸杞子5g,小米50g。

烹调方法: 麦冬煎煮取滤液,与小米同煮成粥,装碗,撒入经开水捞过的枸杞子。

用法用量: 作早餐服用,以上为1次用量,可与本章养阴清热药膳粥交替长期食用。

出处: 福州市中医院临床诊疗常规。

3.枸杞百合粥

食材与药材: 枸杞子5g,生百合30g,红枣5枚,红米30g。

烹调方法: 取红米加水煮粥、七分熟时加入百合,大枣同煮成粥,装碗,撒入经开水捞过的枸杞子。

用法用量: 作早餐服用,以上为1次用量,可与本章养阴清热药膳粥交替长期食用。

出处：福州市中医院临床诊疗常规。

4.麦冬粥

食材与药材： 地骨皮30g，桑白皮15g，麦冬15g，黑米50g。

烹调方法： 先将地骨皮、桑白皮、麦冬煎煮取滤液，与黑米同煮成粥。

用法用量： 作早餐服用，以上为1次用量，可与本章养阴清热药膳粥交替长期食用。

出处： 福州市中医院临床诊疗常规。

5.苦瓜瘦肉汤

食材与药材： 枸杞子5g，鲜苦瓜100g，肉末20g，姜、蒜、盐、油等调料。

烹调方法： 苦瓜、生姜、蒜瓣切碎在料理机中搅拌成浆状，与肉末同移锅中煮汤，加调料，装碗撒入经开水捞过的枸杞子。

用法用量： 1周1次，佐餐食用，可与本章养阴清热药膳交替长期食用。

出处： 福州市中医院临床诊疗常规。

6.蒸鲫鱼

食材与药材： 麦冬（去心）10g，绿茶10g，白鲫鱼1只，姜、蒜、米酒、盐、酱油等调料。

烹调方法： 将麦冬剁成末与绿茶混合均匀；鲫鱼全只剖洗干净沥干；将姜末、蒜泥、盐等调料混合均匀，在鱼腹内涂抹一遍，再把麦冬与绿茶均匀的装进鱼腹内，将鱼摆放在盘中，放入姜末、蒜泥、米酒、盐、酱油等调料，上蒸锅蒸熟透，取出，弃去麦冬和绿茶渣。

用法用量： 1周1次，佐餐食用，可与本章养阴清热药膳交替长期食用。

出处： 福州市中医院临床诊疗常规。

7.玉竹排骨汤

食材与药材： 玉竹15g，枸杞子5g，排骨50g，姜、蒜、米酒、盐、等调料。

烹调方法： 排骨切块在沸水中焯过；玉竹煎煮取滤液，与排骨、姜、蒜、米酒共煮到排骨熟，加调料，装碗，撒入经开水捞过的枸杞子。

用法用量： 1周1次，佐餐食用，可与本章养阴清热药膳交替长期食用。

出处： 福州市中医院临床诊疗常规。

8.地麦萝卜炖排骨

食材与药材： 生地15g，麦冬15g，白萝卜100g，排骨50g。

烹调方法： 白萝卜洗净后去皮切块；排骨洗净切块，在沸水中焯过；将生地、麦冬煎煮取滤液，加入排骨煮至七分熟，加入白萝卜共煮熟，加入调量。

用法用量： 1周1次，佐餐食用，可与本章养阴清热药膳交替长期食用。

出处： 福州市中医院临床诊疗常规。

9.玉参焖鸭

食材与药材： 玉竹30g，北沙参30g，鸭肉50g，姜、米酒、蒜、葱、酱油等调料。

烹调方法： 鸭肉洗净切块，在沸水中焯过；将玉竹、北沙参加适量水，煎煮取滤液，放入锅内，加入鸭肉、生姜片、米酒用武火烧开，用文火焖煮到鸭肉熟烂，加入蒜泥、葱段、酱油等调味料。

用法用量： 1周1次，佐餐食用，可与本章养阴清热药膳交替长期食用。

出处： 福州市中医院临床诊疗常规。

10.鳝蛋羹

食材与药材： 生地10g，黄鳝鱼100g，鸡蛋1个，盐、葱、姜、米酒等调料。

烹调方法： 先将鳝鱼洗杀切细；生地煎煮取滤液，再加入鳝鱼、生姜片、米酒共煮，将熟时，鸡蛋打成花加入并搅拌，调味。

用法用量：1周1次，佐餐食用，可与本章养阴清热药膳交替长期食用。

出处：福州市中医院临床诊疗常规。

11.金线莲煲母鸭

食材与药材：金线莲5g，水鸭母肉300g，米酒、姜、盐等适量。

烹调方法：水鸭母切块在沸水中焯过，与浸泡过的金线莲同移到炖罐中，加生姜片、米酒，文火炖熟，加调料。

用法用量：1周1次，长期服用。

出处：福州市中医院临床诊疗常规。

12.枸菊荞麦茶

食材与药材：枸杞子150g，菊花50g，荞麦500g。

烹调方法：将枸杞子、菊花加水适量浸泡后，放料理机中搅拌成浆，放入荞麦搅拌均匀，放热锅中翻炒到荞麦熟并干，起锅，摊凉，装瓶。

用法用量：1日2次，上、下午各10g，用开水持续冲泡，当茶饮，可长期饮用。

出处：福州市中医院健康教育处方

二、益气养阴药膳方

应用范围：气阴两虚证。

临床表现：气阴两虚证，症见多饮、多尿、多食，口咽干燥，神疲乏力，气短，腰膝酸软，大便干结，或兼心悸自汗，或眩晕耳鸣，或肢体麻痛，或视物模糊，舌体胖或有齿印，舌苔白，脉沉细。

1.黄芪生地粥

食材与药材：黄芪30g，生地10g，小米50g。

烹调方法：黄芪、生地加水适量，煎煮取滤液，与小米同入锅煮粥。

用法用量：作早餐食用，以上为1次量，可与本章益气养阴药膳粥交替经常食用。

出处：福州市中医院临床诊疗常规。

2.山药枸杞粥

食材与药材：鲜山药15g，枸杞5g，黑米50g。

烹调方法：鲜山药去皮，切丁；黑米加适量水煮粥，将熟时加入山药煮熟，装碗，撒入经开水捞过的枸杞。

用法用量：作早餐食用，以上为1次量，可与本章益气养阴药膳粥交替经常食用。

出处：福州市中医院临床诊疗常规。

3.黄芪麦冬粥

食材与药材：黄芪30g，麦冬30g，红米50g。

烹调方法：将黄芪、麦冬加适量水，煎煮取滤液，与红米共煮成粥。

用法用量：作早餐食用，以上为1次量，可与本章益气养阴药膳粥交替经常食用。

出处：福州市中医院临床诊疗常规。

4.党参南瓜粥

食材与药材：党参30g，南瓜30g，糙米30g。

烹调方法：南瓜切细丁；将党参加水适量，煎煮取滤液，与糙米共煮，待八成熟时加入南瓜丁，继续煮成粥。

用法用量：作早餐食用，以上为1次量，可与本章益气养阴药膳粥交替经常食用。

出处：福州市中医院临床诊疗常规。

5.参芪猪胰

食材与药材：八百光3g，黄芪30g，猪胰100g，香菇、盐等调料。

烹调方法：将猪胰洗净切片；黄芪煎煮取滤液，与八百光、猪胰片、香菇移入炖锅内，文火炖熟，调味。

应用范围：气阴两虚证。

用法用量：1周1次，佐餐食用，可与本章益气养阴药膳交替长期食用。

出处：福州市中医院临床诊疗常规。

6.山药枸杞煲鸡肉

食材与药材：山药12g，枸杞5g，胡萝卜50g，鸡肉50g，盐等调料。

烹调方法：鸡肉洗净切块，在沸水中焯过；山药浸泡至透，与鸡肉块一起放入锅中，加适量水，用文火煲熟，加调料，装碗，撒入经开水捞过的枸杞子。

用法用量：1周1次，佐餐食用，可与本章益气养阴药膳交替长期食用。

出处：福州市中医院临床诊疗常规。

7.兔肉煲山药

食材与药材：党参15g，鲜山药50g，兔肉50g，葱、姜、蒜、米酒、酱油、盐等调料。

烹调方法：将党参加适量水，煎煮取滤液；兔肉洗净，切块在沸水中焯过；山药去皮洗净切块。热油锅中把葱段、姜片、蒜瓣煸炒，加入兔肉不断翻炒，加适量米酒，加盖焖煮片刻，加入党参煎煮液，用文火煲煮，煲到兔肉将熟时，加山药块，再加适量米酒，焖煮到汁被吸尽、兔肉和山药都熟，用酱油等调料调味。

用法用量：1周1次，佐餐食用，可与本章益气养阴药膳交替长期食用。

出处：福州市中医院临床诊疗常规。

8.增液玉竹鸽

食材与药材：北沙参15g，生地15g，麦冬15g，玉竹15g，八百光3g，鸽肉50g，姜、盐等调料。

烹调方法：将鸽斩成四大块，在沸水中焯过；将沙参、玉竹、麦冬、生地加水适量，煎煮取滤液，与鸽肉、姜片一同移到煲锅内，文火煲煮至肉熟汤浓，调味。

用法用量：1周1次，佐餐食用，可与本章益气养阴药膳交替长期食用。

出处：福州市中医院临床诊疗常规。

9.杞子黄芪蒸鳝鱼

食材与药材：枸杞子5g，黄芪20g，黄鳝100g，姜、蒜、米酒、盐等调料。

烹调方法：将黄芪加水适量，煎煮取滤液；黄鳝杀洗净后剁成小块，在沸水中焯过；在热油锅中把生姜片、蒜瓣煸炒，放入黄鳝、米酒加盖稍焖，加入黄芪煎煮液，用文火煨煮熟，调味，装碗，加入用开水捞过的枸杞。

用法用量：1周1次，佐餐食用，可与本章益气养阴药膳交替长期食用。

出处：福州市中医院临床诊疗常规。

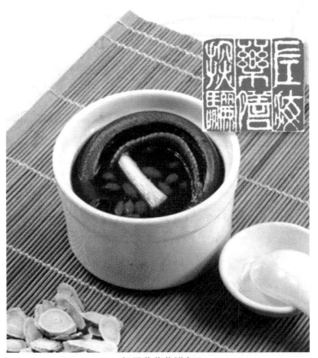

杞子黄芪蒸鳝鱼

10.黄精泥鳅汤

食材与药材： 黄精15g，泥鳅100g，姜、盐、米酒等调料。

烹调方法： 泥鳅放入带盖的容器中，加米酒加盖闷死，去头及内脏，冲洗干净，在沸水中焯过沥干；黄精加水适量，煎煮取滤液，与泥鳅共移炖罐中，加生姜片，用文火炖熟，加入调料。

用法用量： 1周1次，佐餐食用，可与本章益气养阴药膳交替长期食用。

出处： 福州市中医院临床诊疗常规。

11.铁皮石斛鳝鱼汤

食材与药材： 铁皮石斛（鲜品）10g，黄芪30g，红枣10枚，黄鳝200g，米酒烹调方法：黄鳝杀洗净去脊骨切细；黄芪加适量水，煎煮取滤液；铁皮石斛洗净加适量盐放料理机中搅拌成浆；在热油锅中把蒜瓣、葱头、生姜煸炒，放入黄鳝、米酒，加盖稍焖，加黄芪煎煮液、铁皮石斛浆、红枣，文火煮熟，加调料。

用法用量： 1周1次，佐餐食用，可与本章益气养阴药膳交替长期食用。

出处： 福州市中医院健康教育处方。

12.石斛煲鲍鱼

食材与药材： 铁皮石斛（鲜品）10g，鲍鱼4个，党参10g，枸杞5g，肉汤适量，葱、姜、盐等调料。

烹调方法： 将铁皮石斛洗净加适量盐放料理机中搅拌成浆，移入煲锅中与鲍鱼、党参同煮，文火煲到鲍鱼熟，弃去党参，调味，装罐，撒上用开水捞过的枸杞。

用法用量： 每日1次（以上为2次的食用量），可经常饮服。

出处： 福州市中医院健康教育处方。

三、滋阴温阳药膳方

应用范围：阴阳两虚证。

临床表现：阴阳两虚证，症见腰膝酸软，气短乏力，口干饮水不多，畏寒肢冷，颜面或下肢水肿，食欲减退，大便溏泻或泄泻便秘交替出现，小便混浊如膏，面色苍黄晦暗，耳轮干枯，齿摇发脱，阳痿，舌淡暗，苔白而干，脉沉细无力。

1.双子粥

食材与药材：菟丝子10g，枸杞子5g，黑米50g，韭菜30g。

烹调方法：韭菜洗净切细；菟丝子加水适量，煎煮取滤液，与黑米同煮粥，将熟时加入韭菜搅匀，调味，撒入经开水捞过的枸杞。

用法用量：作早餐服用，以上为1次用量，可与本章滋阴温阳药膳粥交替长期食用。

出处：福州市中医院临床诊疗常规。

2.杜仲地黄粥

食材与药材：杜仲15g，熟地黄15g，粗粮米50g。

烹调方法：先将杜仲、熟地黄加水适量，煎煮取滤液，与粗粮米同煮成粥，调味。

用法用量：作早餐服用，以上为1次用量，可与本章滋阴温阳药膳粥交替长期食用。

出处：福州市中医院临床诊疗常规。

3.耳聪目明粥

食材与药材：山药15g，菟丝子9g，沙苑子9g，枸杞子5g，粗粮米50g。

烹调方法：山药、菟丝子、沙苑子加水适量，煎煮取滤液，与粗粮米同煮成粥，调味，撒入经开水捞过的枸杞。

用法用量：作早餐服用，以上为1次用量，可与本章滋阴温阳药膳粥交替长期食用。

出处：福州市中医院临床诊疗常规。

4.黄精核桃粥

食材与药材：黄精10g，核桃仁10g，粗粮米50g。

烹调方法：黄精加水适量，煎煮取滤液，加入核桃仁、粗粮米共煮成粥，调味。

用法用量：作早餐服用，以上为1次用量，可与本章滋阴温阳药膳粥交替长期食用。

出处：福州市中医院临床诊疗常规。

5.杜仲枸杞炖鸭

食材与药材：杜仲15g，枸杞子5g，鸭肉50g，姜、葱、盐等调料。

烹调方法：鸭肉洗净切块，在沸水中焯过；杜仲加水适量，煎煮取滤液，与鸭肉、生姜片，用文火炖煮，调味，撒上葱花。

用法用量：1周1次，佐餐食用，可与本章滋阴温阳药膳交替长期食用。

出处：福州市中医院临床诊疗常规。

6.山药黄精煲尾骨

食材与药材：鲜山药60g，黄精15g，猪尾骨50g，米酒、姜、盐等调料。

烹调方法：将猪尾骨洗净切块，在沸水中焯过；山药去皮切片浸泡在凉水中；黄精加水适量，煎煮取滤液，与猪尾骨、米酒、生姜片，文火煲到将熟时，放入山药，继续煮熟，调味。

用法用量：1周1次，佐餐食用，可与本章滋阴温阳药膳交替长期食用。

出处：福州市中医院临床诊疗常规。

7.山药熟地瘦肉汤

食材与药材：鲜山药30g，熟地黄24g，肉桂粉1g，猪瘦肉50g，米酒、姜等调料。

烹调方法：山药去皮拍碎浸泡在凉水中；熟地加水适量，煎煮取滤液，取一小部分用于溶解淀粉；猪瘦肉切薄片，与肉桂粉、盐、米酒、生姜末等腌制3分钟，挂上薄淀粉；将熟地煎煮液放锅中煮开，放入猪瘦肉片，再加入山药共炖熟，调味。

　　用法用量：1周1次，佐餐食用，可与本章滋阴温阳药膳交替长期食用。

　　出处：福州市中医院临床诊疗常规。

8.山茱萸杜仲猪胰汤

　　食材与药材：山茱萸10g，杜仲15g，猪胰100g。

　　烹调方法：猪胰洗净切片；山茱萸、杜仲加水适量，煎煮取滤液，加入猪胰，武火煮沸，文火煮熟，调味。

　　用法用量：1周1次，佐餐食用，可与本章滋阴温阳药膳交替长期食用。

　　出处：福州市中医院临床诊疗常规。

9.猪脊羹

　　食材与药材：鲜山药150g，莲子10g，菟丝子10g，猪脊骨50g，米酒、姜等调料。

　　烹调方法：将猪脊洗净，在沸水中焯过；莲子浸泡；菟丝子加水适量，煎煮取滤液，与猪脊、莲子、米酒、姜片，同移入煲锅，煲熟，调味。

　　用法用量：1周1次，佐餐食用，可与本章滋阴温阳药膳交替长期食用。

　　出处：福州市中医院临床诊疗常规。

10.玉米须肉苁蓉炖兔肉

　　食材与药材：玉米须30g，肉苁蓉15g，兔肉50g。

　　烹调方法：将兔肉洗净切块，在沸水中焯过；玉米须加水适量，煎煮取滤液，放入肉苁蓉、兔肉，文火煲到肉熟汤浓，调味。

　　用法用量：1周1次，佐餐食用，可与本章滋阴温阳药膳交替长期食用。

　　出处：福州市中医院临床诊疗常规。

四、健脾化湿药膳方

应用范围：脾虚湿盛证。

临床表现：脾虚湿盛证，症见精神疲倦、少气懒言、疲乏无力，食后困倦、食欲不振，食后或午后腹胀，大便稀；舌体胖或有齿印，脉虚弱。

1.参芪绿豆小米粥

食材与药材：黄芪15g，党参15g，绿豆30g，茯苓15g，淮山药15g，粳米50g。

烹调方法：黄芪、党参、茯苓、淮山煎煮取滤液，冷却后用于浸泡绿豆，加入粳米煮成粥。

用法用量：早餐食用，以上为1次量，可与本章健脾化湿药膳粥交替长期食用。

出处：福州市中医院健康教育处方。

2.砂仁粳米粥

食材与药材：砂仁细粉1g，粳米50g，姜3g。

烹调方法：生姜剁末；取粳米入锅中煮粥，将熟时放入砂仁细粉和生姜末，继续煮熟。

用法用量：早餐食用，以上为1次量，可与本章健脾化湿药膳粥交替长期食用。

出处：福州市中医院临床诊疗常规。

3.莲子炖猪肚

食材与药材：砂仁细粉10g，莲子（去芯）30g，猪肚200g，姜、葱、油、米酒、盐各适量。

烹调方法：猪肚洗净，在沸水中焯过，切成条状，与砂仁细粉、盐搅匀；在热油锅中将姜、葱、花椒煸炒，加入高汤500ml烧开，与莲子、肚条、米酒移入炖罐，炖熟，调味。

用法用量：1周1次，佐餐食用，可与本章健脾化湿药膳交替长期食用。

出处：福州市中医院临床诊疗常规。

4.陈皮薏米鸽子汤

食材与药材：陈皮6g，薏米30g，鲜山药60g，生姜10g，鸽子肉250g。

烹调方法：鸽肉洗净用沸水焯过；薏米用水浸泡；鲜山药、薏米、鸽肉、生姜、陈皮一起放入煲锅中，武火煮沸，文火煲熟，调味。

用法用量：1周1~2次，佐餐食用，可与本章健脾化湿药膳交替长期食用。

出处：福州市中医院临床诊疗常规。

5.参苓白术猪肚汤

食材与药材：党参6g，白术6g，茯苓15g，白扁豆15g，猪瘦肉50g，猪肚100g，姜、盐、米酒适量。

烹调方法：猪肉洗净切块，在沸水中焯过；猪肚洗净切块，在沸水中焯过；把党参、白术、茯苓、白扁豆加水适量，煎煮取滤液，与猪肉，猪肚同移入炖钵中，加入生姜、米酒，文火炖熟，调味。

用法用量：1周1次，佐餐食用，可与本章健脾化湿药膳交替长期食用。

出处：福州市中医院临床诊疗常规。

6.山楂茯苓糕

食材与药材：山楂50g，茯苓15g，淮山药15g，薏米30g，面粉50g，盐。

烹调方法：山楂加水，煎煮取滤液；茯苓、薏米、淮山药研磨成粉，与面粉搅拌均匀，加适量发酵粉、盐，用山楂煎煮液调匀，做成饼状（每块约重70g），放到蒸锅中蒸熟。

用法用量：1日1~2次，每次1块，可与本章配健脾化湿药膳粥作为早餐，长期食用。

出处：福州市中医院临床诊疗常规。

7.番茄荸荠饮

食材与药材：荸荠100g，番茄100g。

烹调方法：将荸荠去皮，切碎，番茄洗净，切碎，合并放在料理机中搅拌榨汁，连渣带汁稀释到400ml。

用法用量：1日2次，每次200ml，可搭配山楂茯苓糕，经常食用。

出处：福州市中医院临床诊疗常规。

8.淮山芡实扁豆排骨汤

食材与药材：淮山15g，芡实15g，黄芪12g，白术10g，猪排骨200g。

烹调方法：排骨洗净切块在沸水中焯过；黄芪、白术、淮山加水适量，煎煮取滤液，与芡实、排骨同移到煲锅内，武火烧开，文火煲熟，调味。

用法用量：1周1~2次，佐餐食用，可与本章健脾化湿药膳交替长期食用。

出处：福州市中医院临床诊疗常规。

9.薏米冬瓜汤

食材与药材：薏米50g，冬瓜150g。

烹调方法：冬瓜切块；薏米用水浸泡后煮熟，加入冬瓜煮到熟，调味。

用法用量：1周1~2次，佐餐食用，可与本章健脾化湿药膳交替长期食用。

出处：福州市中医院临床诊疗常规。

五、适合以上各型的药膳方

糖尿病药膳馒头

食材与药材：淮山药9g，芡实9g，玉竹9g，知母6g，天花粉9g，槐花6g，黄精9g，玉米须6g，麦冬6g，天冬9g，面粉250g，酵母适量。

烹调方法：将淮山、芡实、天花粉研磨筛取细粉约20g；粗粉与余药加水适量，煎煮取滤液约80ml。将细粉按等量递升法加入面粉中，加中药药液、酵母等制成馒头（每个馒头重75g）。

应用范围：糖尿病各证。

用法用量：1日早餐1次，每次2个，配合进食五谷杂粮或牛奶豆浆等，可长期食用。

出处：福州市科委立项科研项目产品。

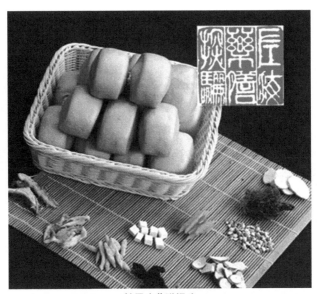

糖尿病药膳馒头

第二章　外科药膳

第一节　概　述

药膳食疗，有的是以药配膳，有的是以食当药，有的虽然是同样的药品和食品，但由于烹制手段和制作方式不同，作用就会有所区别。中药最让患者不能接受的是"苦口"，而药膳虽有药物，但却能让人食之味美之中，效在美餐之后，益在享乐之中，功见饱腹之后。

我院在临床药膳方面，主要是针对有接触到的病种，在制订诊疗常规时选择一些制作方法简便易行，临床疗效确切可靠的药膳食疗方法或药膳食疗处方，应用于外科常见病的预防、辅助治疗、康复转归中，特别是在对外科患者及其家属的健康教育宣传工作中，药膳内容很受欢迎，从而较大的丰富了外科常见病防与治手段。

本章收集了我院普通外科、泌尿外科、骨伤科、肛肠科、皮肤科临床中常用的药膳方。我们在编写本章内容中也遇到一些困难，一是由于药膳食疗在外科较多的是用于慢性疾病或急性疾病的康复阶段，因此很多药膳食疗的方法和处方都已经收归到内科处方中去，如慢性胆囊炎、胆石症等等；二是在外科系列科室中，有的不同病种在疾病的某一阶段，药膳应用比较相似，如普外患者与骨科患者的术后，促进伤口愈合的药膳食材经常都用一样的，又如肛肠科药膳治疗痔疮缓解疼痛的药膳，也经常应用于外科其他疾病引起的疼痛；三是外科医生中中医执业师的比例少，辨证施膳相对比较难，所以很多药膳食疗的知识，采用健康教育宣传方式。鉴于以上原因，本章所收载的药膳方在每款药膳中都会介绍适宜的应用范围。

在我院肛肠科有许多便秘患者，与内科消化系统的功能性便秘辨证施膳虽有相同之处，但也有其独特之处，因此，把便秘药膳专列章节予以介绍。

第二节 外科药膳

一、阑尾炎

1.当归仁仁粥

食材与药材：当归10g，桃仁10g(去皮尖)，薏苡仁20g，粳米50g。

烹调方法：将薏苡仁浸泡；当归加水适量，煎煮取滤液，放锅中文火把薏苡仁煲煮到熟烂，加入粳米和桃仁共煮粥，加盐调味。

应用范围：瘀滞证。

临床表现：瘀滞证，症见右下腹部隐隐作痛，或胀痛，或刺痛，初起腹痛在胃脘处或绕脐作痛而走窜不定，痛处拒按或有包块，伴脘腹胀闷，恶心反胃，嗳气纳呆，热象不显，舌淡红，大便秘结或正常，尿清或淡黄，苔薄白，脉弦滑。

用法用量：1日1~2次，连食3~5天。

出处：福州市中医院健康教育处方。

2.菊藕粥

食材与药材：野菊花20g，藕节20g，绿豆20g，粳米30g。

烹调方法：野菊花、藕节煎煮取滤液，与绿豆同煮开，加粳米煮成粥。

应用范围：瘀热证。

临床表现：瘀热证，症见右下腹痛而拒按，发热，腹胀痞闷，口干喜冷饮，大便干结，尿黄赤，脉弦数，舌质红，苔黄燥。

用法用量：1日1~2次，连食3~5天。

出处：福州市中医院健康教育处方。

3.鲜车前草冬瓜汤

食材与药材：冬瓜150g，鲜车前草60g，盐、蒜、植物油适量。

烹调方法：冬瓜切块；把车前草老嫩分开，洗净，老车前草用清水500mL煮开2分钟后，捞起弃去，在汤中加几滴茶油，放入冬瓜块，煮将熟时加入嫩车前草，稍煮，加盐等调料，装碗。

应用范围：湿热证。

临床表现：湿热证，症见右下腹痛拒按，发热，腹胀痞闷，恶心呕吐，口干不欲饮，大便干结或溏而不爽，尿黄浊，脉滑数，舌质红，苔黄腻。

用法用量：1日1～2次，连食3～5天。

出处：福州市中医院健康教育处方。

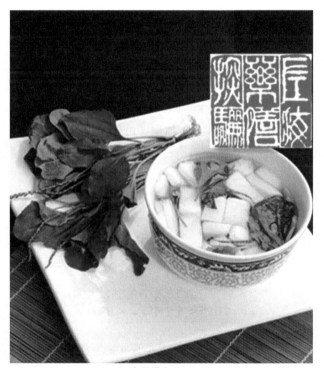

车前草冬瓜汤

4.凉拌败酱蜜调薏苡

食材与药材：鲜败酱草30g，薏苡仁30g，茶油、盐、蜜等调料。

烹调方法：薏苡仁浸泡；在沸水中加几滴茶油，取洗净的鲜败酱草放入沸水中捞熟，捞起败酱草加调料凉拌装碟；把浸泡过的薏苡仁倒入捞败酱草的沸水中，文火煲到薏米烂熟，加蜂蜜调匀，装碗。

应用范围：湿热证。

临床表现：湿热证，右下腹痛拒按，发热，腹胀痞闷，恶心呕吐，口干不欲饮，大便干结或溏而不爽，尿黄浊，脉滑数，舌质红，苔黄腻。

用法用量：1日1～2次，蜜调薏米搭配凉拌败酱草食用，连食3～5天。

出处：福州市中医院健康教育处方。

5.鬼针草蜜

食材与药材：鬼针草30g，蜂蜜适量。

烹调方法：将鬼针草浸泡煎煮取滤液500ml，加蜂蜜调匀。

应用范围：大肠湿热证。

临床表现：大肠湿热证，症见右下腹痛拒按，里急后重，或腹泻不爽，粪质黏稠腥臭，肛门灼热，身热口渴，尿短黄，舌红苔黄腻，脉滑数。

用法用量：当茶饮，1日1剂，分次饮服，可长期饮服。

出处：福州市中医院健康教育处方。

二、淋证（前列腺炎、尿道炎）

1.茯苓枸杞豆腐汤

食材与药材：茯苓30g，枸杞子5g，赤小豆30g，豆腐100g，油、盐等调料。

烹调方法：茯苓加水适量浸泡煎煮取滤液，与赤小豆同煮，将熟时加豆腐同煮熟，调味，装碗，撒入经开水捞过的枸杞。

应用范围：肾阴不足证。

临床表现：肾阴不足证，症见有尿频、尿急、尿痛，或尿少色黄，低热盗汗，头晕腰酸，咽干唇燥，舌质红，无苔或少苔，脉弦细而数。

用法用量：1日1剂，佐餐食用，1周2～3次，可经常食用。

出处：福建省中医药学会药膳分会药膳品鉴方、福州市中医院健康教育处方。

2.四君薏米鸭汤

食材与药材: 人参片3g,白术12g,茯苓30g,甘草6g,薏米30g,鸭肉100g。

烹调方法: 薏米浸泡;鸭肉切块在沸水中焯过;白术、茯苓、甘草加水适量,煎煮取滤液,与薏米、鸭肉、人参片移到煲锅中,加足量的水武火煮开,文火煲到鸭肉、薏米烂熟,加调料。

应用范围: 脾肾气虚证。

临床表现: 脾肾气虚证,症见尿频,尿急,尿痛等症反复发作,神疲乏力,面浮肢肿,肢冷腰痛,舌淡,苔薄白,脉沉细无力。

用法用量: 1日1剂,佐餐食用,1周2~3次,可经常食用。

出处: 福建省中医药学会药膳分会药膳品鉴方、福州市中医院健康教育处方。

3.利湿膀胱汤

食材与药材: 车前子10g, 瞿麦30g,萹蓄30g,玉米须50g,通草30g,淡竹叶10g,猪膀胱200g,盐等调料。

烹调方法: 猪膀胱洗净切片;车前子、瞿麦、萹蓄、玉米须、通草、淡竹叶加水适量,煎煮取滤液,放入膀胱片,加盖武火煮熟,加调料。

应用范围: 膀胱湿热证。

临床表现: 膀胱湿热证,症见恶寒发热,尿频,尿急,尿痛,小腹胀痛,腰酸,苔黄或白腻,脉濡数。

用法用量: 1日1剂,佐餐食用,1周2~3次,可经常食用。

出处: 福建省中医药学会药膳分会药膳品鉴方、福州市中医院健康教育处方。

4.玉米赤豆薏米汤

食材与药材: 玉米须50g,赤小豆50g,鱼腥草30g,鲜芦根50g,火麻仁30g,薏米20g,粳米30g。

烹调方法: 玉米须、鱼腥草、芦根、火麻仁加水适量,煎煮取滤液,冷却后用于浸泡薏米、赤小豆,而后放锅中煮到将熟时加入粳米同煮成粥。

应用范围: 湿热证。

临床表现：湿热证，症见尿频，尿急，尿痛，持续壮热，汗出而不解，口气秽浊，口渴欲饮，腹痛便秘，苔黄腻，脉洪数。

用法用量：1日1剂，分早晚2餐食用，1周2～3次，可经常食用。

出处：福建省中医药学会药膳分会药膳品鉴方、福州市中医院健康教育处方。

5.小春花饮

食材与药材：毛柴胡10g，小春花10g，野菊花6g，土茯苓30g，蜂蜜适量。

烹调方法：毛柴胡、小春花、野菊花、土茯苓煎煮取滤液，加蜂蜜调匀。

应用范围：肝胆郁热证。

临床表现：肝胆郁热证，症见尿频，尿急，尿痛，寒热往来，烦躁不安，胸胁胀痛，食欲减退，口苦呕吐，苔黄白相兼，脉弦数。

用法用量：1日1剂，当茶频饮，连续7天饮用。

出处：福建省中医药学会药膳分会药膳品鉴方、福州市中医院健康教育处方。

6.芪参术核桃羊肉汤

食材与药材：黄芪30g，党参30g，白术15g，核桃30g，羊肉100g，姜、米酒适量。

烹调方法：羊肉切块，在沸水中焯过；黄芪、党参、白术加水适量浸泡煎煮取滤液；在油锅中，把生姜煸炒，放入羊肉块爆炒，加适量米酒，加盖稍焖，加入中药液、核桃，武火煮熟，加调料。

应用范围：脾肾两虚型。

临床表现：尿频、余沥不尽，少腹坠胀，遇劳则发，腰酸，神疲乏力，面足轻度浮肿，头昏食少，大便溏软，面色苍白，舌淡苔薄白，脉弱。

用法用量：1日3次，以上为天量，经常食用。

出处：福州市中医院临床诊疗常规。

7.金玉煲小肚

食材与药材：车前草30g，玉米须30g，金钱草30g，猪小肚1具，盐等调料。

烹调方法：猪小肚洗净切片；车前草30g，玉米须30g，金钱草加水适量，煎煮取滤液，放入小肚片，加盖武火煮熟，加调料。

应用范围：膀胱湿热证。

临床表现：膀胱湿热证，症见小便频急不爽，尿道灼热刺痛，尿黄混浊，少腹拘急，腰痛，或伴有恶寒发热，口苦，恶心呕吐，大便干结，舌红苔黄腻。

用法用量：1日1剂，佐餐食用，1周2～3次，可经常食用。

出处：福建省中医药学会药膳分会药膳品鉴方、福州市中医院临床诊疗常规。

8.赤豆薏米粥

食材与药材：玉米须50g，赤小豆50g，鱼腥草30g，鲜芦根50g，火麻仁30g，薏米20g，粳米30g。

烹调方法：玉米须、鱼腥草、芦根、火麻仁加水适量，煎煮取滤液，冷却后用于浸泡薏米、赤小豆，而后放锅中煮到将熟时加入粳米同煮成粥。

应用范围：湿热证。

临床表现：湿热证，症见尿频，尿急，尿痛，持续壮热，汗出而不解，口气秽浊，口渴欲饮，腹痛便秘，苔黄腻，脉洪数。

用法用量：1日1剂，分早晚2餐食用，1周2～3次，可经常食用。

出处：福建省中医药学会药膳分会药膳品鉴方、福州市中医院健康教育处方。

9.茅根鲜藕汁

食材与药材：白茅根100g，生地100g，鲜藕100g。

烹调方法：鲜藕榨取汁；藕渣与白茅根、生地用水煎煮取滤液，与鲜藕汁混合均匀并稀释到450ml。

应用范围：实热型淋证。

临床表现：热郁血瘀：排尿灼痛，色黄，时有尿血，小腹拘急疼痛，口苦，大便或干，舌黯红或有瘀点，苔黄干，脉细数而涩。

用法用量：1日3次，1次150ml，经常食用。

出处：福州市中医院临床诊疗常规。

10.山药薏苡煲老鸭

食材与药材：山药60 g，薏苡仁50 g，老鸭1只，姜、酒、盐等适量。

烹调方法：姜切片；老鸭洗净切块，在沸水中焯过；薏苡仁用水浸泡，山药用水煎煮取滤液，与薏苡仁、鸭肉、姜、酒移入煲锅，煲熟，加调料。

应用范围：阴虚湿浊型。

临床表现：尿频不畅，色黄，溺时刺痛，腰酸乏力，午后低热，手足烦热，口干口苦，大便干燥，舌红，苔薄黄或苔少，脉细数。

用法用量：1日3次，以上为2天量，经常食用。

出处：福州市中医院临床诊疗常规。

三、遗 精

1.韭子粥

食材与药材：韭菜30g，韭菜子15g，黑米50g，盐适量。

烹调方法：韭菜切细；韭菜子用文火炒边炒边洒盐水，炒熟后与黑米慢火同煮粥，将熟时加韭菜，加调料。

应用范围：肾阳虚证。

临床表现：肾阳虚证，症见梦遗频作，甚至滑精，腰酸膝软，形寒肢冷，阳痿早泄，精冷，夜尿多或尿少浮肿，尿色清，或余沥不尽，面色㿠白或枯槁无华，舌淡嫩有齿痕，苔白滑，脉沉细。

用法用量：1日2次，温热食用，连续7天饮用。

出处：福建省中医药学会药膳分会民间药膳调研方、福州市中医院健康教育处方。

2.龙骨芡实粥

食材与药材：煅龙骨30g，芡实30g，红米100g，红糖适量。

烹调方法：龙骨煎煮取滤液，加入红米、芡实煮成粥，加红糖煮稠。

应用范围：肾阳虚证。

临床表现：肾阳虚证，症见形寒肢冷，阳痿早泄，精冷，夜尿多或尿少浮肿，尿色清，或余沥不尽，面色㿠白或枯槁无华，舌淡嫩有齿痕，苔白滑，脉沉细。

用法用量：1日2次，早、晚空腹热食，连续5天食用。

出处：福建省中医药学会药膳分会民间药膳调研方、福州市中医院健康教育处方。

3.参桂腰子

食材与药材：肉桂粉1g，人参片6g，地黄16g，山茱萸15g，猪腰子1个，盐等调料。

烹调方法：腰子洗净剖开把肉桂粉包在其中；地黄、山茱萸煎煮取滤液，与腰子、人参片同移炖罐中炖熟，加调料。

应用范围：心肾不交证。

临床表现：心肾不交证，症见少寐多梦，梦中遗精，伴有心中烦热，头晕目眩，精神不振，倦怠乏力，心悸不宁，善恐健忘，口干，小便短赤，舌质红，脉细数。

用法用量：1日1次，佐餐食用，连续5天食用。

出处：福建省中医药学会药膳分会民间药膳调研方、福州市中医院健康教育处方。

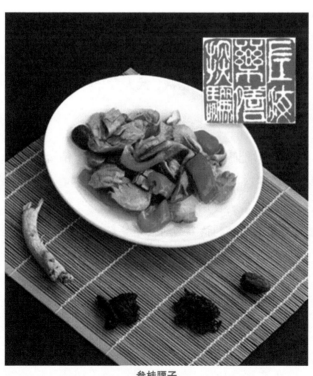

参桂腰子

4.龙眼芡实甜点

食材与药材： 龙眼肉30g，远志10g，茯神30g，酸枣仁15g，芡实30g，淮山药30g，适量。

烹调方法： 远志、茯神、酸枣仁、淮山煎煮取滤液与芡实同煮，将熟时加龙眼肉，加白糖。

应用范围： 心脾亏虚证。

临床表现： 心脾亏虚证，症见劳累则遗精，心悸不宁，失眠健忘，面色萎黄，四肢困倦，食少便溏，舌淡，苔薄白，脉细弱。

用法用量： 1日2次，早、晚空腹热食，连续5天食用。

出处： 福建省中医药学会药膳分会民间药膳调研方、福州市中医院健康教育处方。

5.羊肉炖五子

食材与药材： 菟丝子9g，五味子6g，枸杞子6g，覆盆子9g，羊肉250g，芡实30g，米酒、葱、姜、盐等调料。

烹调方法： 羊肉洗净，切块，在沸水中焯过；菟丝子、五味子、覆盆子煎煮取滤液，冷却后用于浸泡芡实；热油锅中把蒜瓣、生姜片煸炒，加入羊肉、米酒翻炒，加盖稍焖，加入芡实连同浸泡液，武火煮开后，移到炖罐中，文火炖熟，加调料，撒入经开水捞过的枸杞。

应用范围： 肾气虚弱证。

临床表现： 肾气虚弱证，症见滑精频作，或梦遗精滑，头晕耳鸣，腰酸神疲，或面色无华，畏寒肢冷，舌质淡，苔白，脉沉细而弱。

用法用量： 1日1次，佐餐食用，经常食用。

出处： 福建省中医药学会药膳分会药膳品鉴方、福州市中医院健康教育处方。

6.山药枸杞炒腰子

食材与药材： 鲜山药30g，枸杞10g，猪肾1个，胡萝卜、椰花菜、韭菜、姜、盐适量。

烹调方法： 将韭菜洗净榨汁，猪肾剖洗干净，切片，用韭菜汁及少量盐腌制；鲜山药去皮切片；胡萝卜、椰花菜、姜切片；在热油锅中将姜片煸炒，加入猪肾爆炒，加入山药片，胡萝卜、椰花菜炒熟，加盐等调料，撒上经开水捞过的枸杞。

应用范围：肾气虚弱证。

临床表现：肾气虚弱证，症见滑精频作，或梦遗精滑，头晕耳鸣，腰酸神疲，或面色无华，畏寒肢冷，舌质淡，苔白，脉沉细而弱。

用法用量：1日1次，1周2-3次，经常食用。

出处：福建省中医药学会药膳分会药膳品鉴方、福州市中医院健康教育处方。

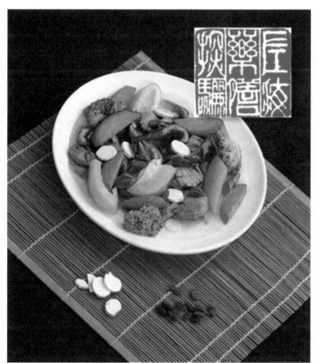

山药枸杞炒腰子

7.故纸枸杞炖鱼胶

食材与药材：破故纸10g，枸杞10g，鱼胶50g，盐、米酒适量。

烹调方法：破故纸补骨脂煎煮取滤液，与鱼胶、米酒同移炖罐中炖熟，加盐等调料，撒上经开水捞过的枸杞。

应用范围：肾虚不固证。

临床表现：肾虚不固证，症见梦遗滑精，腰酸膝软，咽干心烦，眩晕耳鸣，健忘失眠，低热颧赤，形寒肢冷。

用法用量：1日1次，1周2~3次，经常食用。

出处：福建省中医药学会药膳分会药膳品鉴方。

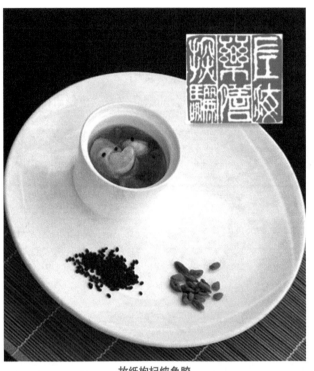

故纸枸杞炖鱼胶

8.芡实苹果盅

食材与药材：芡实5g，苹果1个，冰糖适量。

烹调方法：冰糖用适量水溶解；芡实洗净放冰糖水中浸泡1个小时，放蒸笼中蒸熟；苹果顶部切下留用做盖，将果核挖出，用小勺挖出部分果肉，使果内呈杯状但确保不能漏，连同顶盖放在盐水中浸泡1分钟取出，将蒸熟的芡实倒入苹果内，再将顶盖盖上，放入蒸笼中蒸20分钟。

应用范围：脾肾虚弱证。

临床表现：脾肾虚弱证，症见纳少溏泄，梦遗滑精。

用法用量：1日1次，1周2~3次，经常食用。

出处：福建省中医药学会药膳分会药膳品鉴方。

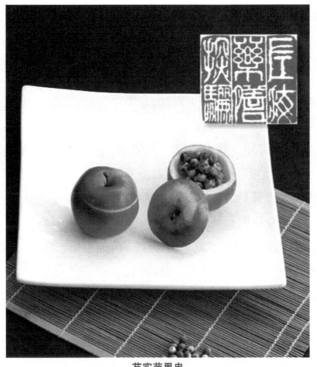

芡实苹果盅

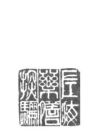

9.七味滋阴羹

食材与药材：知母15g，莲子30g，百合30g，山药15g，茯苓15g，芡实15g，枸杞5g。

烹调方法：取知母、百合、山药、茯苓加水适量，煎煮取滤液，冷却后用于浸泡莲子、芡实，移入锅中共煮熟，放凉，在料理机中搅成浆状，装碗，撒上经开水捞过的枸杞。

应用范围：阴虚火旺证。

临床表现：阴虚火旺证，症见梦遗频作，甚至滑精，腰酸膝软，咽干，心烦，眩晕耳鸣，健忘失眠，低热颧赤，形瘦盗汗，发落齿摇，舌红少苔，脉细数。

用法用量：1日2次，早、晚空腹热食，连续5天食用。

出处：福建省中医药学会药膳分会民间药膳调研方、福州市中医院健康教育处方。

四.勃起功能障碍（阳痿）药膳方

1.麦豆合欢汤

食材与药材： 瘦猪肉50g，浮小麦50g，黑豆50g，合欢皮30g，生姜、葱头、蒜、冬瓜、盐等调料适量。

烹调方法： 生姜切片，葱头切段，蒜切末，冬瓜切块；瘦猪肉在沸水中焯过，切片；浮小麦、黑豆、合欢皮煎煮取滤液；油锅中把姜、葱、蒜煸炒，放入肉片爆炒，加中药液煮开后放冬瓜，继续煮熟，加调料。

应用范围： 心脾亏损型。

临床表现： 症见阴茎难举，或举而不坚，精神不振，失眠健忘，心悸自汗，纳少便溏，面色无华，舌淡，苔薄白，脉细弱。

用法用量： 1日1次，1周2~3次，经常食用。

出处： 福州市中医院临床诊疗常规。

2.巴戟杜仲煲牛鞭

食材与药材： 牛鞭1具，巴戟天30g，枸杞子30g，和杜仲20g，葱、姜、米酒、胡椒粉适量。

烹调方法： 牛鞭用水洗净，浸泡，用水煮透，取出分别用盐、醋搓洗，再用水煮过，冲洗干净；巴戟天、杜仲用水煎煮取滤液；把牛鞭抹上葱、姜、米酒、胡椒粉，上笼蒸1小时，取出切片，加中药液，煲煮到软烂，加调料，撒上经开水捞过的枸杞。

应用范围： 命门火衰型。

临床表现： 症见阴茎不举，面色苍白，头晕目眩，精神萎靡，腰膝酸软，畏寒肢冷，耳鸣，舌淡，苔白，脉沉细。

用法用量： 1日1次，1周2~3次，经常食用。

出处： 福州市中医院临床诊疗常规。

3.百合木耳炒鸡蛋

食材与药材： 百合15g，鲜山药30g，枸杞子10g，白木耳5g，鸡蛋2个，胡萝卜、椰花菜、盐等调料适量。

烹调方法：胡萝卜切片，椰花菜切块，山药切片、蒜捣泥、将百合浸泡、白木耳加水浸泡后在开水中捞熟；鸡蛋去壳打匀，加入蒜泥和少量盐，在油锅中炒熟，加调料；另取油锅把胡萝卜、椰花菜、山药、百合炒熟，加调料，装盘，把炒蛋摆在菜面上，再把煮熟的白木耳摆在蛋面上，最后撒上经开水捞过的枸杞。

应用范围：恐惧伤肾型。

临床表现：症见阳痿难举，精神抑郁，胆怯多疑，心悸心烦，失眠多梦，舌淡红，苔薄黄，脉沉细。

用法用量：1日1次，1周2～3次，经常食用。

出处：福州市中医院临床诊疗常规。

五、癃闭（良性前列腺增生症）

1.马齿苋粥

食材与药材：鲜马齿苋15g，粳米50g。

烹调方法：取马齿苋用沸水焯过，挤去水分，切细末，用少量盐搅拌均匀；粳米煮粥，熟时放入马齿苋，煮开。

应用范围：湿热下注型。

临床表现：症见小便量少难出，点滴而下，甚或涓滴不畅，小腹胀急，口苦，舌红，苔黄腻。

用法用量：1日1次，经常食用。

出处：福州市中医院临床诊疗常规。

2.桃仁田七粥

食材与药材：桃仁10g，三七粉5g，大米50g。

烹调方法：桃仁用水泡开，去皮，大米煮粥，将熟时加桃仁、三七粉，煮熟。

应用范围：瘀阻型。

临床表现：症见小便滴沥不畅，或尿如细线，甚或阻塞不通，小腹胀满疼痛，舌紫暗或有瘀斑，苔薄。

用法用量： 1日3次，以上为2天量，经常食用。

出处： 福州市中医院临床诊疗常规。

3.蚕豆炒牛肉

食材与药材： 肉苁蓉10g，枸杞10g，蚕豆150g，牛肉100g，姜、蒜、香菜适量。

烹调方法： 肉苁蓉洗净浸泡到软，加生姜、蒜头放搅拌机中搅成浆；蚕豆洗净浸泡；香菜切末、牛肉切片，在热油锅中爆炒，加米酒，加肉苁蓉液、蚕豆连同浸泡液，煮熟，放入香菜末，调味，起锅，撒上经开水捞过的枸杞。

应用范围： 肾气亏虚。

临床表现： 肾气亏虚，症见小腹坠胀，小便欲解不得出或滴沥不爽，排尿无力，腰膝酸软，精神萎靡，食欲不振，面色苍白，舌淡，苔薄白。

用法用量： 1日1次，1周2~3次，可经常食用。

出处： 福州市中医院临床诊疗常规。

4.煲田螺汤

食材与药材： 茯苓20g，花粉15g，车前草30g，蒲公英15g，红枣10g，田螺300g，生姜、盐、米酒等适量。

烹调方法： 田螺在清水中养24小时，其间勤换水，去污泥，钳去螺尾，再用盐水浸泡5分钟，洗净；茯苓、花粉、车前草、蒲公英加水适量，浸泡，煎煮取滤液，加入田螺、红枣、生姜，武火煮开，文火煲煮2小时，弃田螺，调味。

应用范围： 老年人前列腺增生。

用法用量： 1周1剂，分餐食用，喝汤吃枣，可经常食用。

出处： 福州市中医院健康教育处方。

六、乳腺增生

1.玉米丝瓜瘦肉汤

食材与药材：玉米须30g，丝瓜络10g，橘核10g，当归10 g，香附10g，瘦肉30g，绿色小青菜、米酒、盐、姜、淀粉等调料适量。

烹调方法：玉米须、丝瓜络、橘核加水适量，煎煮取滤液，取一部分煎煮液调湿淀粉；瘦肉洗净、在沸水中焯过，切片，挂薄淀粉；取剩余的中药煎煮液放锅中，加生姜片、米酒，煮开，滑煮瘦肉片，将熟时放入绿色小青菜，加调料。

应用范围：气滞血瘀证。

临床表现：气滞血瘀证，症见乳房刺痛，疼痛部位固定，肿块质韧，有触痛，肿块和疼痛经期前加重，经期后缓解，胸胁刺痛，常不自觉叹息，经行不畅或色紫黯有血块，舌淡紫或有瘀斑，苔薄白，脉涩。

用法用量：1日1剂，1周3次，佐餐食用，可经常食用。

出处：福建省中医药学会药膳分会药膳品鉴方、福州市中医院健康教育处方。

2.蒲公英当归蛋羹

食材与药材：蒲公英10g，夏枯草15g，当归5g，香附5g，鸡蛋1个，盐、姜、葱酒等调料适量。

烹调方法：鸡蛋打蛋花；生姜剁末、葱切葱花；夏枯草、蒲公英、当归、香附加水适量，煎煮取滤液，煮开，加米酒、盐等调料，打入蛋花，煮开，撒入葱花，调味。

应用范围：痰热瘀结证。

临床表现：症见乳房结节，伴疼痛，头晕多梦，口干喜冷饮，大便干，小便黄，舌质红，苔黄，脉弦。

用法用量：1日1剂，1周3次，佐餐食用，可经常食用。

出处：福建省中医药学会药膳分会药膳品鉴方、福州市中医院健康教育处方。

3.青皮浙贝粥

食材与药材：青皮15g，浙贝9g，山楂30g，粳米50g。

烹调方法：青皮、山楂、浙贝加水适量，浸泡，煎煮取滤液，与粳米同煮粥。

应用范围：气郁痰凝证。

临床表现：气郁痰凝证，症见乳房胀痛，质韧，触痛，经前加重，嗳气频繁，常叹息，忧郁后加重，情志舒畅时减轻，舌淡红苔白，脉弦。

用法用量：1日1剂，早餐食用，可长期食用。

出处：福州市中医院健康教育处方。

4.海带煲鳖甲

食材与药材：路路通150g，郁金150g，鳖1只，鸡肉150 g，姜、盐、米酒、麻油等调料适量。

烹调方法：鳖杀洗连甲带肉切块；鸡肉洗净切块，在沸水中焯过；路路通、郁金加水适量，煎煮取滤液，加入生姜片、盐、米酒、鳖肉、鸡肉武火烧开，文火煲熟，调味。

应用范围：肝胃郁热证。

临床表现：肝胃郁热证，症见乳房结节，伴疼痛，喜冷恶热，得凉则舒，心烦易怒，泛酸嘈杂，口干口苦，舌红少苔，脉弦数。

用法用量：1周1剂，分餐食用，可长期食用。

出处：福州市中医院健康教育处方。

5.苁蓉归芍海带汤

食材与药材：肉苁蓉15g，当归10g，赤芍10g，柴胡5g，金橘10g，半夏10g，海带200g，猪瘦肉150g，姜、盐等调料适量。

烹调方法：海带浸泡洗净，扎海带结；猪瘦肉洗净切块，在沸水中焯过；肉苁蓉、当归、赤芍、柴胡、金橘、半夏加水适量，煎煮取滤液，加入生姜片、盐、米酒、肉片、海带结武火烧开，文火煲熟，调味。

应用范围：肝郁痰凝证。

临床表现：肝郁痰凝证，症见乳房胀痛，伴质韧块，触痛，经前加重，胸胁胀满，嗳气频繁，常叹息，疼痛和肿块随情志变化而变化，忧郁或发怒后加重，情志舒畅时减轻，舌淡红苔白，脉弦。

用法用量：1周1剂，分餐食用，可长期食用。

出处：福建省中医药学会药膳分会药膳品鉴方、福州市中医院健康教育处方。

七、乳腺炎

1.桔梗赤小豆粥

食材与药材：桔梗10g，皂角刺10g，赤小豆30g，粳米50g。

烹调方法：将桔梗、皂角刺加水适量、浸泡、煎煮取滤液，冷却后用于浸泡赤小豆，而后与粳米同煮成粥。

应用范围：急性化脓期。

临床表现：急性化脓期，症见乳房皮肤掀红，灼热，疼痛，可伴壮热，口渴饮冷，面红目赤，烦躁不宁，大便秘结，小便短赤；舌红，苔黄干，脉数或滑数。

用法用量：1日1剂，连续食用3~5天。

出处：福建省中医药学会药膳分会药膳品鉴方、福州市中医院健康教育处方。

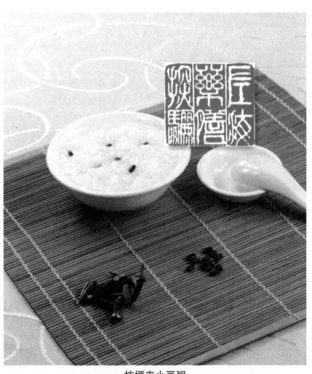

桔梗赤小豆粥

2.芪归花粉蛋羹

食材与药材：黄芪30g，花粉30g，当归15g，鸭蛋1个。

烹调方法：黄芪、花粉、当归加水适量，煎煮取滤液，打入蛋花煮开，调味。

应用范围：急性破溃期。

临床表现：急性破溃期，症见乳房肿痛减轻，但疮口脓水不断，脓汁清稀，愈合缓慢，或乳汁从疮口溢出形成乳漏；面色少华，全身乏力，头晕目眩，或低热不退，食欲不振；舌淡，苔薄，脉弱无力。

用法用量：1日1剂，连续食用3～5天。

出处：福建省中医药学会药膳分会药膳品鉴方、福州市中医院健康教育处方。

八、痔 疮

1.香蕉粥

食材与药材：香蕉200g，大米100g。

烹调方法：香蕉去皮切片，大米加适量水煮粥，将熟时加入香蕉片。

应用范围：便秘、痔疮出血、肛裂。

临床表现：便秘、痔疮出血、肛裂，症见大便干燥难解，便血，血色鲜红，大便时肛门裂痛等。

用法用量：每日早晚服用（以上为2次的食用量），可经常食用。

出处：福州市中医院临床诊疗常规。

2.参芪瘦肉汤

食材与药材：党参30g，黄芪30g，白及10g，瘦肉100g，调料适量。

烹调方法：将党参、黄芪、白及加水适量煎煮取滤液，炖瘦肉，加调料。

应用范围：脾胃虚弱而致便秘、痔疮脱垂、脱肛等。

临床表现：脾胃虚弱而致便秘、痔疮脱垂、脱肛等，症见肛门下坠感，痔核脱出需用手法复位，面色少华，神疲乏力，少气懒言，纳少便溏。舌淡胖，边有齿痕，苔薄白，脉弱。

　　用法用量： 1日2次（以上为2次的食用量），7天为1疗程。

　　出处： 福州市中医院临床诊疗常规。

---

3. 五仁粥

　　食材与药材： 火麻仁15g，郁李仁15g，甜杏仁10g，桃仁10g，瓜蒌仁15g，粳米100g。

　　烹调方法： 将火麻仁、郁李仁、甜杏仁、桃仁、瓜蒌仁加水适量，煎煮取滤液，与粳米同煮成粥。

　　应用范围： 肛裂或伴便秘者。

　　临床表现： 肛裂或伴便秘者，症见便时肛门裂痛，血色鲜红，大便干涩难解，口干欲饮，舌红少苔，脉细等。

　　用法用量： 1日2次（以上为2次的食用量），可经常食用。

　　出处： 福州市中医院临床诊疗常规。

---

4. 番泻蜂蜜饮

　　食材与药材： 番泻叶5g，蜂蜜20g。

　　烹调方法： 将番泻叶放入飘逸杯中，用开水冲泡，首次加盖焖1分钟，取滤液，反复冲泡共取滤液200~300ml，加蜂蜜搅拌均匀。

　　应用范围： 肛裂或伴便秘者。

　　临床表现： 肛裂或伴便秘者，症见便时肛门裂痛，血色鲜红，大便秘结，口干，舌红苔黄，脉数等。

　　用法用量： 1日1剂，当茶饮，可经常食用。

　　出处： 福州市中医院临床诊疗常规。

---

5. 猪肠槐花汤

　　食材与药材： 猪大肠100g，槐花30g，郁李仁15g，荷叶1张，薄荷15g，粳米适量，葱、姜、酱油、盐等调料适量。

烹调方法：猪大肠洗净经开水焯过；郁李仁去皮研成粗粉；槐花加水适量，煎煮取滤液，取一部分煎煮液冷却后用于浸泡粳米，加郁李仁粗粉和适量盐及调料拌匀，装进猪大肠内，扎紧两头，另一部分煎煮液放入锅中，加适量盐及调料，搅拌均匀，依次放入荷叶、猪大肠、薄荷，文火同煮到猪大肠熟，汁液被吸干，取出猪大肠，放凉，切成2段。

应用范围：痔疮伴便秘。

临床表现：痔疮伴便秘，症见大便带血，滴血或喷射状出血，血色鲜红，舌红，苔薄白或薄黄，脉浮数等。

用法用量：1日2次，1次1段，可经常食用。

出处：福州市中医院临床诊疗常规。

6.苦参蛋花

食材与药材：苦参10g，鸡蛋2个，红糖适量。

烹调方法：将苦参加水适量，浸泡，煎煮取滤液，与鸡蛋煮成蛋花，加入红糖拌匀。

应用范围：各种痔疮。

临床表现：各种痔疮，症见便血色鲜，量较多，便时肛内肿物外脱，可自行回缩，肛门灼热。舌红，苔薄白或薄黄，脉数。

用法用量：1日1剂，可经常食用。

出处：福州市中医院临床诊疗常规。

7.蚌肉炒丝瓜

食材与药材：蚌肉50g，丝瓜200g，核桃50g，油、米酒、葱、姜、麻油等调料。

烹调方法：蚌肉切丝；丝瓜去皮切块；核桃浸泡切丁。在油锅中把葱头、生姜片、核桃丁煸炒，加蚌肉丝、米酒翻炒片刻，加水适量，用文火煮到蚌肉将熟，加入丝瓜翻炒至熟，加调料。

应用范围：各种痔疮。

临床表现：各种痔疮，症见大便带血，血色鲜红，或便时痔核脱出，便后可自行回纳。

用法用量：1日1剂，可经常食用。

出处：福州市中医院临床诊疗常规。

8.败酱草煮猪肠

食材与药材：鲜败酱草30g，猪肠50g，盐适量。

烹调方法：将猪肠洗净切块，在沸水中焯过，与适量米汤共煮，将熟时放入经开水焯过的败酱草煮熟，加盐等调料。

应用范围：各种痔疮。

临床表现：症见便血血色晦暗，肛门时有肿胀疼痛，有时可伴发热，头痛，大便黏滞，舌质红，苔黄腻。也用于皮肤瘙痒。

用法用量：1日1次，1周2～3次，经常食用。

出处：福建省中医药学会药膳分会民间药膳调研方。

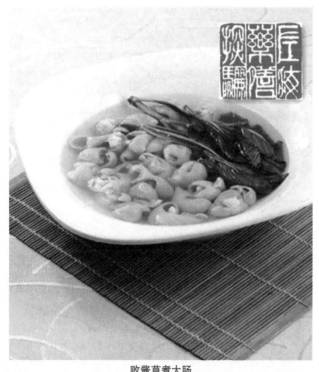

败酱草煮大肠

9.海参阿胶枣

食材与药材：海参100g（10只），槐花20g，阿胶20g，红枣（去核）20个，粳米50g，瘦肉末50g，盐、酱油、麻油等调料适量。

烹调方法：阿胶烊化后加适量水在文火下慢煮红枣，至红枣吸尽汁液、枣皮油亮；将海参浸泡发开剖腹洗净；槐花、瘦肉、粳米加盐同煮成饭团，用酱油、麻油等调料调匀，把饭团捏成条状，填充海参腹腔，外用荷叶包裹，隔水蒸熟，取出，弃荷叶，用阿胶红枣点缀。

应用范围：痔疮出血日久、气血两虚者。

临床表现：痔疮出血日久、气血两虚，症见长期便血，血色鲜红，面色苍白或萎黄，头晕目眩，四肢倦怠，气短懒言，心悸，舌淡苔薄白，脉细弱无力等。

用法用量：1日1次，1次食2只海参，连食5～7天。

出处：福建省中医药学会药膳分会民间药膳调研方、福州市中医院健康教育处方。

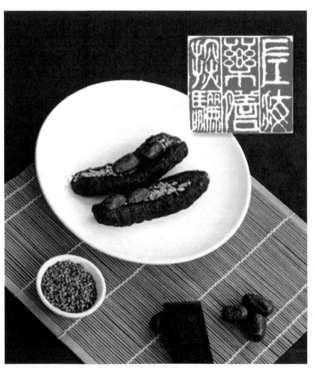

海参阿胶枣

10.乌梅黄芪饮

食材与药材：乌梅150g，黄芪150g，冰糖适量。

烹调方法：取黄芪煎煮液浸泡乌梅肉而后煎煮取滤液1000ml，加冰糖调匀。

应用范围：久痢、脱肛、虚泻。

临床表现：久痢脱肛、虚寒滑泻，症见久泻久痢，大便滑脱不禁，便时甚至咳嗽时肛管或直肠黏膜脱出肛外，倦怠懒言，舌淡苔白，脉沉迟等。也可应用于肺热气虚咳嗽，口干少津。

用法用量：每日3次，每次100ml，可经常饮用。

出处：福建省中医药学会药膳分会药膳品鉴方、福州市中医院健康教育处方。

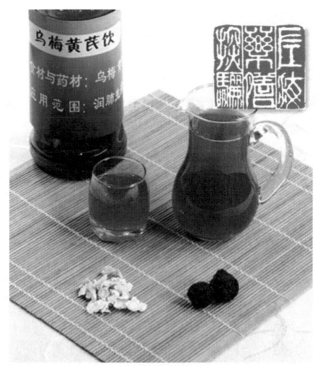

乌梅黄芪饮

11.地龙黄芪蜜

食材与药材：地龙干15g，黄芪30g，蜂蜜适量。

烹调方法：将地龙干与黄芪加水适量，煎煮取滤液200ml，加蜂蜜调匀。

应用范围：气虚脱肛。

临床表现：气虚脱肛，症见大便时甚至咳嗽时肛管或直肠黏膜脱出肛外，气短，倦怠懒言，舌淡苔白，脉弱等。

用法用量：1日2次，每次100ml，14天为1疗程。

出处：福州市中医院健康教育处方。

九、便　秘

1.芝麻首乌糕

食材与药材：黑芝麻50g，何首乌300g，火麻仁（捣碎）600g，糯米粉300g，粳米粉300g，白糖30g。

烹调方法：将火麻仁捣碎加水过滤取滤液，滤液用于浸泡何首乌并把何首乌煮熟烂，捣成泥，与糯米粉、粳米粉、白糖搅拌均匀，揉成条，撒上黑芝麻，切块（每块60g），蒸熟。

应用范围：各种习惯性便秘。

用法用量：每日早餐食用1次，每次2块，可长期食用。

出处：福建省中医药学会药膳分会药膳品鉴方、福州市中医院健康教育处方。

2.松子仁粥

食材与药材：松子仁50g，粳米100g，白糖或蜂蜜适量。

烹调方法：将松子仁与粳米同煮成粥，加白糖或蜂蜜调匀。

应用范围：各种习惯性便秘。

用法用量：1日1剂，可经常食用。

出处：福州市中医院健康教育处方。

3.苁蓉炖羊肉

食材与药材：肉苁蓉30g，羊肉200g，酒、葱花、姜末、精盐、胡椒粉适量。

烹调方法：将肉苁蓉和羊肉加适量水武火煮开，文火煮熟，加入调料。

应用范围：阳虚型习惯性便秘。

临床表现：阳虚型习惯性便秘，症见大便秘结不通，小便清长，腰酸背冷等。

用法用量：1日1剂，可经常食用。

出处：福州市中医院健康教育处方。

4.菠菜生菜蜜

食材与药材：菠菜带根100g，蜂蜜适量。

烹调方法：将菠菜洗净，用凉开水烫洗2次，切碎，放料理机中搅拌取汁，加蜂蜜调匀。

应用范围：肠燥热结便秘。

用法用量：1日2次，以上为2次的食用量，可经常食用。

出处：福州市中医院健康教育处方。

5.苁蓉核桃灌大肠

食材与药材：猪大肠200g，西洋参片5g，肉苁蓉50g，核桃50g，粳米100g，红枣（去核）5枚，姜、黄酒、盐各适量。

烹调方法：将洗净的猪大肠用开水焯过备用；肉苁蓉浸泡煮烂后捣泥；核桃仁粉碎成粗粉；红枣切丁；用西洋参片浸泡过的粳米，与肉苁蓉泥、核桃仁粉、红枣丁、调料等搅拌均匀，装到猪大肠中，两头扎紧，蒸熟，切段，每段约重50g。

应用范围：老年人病后津液不足，肠燥便秘，习惯性便秘。

用法用量：1日2次，1次2条，可经常食用。

出处：福建省中医药学会药膳分会民间药膳调研方、福州市中医院健康教育处方。

6.猪血菠菜汤

食材与药材：瓜蒌仁30g，猪血100g，生菜、盐、味精等调料适量。

烹调方法：猪血切成小方块，生菜洗净切末备用。将瓜蒌仁浸泡后用料理机搅拌取滤液500ml烧开，放适量盐，下猪血块，熟时加调料，撒入生菜末后起锅。

应用范围：痔疮便秘、老年人肠燥引起的习惯性便秘。

用法用量：1日1次，可经常食用。

出处：福州市中医院临床诊疗常规。

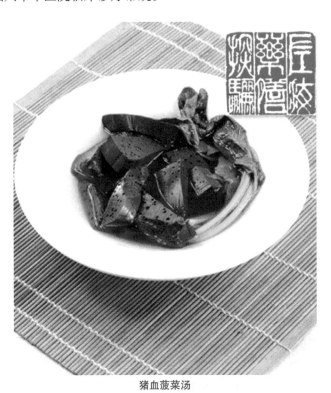

猪血菠菜汤

十、骨关节炎

1.薏苡仁粥

食材与药材：薏苡仁30g，粳米30g，薄荷、葱白各适量，盐适量。

烹调方法：将薄荷、葱白用料理机搅拌成泥。薏苡仁浸泡后煮烂，加粳米煮粥，熟时加薄荷葱白泥及适量盐拌匀。

应用范围：风湿性关节炎出现肢体重着、关节屈伸不利的患者。

临床表现：风湿性关节炎出现肢体重着、关节屈伸不利的患者，症见骨节疼痛、重着或肿胀，屈伸不利，局部皮色红、有热感甚则灼手，舌红苔黄，脉数。

用法用量：每日早餐食用（以上为1次的食用量），可经常食用。

出处：福州市中医院临床诊疗常规。

2.附子羊肉汤

食材与药材：黑顺片15g，当归10g，生姜各10g，羊肉200g，食盐等调料适量。

烹调方法：将羊肉洗净、切片、用沸水焯过；将黑顺片浸泡后文火煎煮30分钟，取滤液与生姜、当归、羊肉同煮到羊肉熟，加食盐等调味。

应用范围：关节炎患者出现肢体冰冷疼痛属阳虚者。

临床表现：关节炎患者出现肢体冰冷疼痛属阳虚者，症见骨节疼痛，关节僵硬或畸形，冷感明显，骨重不举，伴肢寒体冷，腰膝酸软，舌淡白，脉沉弱。

用法用量：1日1次（以上为1次的食用量），可经常食用。

出处：福州市中医院健康教育处方。

3.海马三七骨头汤

食材与药材：海马1只，三七（粉）3g，羊胫骨1副（约500g），米醋、盐等调料适量。

烹调方法：将羊胫骨用沸水焯过，斩块，与海马、三七同移到煲锅中加足量水武火煮开，加米醋适量，文火煲2个小时，加调料。

应用范围：关节炎患者伴有肾虚骨弱者或肾虚精血不足或肾虚骨弱瘀阻者。

临床表现：关节炎患者伴有肾虚骨弱者或肾虚精血不足或肾虚骨弱瘀阻者，症见骨节疼痛，筋脉拘急，屈伸不利，不耐疲劳，伴烦躁，盗汗，头晕耳鸣，面部时有烘热，腰膝酸软，舌红少苔，脉弦细数。

用法用量：1日1次（以上为2次的食用量），可经常食用。

出处：福州市中医院健康教育处方。

4.脊骨汤

食材与药材：猪脊骨250g，党参15g，千年健30g，巴戟天9g，红枣、生姜、精盐等调料适量。

烹调方法：将猪脊骨用开水焯过，切块；千年健水浸泡煎取药液，与猪脊骨、党参、巴戟天、红枣、生姜同移到煲锅中，武火煮开，文火煲到猪脊骨熟烂，加调料。

应用范围：老年性关节炎，属肾气虚弱者。

临床表现：老年性关节炎，属肾气虚弱者，症见骨节疼痛日久，反复发作，屈伸不利，稍劳、遇寒则重，舌淡嫩，苔白或无苔，脉弱。

用法用量：1日1次（以上为1次的食用量），可经常食用

出处：福州市中医院健康教育处方。

5.木瓜牛骨汤

食材与药材：木瓜30g，牛骨300g，虾米20g，黑木耳50g，米醋、胡椒粉、精盐、等调料适量。

烹调方法：牛骨用沸水焯过；木瓜加水适量浸泡、煎煮取药液，与牛骨同移到煲锅中武火煮开，加米醋、文火煲1.5小时，再加黑木耳、虾米、继续煲0.5小时，加调料。

应用范围：各类关节炎。

临床表现：各类关节炎，症见骨节疼痛，屈伸不利，或肿胀，甚则畸形，舌淡红，苔薄白。

用法用量：1日1剂，可经常食用。

出处：福州市中医院健康教育处方。

6.防风杜仲粥

食材与药材：防风6g，杜仲6g，葱白2根，粳米60g，调料适量。

烹调方法：葱白切细末备用。取防风、杜仲煎煮取滤液，与粳米共煮粥，熟时加入葱白和调料，搅拌均匀。

应用范围：膝关节炎，证属风湿痹阻者。

临床表现：膝关节炎，证属风湿痹阻者，症见骨节疼痛、重着或肿胀，屈伸不利，局部不红不热，舌淡苔白，脉紧或迟。

用法用量：1日1次，可经常食用。

出处：福州市中医院健康教育处方。

7. 牛膝猪蹄

食材与药材： 牛膝15g，续断15g，猪蹄100g，火腿30g，香菇、胡椒、酒、姜、葱、盐等调料适量。

烹调方法： 猪蹄洗净切块，用沸水焯过；牛膝、续断煎煮取滤液，与猪蹄先煮后焖到猪蹄熟透，移到蒸盘中，加胡椒粉、酒、盐，摆放火腿片、蘑菇朵、姜丝、葱段等，隔水蒸到猪蹄酥烂后出笼。

应用范围： 肝肾不足引起的膝关节酸痛，软弱无力者。

临床表现： 肝肾不足引起的膝关节酸痛，软弱无力者，症见骨节疼痛，筋脉拘急，屈伸不利，伴五心烦热，腰膝酸软，骨重不举，舌红少苔，脉弦细数。

用法用量： 1日1剂，可经常食用。

出处： 福州市中医院健康教育处方。

8. 金线莲炖鸡

食材与药材： 金线莲10g，母鸡1只（净肉约500g），红枣、米酒、盐、茶油、姜等调料。

烹调方法： 将母鸡杀好全鸡洗净，在沸水中焯过，沥干，在鸡的内外依次抹上盐、酒、茶油，把经浸泡过的金线莲、红枣、生姜放在腹腔内，密闭，蒸熟。

应用范围： 各种风湿性关节炎。

临床表现： 各种风湿性关节炎，症见骨节疼痛，屈伸不利，或肿胀，甚则畸形，舌淡红，苔薄黄，脉数。

用法用量： 1日1剂，可经常食用。

出处： 福建省中医药学会药膳分会药膳品鉴方、福州市中医院健康教育处方。

十一、骨折

1. 故纸蒸羊肉

食材与药材： 羊肉250g，茯苓20g，破故纸（补骨脂）20g，生菜10g，姜、葱、盐、白糖、米酒、胡椒粉、芝麻油、酱油等调料适量。

烹调方法：将茯苓、破故纸分别研成细粉备用。羊肉切成块用沸水焯过，放入盆内，加入破故纸细粉、姜、葱、酱油、盐、胡椒粉、白糖、料酒拌匀，腌制，腌制后的羊肉块沾上茯苓细粉后放入小蒸盆内，密封盆口，蒸至羊肉块熟透后取出，用生菜点缀。

应用范围：骨折术后，并常伴有畏寒肢冷者。

临床表现：骨折术后并常伴有畏寒肢冷者，症见骨折处疼痛，冷感明显，筋肉萎缩，伴肢寒体冷，腰膝酸软，舌淡白，脉沉弱。

用法用量：1日1次（以上为2次的食用量），可经常食用。

出处：福州市中医院健康教育处方。

2.接骨木猪骨汤

食材与药材：猪骨500g，接骨木30g，当归9g，桑寄生30g，杜仲10g，米酒、米醋、食盐等调料适量。

烹调方法：把猪骨用沸水焯过；接骨木、当归、桑寄生、杜仲煎煮取滤液，与猪骨用武火煮开，加米醋适量，用文火煮2小时，加调料。

应用范围：外伤性骨折患者术后食用。

临床表现：外伤性骨折患者术后食用，症见伤处刺痛，或肿胀，筋骨萎弱，屈伸不利，舌暗，苔白，脉涩。

用法用量：1日1次（以上为2次的食用量），可连续食用3~5天。

出处：福州市中医院临床诊疗常规。

3.三七鸡肉汤

食材与药材：鸡肉250g，三七3g，黄芪15g，精盐等调料适量。

烹调方法：鸡肉洗净切块，在沸水中焯过，与三七、黄芪共煮，鸡肉熟时调料。

应用范围：外伤性的患者术前、术后食用，特别是气虚血瘀者。

临床表现：外伤性的患者术前、术后食用，特别是气虚血瘀者，症见筋骨萎弱，屈伸不利，遇劳则重，伴面白无华，心悸乏力，舌暗，苔白，脉细弱。

用法用量：1日1次（以上为2次的食用量），可连续食用3~5天。

出处：福州市中医院健康教育处方。

4.八珍猪蹄

食材与药材：熟地5g，当归5g，白芍5g，川芎5g，人参5g，白术5g，茯苓5g，甘草5g，猪蹄（七寸）约100g，姜、红枣、米酒、醋、盐、茶油等调料适量。

烹调方法：猪蹄洗净切块，用沸水焯过；将八珍药物加水适量浸泡，煎煮取滤液，用于浸泡猪蹄3小时以上，捞出猪蹄；热油锅内将生姜、葱白煸炒后，放入猪蹄和米酒，稍焖，加入八珍药液和大枣，煲煮至汁浓肘黏，加调料。

应用范围：骨折后期患者属气血两虚者。

临床表现：骨折后期患者属气血两虚者，症见筋骨萎弱，关节屈伸不利，遇劳遇寒则重，伴面黄少华，自汗畏风，舌淡嫩，苔白，脉弱。

用法用量：1日1次（以上为2次的食用量），可经常食用。

出处：福州市非物质文化遗产名录项目——福州市八珍系列药膳传承研究产品，已列入福州市中医院临床诊疗常规，福州市科委立项的科研课题，在临床疗效观察中。

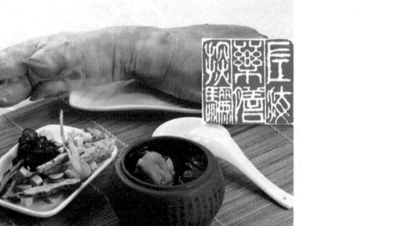

八珍猪蹄

5.八珍鲈鱼汤

食材与药材：熟地5g，当归5g，白芍5g，川芎5g，人参5g，白术5g，茯苓5g，甘草5g，生姜、大枣适量，鲈鱼1条（约500g），米酒、盐、葱白、茶油等调料适量。

烹调方法：将八珍药物煎煮取滤液备用；鲈鱼活杀清除血水，表面薄涂一点盐稍置片刻。在热油锅内放入鲈鱼，武火将鲈鱼快煎两面皮脆肉未熟时，将八珍药物煎煮液趁热加入，放入生姜、葱白、红枣，武火煮开，文火煮熟，加调料。

应用范围：骨折、脱位后期患者兼气血两虚证。

临床表现：骨折、脱位后期患者兼气血两虚证，症见筋骨萎弱，关节屈伸不利，遇劳遇寒则重，伴面黄少华，自汗畏风，舌淡嫩，苔白，脉弱。

用法用量：1日1次（以上为2次的食用量），可经常食用。

出处：福州市非物质文化遗产名录项目——福州市八珍系列药膳传承研究产品，已列入福州市中医院临床诊疗常规，在临床疗效观察中。

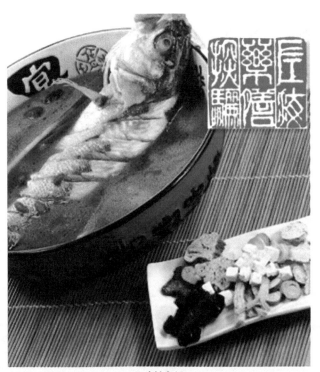

八珍鲈鱼汤

6.鹿角胶枣

食材与药材：鹿角胶15~20g，红枣（去核）100g，生姜15g。

烹调方法：将生姜榨汁备用。鹿角胶隔水烊化，放入生姜汁和红枣，充分搅拌，移到炒锅中在文火下翻炒红枣，至红枣吸尽汁液、枣皮油亮。

应用范围：肝肾不足引起的骨折后期患者。

临床表现：肝肾不足引起的骨折后期患者，症见筋骨萎弱，肢体屈伸不利，骨折处疼痛隐隐，伴五心烦热，盗汗，头晕耳鸣，腰膝酸软，舌红少苔，脉弦细数。

用法用量：1日2次，每次3～5粒（约20g）可经常食用。

出处：福建省中医药学会药膳分会药膳品鉴方、福州市中医院健康教育处方。

十二、骨质疏松

1.黄芪虾皮粥

食材与药材：黄芪20g，虾皮30g，粳米100g，盐、葱等调料适量。

烹调方法：将黄芪煎煮取滤液，与粳米同煮开后加入虾皮煮成粥，放入葱花并调味。

应用范围：补益脾肾，补充钙质，预防骨质疏松。

临床表现：补益脾肾，补充钙质，预防骨质疏松，症见腰脊不举，下肢痿弱或瘦削、行走困难。

用法用量：1日1～2次（以上为2次的服食量），可经常服食。

出处：福州市中医院临床诊疗常规。

2.茄虾面饼

食材与药材：巴戟天40g，茄子80g，虾皮40g，面粉240g，鸡蛋1个，肉末、葱末、黄酒、生姜、酱油、麻油、盐、白糖等调料适量。

烹调方法：将茄子用清水煮熟烂后挤去水分，加虾皮、肉末、姜丝、酱油、白糖，黄酒、麻油、盐等拌成馅；巴戟天煎煮取滤液100ml加蛋液、盐、葱末等调面浆；热油锅中摊成馅饼（以上调成8块馅饼）。

应用范围：补充钙质、预防骨质疏松。

临床表现：补充钙质、预防骨质疏松，症见腰脊不举，下肢痿弱或瘦削、行走困难，甚则卧床难起，或骨骼畸形。

用法用量：1日1次，每次2块，可经常食用。

出处：福州市中医院健康教育处方。

3.海马牛尾煲

食材与药材：海马1对，带皮牛尾200g，鸡肉50ml，火腿30g，米酒、葱、姜、盐、花椒、麻油等调料适量。

烹调方法：海马浸泡至软；牛尾切段，沸水焯过；鸡肉切块，沸水焯过；海马浸泡液、牛尾、鸡肉同入煲锅，加米酒、水适量，大火煮沸，加姜、花椒，文火煲到牛尾熟烂，加调料。

应用范围：肾阳虚型骨质疏松。

临床表现：肾阳虚型骨质疏松，症见腰脊不举，下肢痿弱或瘦削、行走困难，伴畏寒肢冷，舌淡苔白，脉沉弱。

用法用量：每日1次（以上为2次食用量），可经常食用。

出处：福州市中医院健康教育处方。

4.杜仲羊骨汤

食材与药材：杜仲50g，羊骨500g，米醋、葱、姜、盐、麻油等调料适量。

烹调方法：鲜羊骨在沸水中焯过；将杜仲煎煮取滤液，与羊骨同放入煲锅内，加米醋、姜、适量水武火煮开，文火煲2个小时，加调料。

应用范围：肾阳虚型骨质疏松症。

临床表现：肾阳虚型骨质疏松症，症见腰脊不举，下肢痿弱或瘦削、行走困难，伴畏寒肢冷，舌淡苔白，脉沉弱。

用法用量：每日1次（以上为2次食用量），可经常食用。

出处：福州市中医院健康教育处方。

5.虾皮拌豆腐

食材与药材：豆腐100g，虾皮20g，肉松、葱花、姜末、麻油、酱油等调料适量。

烹调方法：豆腐切方块在沸水锅中捞过，摆放在盘中，虾皮洗净，在用沸水锅中捞过，沥干水，与肉松搅拌均匀，盖在豆腐上，撒上葱花、姜末、淋上酱油、麻油。

应用范围：适合各类骨质疏松症。

临床表现：适合各类骨质疏松症，症见腰脊不举，下肢痿弱或瘦削、行走困难。

用法用量：1日1次（以上为1次食用量），可经常食用。

出处：福州市中医院临床诊疗常规。

6.鹿茸黄豆海带汤

食材与药材：鹿茸2g，黄豆50g，海带适量，姜、盐、米酒等调料适量。

烹调方法：将鹿茸与浸泡过的黄豆、海带同放炖罐中，加水、姜、盐、米酒等调料，蒸熟。

应用范围：更年期骨质疏松症。

临床表现：更年期骨质疏松症，症见腰脊或腰膝酸软，不能伸举，行走困难，伴烦躁，头晕耳鸣，五心烦热，舌红，苔少，脉沉细。

用法用量：1日1次（以上为1次食用量），可经常食用。

出处：福建省中医药学会药膳分会药膳品鉴方、福州市中医院健康教育处方。

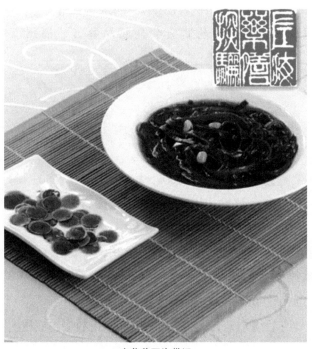

鹿茸黄豆海带汤

7.山药牛肉罐

食材与药材： 山药50g，红枣2粒，牛肉50g，砂仁、姜、盐、米酒等调料适量。

烹调方法： 山药切丁；将牛肉切块，在沸水中焯过；把山药丁、牛肉块、红枣、砂仁、生姜片摆放在炖罐中，加盐、酒等调料，在蒸笼中蒸熟。

应用范围： 老年骨质疏松并伴有脾胃虚弱者。

临床表现： 老年骨质疏松并伴有脾胃虚弱者，症见腰脊不举，下肢痿弱或瘦削、行走困难，伴神疲乏力，纳差便溏，舌淡有齿印，苔白，脉沉弱。

用法用量： 1日1次（以上为1次食用量），可经常食用。

出处： 福州市中医院健康教育处方。

8.党参黄豆炖排骨

食材与药材： 党参30g，黄豆15g，排骨150g，盐、米酒等调料。

烹调方法： 黄豆洗净浸泡30分钟；排骨洗净切块，沸水焯过；与党参、黄豆一起置炖罐中加适量水炖至烂熟，拣出党参，加调料。

应用范围： 补气健骨，用于老年性骨质疏松。

临床表现： 老年性骨质疏松，症见腰脊不举，下肢痿弱或瘦削、行走困难。

用法用量： 1日1次（以上为1次食用量），可经常食用。

出处： 福建省中医药学会药膳分会药膳品鉴方、福州市中医院健康教育处方。

9.补肾健骨膏

食材与药材： 鹿角胶200g，黄豆200g，核桃100g，芝麻50g，蜂蜜适量。

烹调方法： 将黄豆、核桃、芝麻分别炒熟，黄豆、核桃共研粗粉；鹿角胶隔水融化，在锅中放适量蜂蜜，将融化的鹿角胶倒入，文火搅拌至黏稠，倒入黄豆、核桃粗粉搅拌、翻炒成膏，加入芝麻搅拌均匀，取出，平铺成15cm厚度，冷却后切块，每块约15g。

应用范围： 补气健骨，用于老年性骨质疏松。

临床表现： 老年性骨质疏松，症见腰脊不举，下肢痿弱或瘦削、行走困难。

用法用量：1日1次，1次2块，可经常食用。

出处：福建省中医药学会药膳分会民间药膳调研方、福州市中医院健康教育处方。

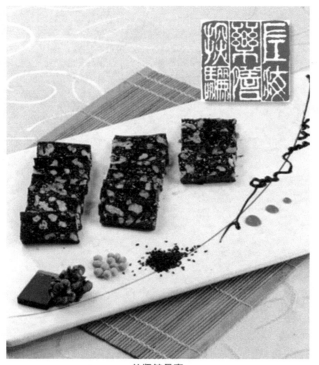

补肾健骨膏

10.虫草花海带丝

食材与药材：虫草花15g，海带丝150g，杜仲30g，牛筒骨500g，姜、盐、米醋等调料适量。

烹调方法：牛筒骨洗净剁块；杜仲加水适量，浸泡，煎煮取滤液，与牛筒骨、米醋同移到煲锅中，文火煲到汤白，放入海带丝、虫草花、姜、盐等，文火煮到汁尽海带熟，取出牛筒骨，将海带沥干，加调料。

应用范围：老年骨质疏松并伴有肾虚者。

临床表现：老年骨质疏松并伴有肾虚者，症见腰脊不举，下肢痿弱、行走困难，甚则卧床难起，畏寒肢冷，舌淡苔白，脉沉弱。

用法用量：1周1剂，分餐食用，可经常食用。

出处：福建省中医药学会药膳分会民间药膳调研方、福州市中医院健康教育处方。

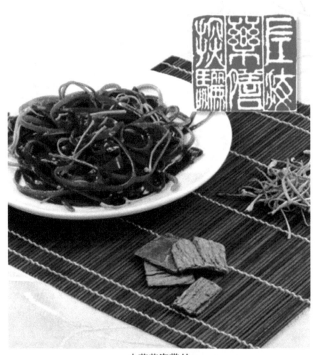

虫草花海带丝

十三、颈椎病

（一）神经根型颈椎病

1.桃仁葛根粉

食材与药材：桃仁5g，桂枝5g、赤、白芍各10g，葛根粉50g，白糖适量。

烹调方法：桂枝、赤芍、白芍煎煮取滤液；将桃仁研粉与葛根粉拌匀，用少量凉药液调匀加白糖，再加煮开的药液冲泡成糊状，也可冷却成胨。

应用范围：神经根型颈椎病引起的项背强痛。

临床表现：神经根型颈椎病引起的项背强痛，症见项背强痛，肢体酸麻沉重，酸软无力，握力减退。

用法用量：1日1次（以上为1次食用量），可经常食用。

出处：福州市中医院临床诊疗常规。

2.秦瓜猪肚片

食材与药材：秦艽30g，木瓜30g，猪肚200g，青椒、胡萝卜、油、葱段、姜、花椒、盐等调料适量。

烹调方法：将猪肚洗净，在沸水中焯过，切片；青椒切方片，胡萝卜切丝；秦艽、木瓜煎煮取滤液将猪肚焖熟；热油锅中放入姜、葱、花椒煸炒后，依序放入青椒、胡萝卜、猪肚片并翻炒，加调味，用少量中药液溶化淀粉勾芡。

应用范围：颈椎病引起的风湿痹痛，头颈四肢筋脉拘挛。

临床表现：颈椎病引起的风湿痹痛、头颈四肢筋脉拘挛，症见项背强痛，肢体筋脉拘挛无力，握力减退，喜温喜热。

用法用量：1日1次（以上为2次食用量），可经常食用。

出处：福州市中医院临床诊疗常规、福建省中医药学会药膳分会药膳品鉴方。

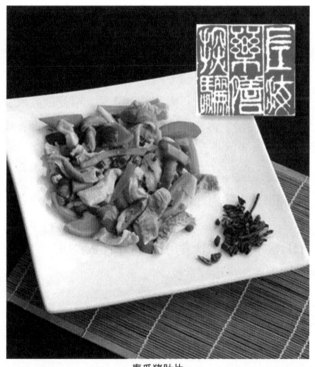

秦瓜猪肚片

3.乌梢蛇母鸡汤

食材与药材：骨碎补100g，乌梢蛇1条（去头足后约100g），母鸡肉300g，葱、姜、黄酒、盐各适量。

烹调方法：将母鸡肉切块在沸水中焯过；骨碎补、乌梢蛇煎煮取滤液，与母鸡肉放入砂锅中，加入姜、黄酒和水，武火煮开，文火煮至鸡肉熟，加调料。

应用范围：神经根型颈椎病引起的风湿痹痛。

临床表现：神经根型颈椎病引起的风湿痹痛，症见项背强痛日久，肢体酸麻沉重，酸软无力，握力减退，遇风寒湿则重，得温痛减。

用法用量：1日1次（以上为2次食用量），可经常食用。

出处：福州市中医院临床诊疗常规。

（二）脊髓型颈椎病

1.苁蓉滑肉汤

食材与药材：肉苁蓉30g，草果6g，荜茇15g，猪瘦肉200g，黑木耳20g，红枣（去核）6枚，绿色青菜、葱、姜、盐等调料适量。

烹调方法：黑木耳用清水浸发；肉苁蓉、草果、荜茇煎煮取滤液，猪瘦肉切薄片，用调味品腌后挂淀粉。将黑木耳、红枣、中药液共煮开，放入猪瘦肉滑片煮熟，放入青菜略煮片刻，调味。

应用范围：脊髓型颈椎病引起的肌肉萎软无力属阳气亏虚者。

临床表现：脊髓型颈椎病引起的肌肉萎软无力属阳气亏虚者，症见颈项疼痛不举，四肢痿软无力，肢寒畏冷，腰膝酸软，甚至四肢瘫痪。

用法用量：1日1次（以上为2次食用量），可经常食用。

出处：福州市中医院临床诊疗常规。

2.红花牛肉煮土豆

食材与药材：牛肉200g，红花6g，土豆2个，葱、姜、胡椒、盐、酱油、绿色青菜各适量。

烹调方法：将土豆去皮切大块；牛肉切片与红花一起下锅，加水适量，把牛肉煮到七分熟，加土豆块、葱、姜、胡椒、盐、酱油、盐等，盖锅再煮，熟时，放入青菜略煮片刻，调味。

应用范围：脊髓型颈椎病颈项疼痛。

临床表现：脊髓型颈椎病颈项疼痛，症见颈项疼痛，四肢无力颤抖，或有麻木烧灼感，甚至四肢瘫痪。

用法用量：1日1次（以上为2次食用量），可经常食用。

出处：福州市中医院临床诊疗常规。

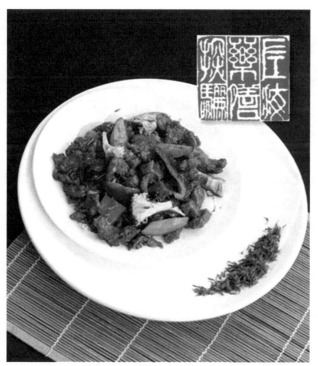

红花牛肉煮土豆

3.归芪蒸鸡

食材与药材：炙黄芪100g，当归20g，草果6g，红枣10枚、母鸡1只（去内脏），米酒、蒜、姜、胡椒粉、细盐各适量。

烹调方法：鸡肉用沸水焯过；将当归、黄芪、草果装纱布袋放入鸡腹内，放入蒸钵，腹部向上，摆上枣、姜、蒜，注入清汤，加入食盐、黄酒、胡椒粉，盖上盖封严，上笼蒸熟，弃去纱布袋，调味。

应用范围：脊髓型颈椎病引起的四肢肌肉萎软无力属气血亏虚者。

临床表现：脊髓型颈椎病引起的四肢肌肉萎软无力属气血亏虚者，症见颈项疼痛日久，时轻时重，四肢无力，遇劳则重，伴面白无华，纳少便溏。

用法用量：1日1次（以上为2次食用量），可经常食用。

出处：福州市中医院健康教育处方。

（三）椎动脉型颈椎病

1.牛脊髓炖罐

食材与药材：牛脊髓150g，核桃仁100g，枸杞子10g，白芷30g，川芎30g。

烹调方法：将白芷、川芎煎煮取滤液；在炖罐中摆放牛脊髓、核桃仁，加中药液，加调料，密闭蒸熟，上桌时将经沸水捞过的枸杞撒在面上。

应用范围：椎动脉型颈椎病肝肾亏虚者。

临床表现：椎动脉型颈椎病肝肾亏虚者，症见颈项酸痛，眩晕耳鸣，恶心欲呕，伴五心烦热，腰膝酸软。

用法用量：1日1次（以上为2次食用量），可经常食用。

出处：福州市中医院临床诊疗常规。

2.参芪芡实炒猪肾

食材与药材：党参20g，黄芪30g，芡实30g，猪肾2个，葱、姜、酒、盐各适量。

烹调方法：将党参、黄芪煎煮取滤液，放冷后浸泡芡实并蒸熟，猪肾洗净切片，在热油锅中，将葱、姜煸炒，放入猪肾片翻炒，加酒、盐，稍炒后加入芡实，加调料炒匀。

应用范围：椎动脉型颈椎病脾胃虚弱者。

临床表现：椎动脉型颈椎病脾胃虚弱者，症见颈项酸痛，眩晕耳鸣，恶心欲呕，伴面黄少华，纳少便溏，心悸乏力。

用法用量：1日1次（以上为1次食用量），可经常食用。

出处：福州市中医院健康教育处方。

十四、腰腿痛

1.栗子焖腰花

食材与药材：杜仲10g，核桃20g，板栗50g，猪肾2个，花椒、酱油、红糖、食盐各少许。

烹调方法：杜仲煎煮取滤液，核桃、栗子用少量食油炒，边炒边洒杜仲煎煮滤液至熟；猪腰切片；热油锅中，将葱、姜煸炒，放入猪肾片翻炒，加酒、盐，稍炒后加入核桃、栗子、适量的杜仲煎煮液，加盖焖煮片刻，加酱油、红糖、食盐等调料。

应用范围：肾气不足型腰椎间盘突出症。

临床表现：肾气不足型腰椎间盘突出症，症见腰背疼痛，下肢酸麻，伴肢体痿软无力，潮热盗汗，夜尿频或五更泻。

用法用量：1日1次（以上为1次食用量），可经常食用。

出处：福州市中医院健康教育处方。

2.枸杞肉苁蓉粥

食材与药材：枸杞子30g，肉苁蓉30g，粳米100g，韭菜、盐、各适量。

烹调方法：韭菜剁细末；肉苁蓉煎煮取滤液与粳米共煮粥，将熟时加韭菜末、盐等调料，装碗时将经沸水捞过的枸杞撒在面上。

应用范围：阴阳两虚之腰膝酸软无力者。

临床表现：阴阳两虚之腰膝酸软无力者，症见腰背疼痛痿软无力，下肢酸麻，伴潮热盗汗，五心烦热，头晕耳鸣。

用法用量：1日2次（以上为2次的食用量），7天为1个疗程。

出处：福州市中医院健康教育处方。

3.海参汤

食材与药材：芡实10g，海参1只，小米30g，红枣3粒，韭菜、鸡汤、米酒、盐等各适量。

烹调方法：将韭菜剁成末；芡实浸泡3个小时，用料理机搅成浆状；海参发好后加米酒蒸熟，切段；取芡实浆、鸡汤、海参、大枣、小米煮粥，熟时加韭菜末，加调料。

应用范围：慢性腰腿痛患者。

临床表现：慢性腰腿痛患者，症见腰背疼痛日久，下肢酸麻，伴肢体痿软无力，甚至畸形。

用法用量：1日1次（以上为1次的食用量），可经常食用。

出处：福州市中医院健康教育处方。

4.核桃仁炒蚕蛹

食材与药材：千斤拔30g，狗脊30g，核桃仁30g，蚕蛹20g，肉桂粉1g，盐、葱、姜、蒜各适量。

烹调方法：将千斤拔、狗脊煎煮取滤液，与核桃共焖煮熟；热油锅中把葱、姜、蒜煸炒，加入蚕蛹继续煸炒出香味，加入焖煮熟的核桃和调料，撒入肉桂粉搅拌均匀。

应用范围：用于肾阳亏虚的腰膝酸软等症。

临床表现：用于肾阳亏虚的腰膝酸软等症，症见腰背疼痛，下肢酸麻，伴形寒肢冷，喜温喜热，五更泻。

用法用量：1日1次，隔日1次（以上为1次的食用量），可经常食用。

出处：福州市中医院健康教育处方。

5.牛膝炖猪蹄

食材与药材：猪蹄200g，川牛膝15g，米酒、姜、盐等调料适量。

烹调方法：猪蹄切块，在沸水中焯过，与牛膝同放在煲锅中，加适量水、米酒、姜、盐等调料，武火煮开，文火煲煮至熟烂。

应用范围：肝肾亏虚引起的腰膝酸痛、乏力。

临床表现：肝肾亏虚引起的腰膝酸痛、乏力，症见腰背疼痛，下肢酸麻，伴肢体痿软无力，烦躁盗汗。

用法用量：1日1次，（以上为1次的食用量），可经常食用。

出处：福州市中医院健康教育处方。

6.筋骨合剂

食材与药材：野木香3g，土鳖虫3g，桑寄生12g，狗脊12g，伸筋草10g，透骨草10g，独活6g，防己6g，党参15g，熟地12g，当归15g，赤芍12g，红藤10g，炮山甲9g，猪尾骨200g，米酒、盐、茶油、生姜、大枣等适量。

烹调方法：将中药文火久煎取滤液；猪尾骨切块，在沸水中焯过；热油(用茶油)锅中加姜、葱白煸炒后，加入猪尾骨和米酒，稍焖煮后加中药煎液移入煲锅中，加入红枣煲煮到熟，加调料。

应用范围：缓解各种腰椎间盘突出症所引起的肢体麻木症状。

临床表现：缓解各种腰椎间盘突出症所引起的肢体麻木症状，症见腰背疼痛难忍，辗转反侧，下肢酸麻刺痛，甚则肢体偏瘫。

用法用量：1周2剂，可分餐食用，经常食用。

出处：福州市中医院临床诊疗常规。

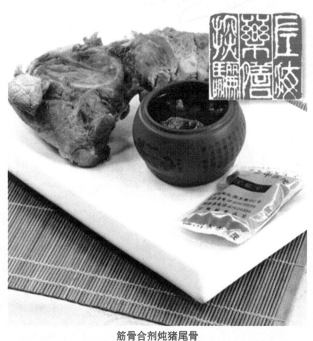

筋骨合剂炖猪尾骨

十五、荨麻疹

1.生姜桂枝粥

食材与药材：桂枝6g，生姜6g，粳米50g，红糖30g。

烹调方法：将桂枝煎煮取滤液；生姜放料理机中搅拌成浆；将桂枝煎液与粳米同煮，将熟时加入生姜浆和红糖，文火煮成粥。

应用范围：风寒型荨麻疹。

临床表现：风寒型荨麻疹，症见风团色淡微红，多发于头面、手足，遇冷风或着凉后加重，得热则缓，冬重夏轻，舌淡苔薄，脉浮紧。

用法用量：每日晚餐食用1次（以上为1次的食用量），可连续食用3~5天。

出处：福州市中医院健康教育处方。

2.防风苏叶猪瘦肉汤

食材与药材：防风15g，苏叶10g，白藓皮15g，猪瘦肉150g，香菇20g，生姜6g，盐等调料适量。

烹调方法：将防风、苏叶、白藓皮煎煮取滤液和猪瘦肉、香菇、生姜一起煮汤，熟时加调料。

应用范围：风寒型荨麻疹。

临床表现：风寒型荨麻疹，症见风团色淡微红，多发于头面、手足，遇冷风或着凉后加重，得热则缓，冬重夏轻，舌淡苔薄，脉浮紧。

用法用量：每日午晚餐2次食用（以上为2次的食用量），可连续食用3~5天。

出处：福州市中医院健康教育处方。

3.芋环干鲫鱼汤

食材与药材：芋环干50g，鲫鱼1条（约500g），香菇20g，盐、油等调料适量。

烹调方法：将芋环干煎煮取滤液；鲫鱼活杀清除血水，表面薄涂一点盐稍置片刻。在热油锅内放入鲫鱼，武火将鲫鱼快煎，至两面皮脆肉未熟时，将芋环干煎煮液、香菇加入，鱼煮熟时加调料。

应用范围：风热型荨麻疹。

临床表现：风热型荨麻疹，症见风团色红，遇热加重或咽喉肿痛，舌红苔薄黄，脉浮数。

用法用量：每日午晚餐2次食用（以上为2次的食用量），可连续食用3-5天。

出处：福州市中医院健康教育处方。

4.冬瓜排骨汤

食材与药材：冬瓜200g，排骨200g，芫荽20g。

烹调方法：冬瓜切成大块，与排骨同煮汤，熟时加入芫荽并调味。

应用范围：风热型荨麻疹。

临床表现：风热型荨麻疹，症见风团色红，遇热加重或咽喉肿痛，舌红苔薄黄，脉浮数。

用法用量：每日午晚餐2次食用（以上为2次的食用量），可连续食用3～5天。

出处：福州市中医院健康教育处方。

5.归芪防风猪瘦肉汤

食材与药材：当归15g，黄芪30g，防风10g，猪瘦肉100g，香菇30g，盐等调料适量。

烹调方法：将当归、黄芪、防风煎煮取滤液和猪瘦肉、香菇一起煮汤，熟时加调料。

应用范围：气血两虚型荨麻疹，反复发作，病程长。

临床表现：气血两虚型荨麻疹，症见风团反复发作，皮疹色淡，日轻夜重，或劳累后加重，乏力，舌淡苔薄，脉沉细。

用法用量：每日午晚餐2次食用（以上为2次的食用量），可经常食用。

出处：福州市中医院健康教育处方。

6.五味白芍饮

食材与药材：五味子3g，防风3g，毛柴胡3g，白芍5g，甘草2g，蜂蜜适量。

烹调方法：将五味子、防风、毛柴胡、白芍、甘草放入飘逸杯中，用开水冲泡，首次加盖焖1分钟，取滤液，反复冲泡共取滤液200~300ml，加蜂蜜搅拌均匀。

应用范围：急、慢性荨麻疹。

临床表现：急、慢性荨麻疹，症见风团时发时退，发无定处，消退后不留痕迹，或手抓后可见隆起划痕。

用法用量：代茶随时饮用，1日2包（以上为1包的量），可经常食用。

出处：福州市中医院健康教育处方。

十六、湿 疹

1.茅根薏仁粥

食材与药材：薏苡仁100g，白茅根100g，芦根100g，粳米50g，绿豆30g，白砂糖适量。

烹调方法：将白茅根、芦根煎煮取滤液，放凉后用于浸泡薏苡仁并煮熟，再放入粳米、绿豆，继续慢煮成粥，加白砂糖调匀。

应用范围：凉血祛湿止痒，用于湿疹急性期。

临床表现：湿疹急性期，症见发病急，皮损潮红，水泡多，渗液明显，瘙痒，伴纳少，心烦，口干，舌红，苔黄，脉滑数。

用法用量：每日清晨空腹食用1次（以上为2次的食用量），可连续食用5~7天。

出处：福建省中医药学会药膳分会民间药膳调研方、福州市中医院健康教育处方。

2.养血祛湿粥

食材与药材：薏苡仁100g，赤白芍各10g，苍白术各10g，生地黄10g，生甘草6g，粳米50g，盐适量。

烹调方法：将赤白芍、苍白术、生地黄、生甘草煎煮取滤液，与薏苡仁同煮至薏苡仁开裂酥烂，加入粳米煮成粥，加盐搅匀。

应用范围：养血祛湿，适合用于慢性湿疹。

临床表现：慢性湿疹，症见病久不愈，皮损色暗淡，肥厚粗糙，伴神疲乏力，腹胀，便溏，舌淡，苔白，脉细。

用法用量：每日清晨空腹食用1次（以上为2次的食用量），连续食用7天为1疗程。

出处：福州市中医院健康教育处方。

十七、脓疱疮

1.苦瓜薏米瘦肉羹

食材与药材：薏米30g，苦瓜200g，猪瘦肉末50g，蒜、葱、姜、盐等调料适量。

烹调方法：将苦瓜切碎；薏米浸泡煮熟，冷却后与苦瓜同放在料理集中搅拌成浆；热油锅中将蒜、葱、姜煸炒，加入苦瓜薏米浆，煮开，加瘦肉末煮熟，加调料。

应用范围：湿热型。

临床表现：湿热型，症见脓疱密集，色黄，心烦口干，大便干，小便短赤，舌红苔黄，脉滑数。

用法用量：1日1次，佐餐食用，连续食用5天。

出处：福州市中医院健康教育处方。

2.薏米粥

食材与药材：薏苡仁25g，土茯苓30g，绿豆25g，粳米50g，冰糖适量。

烹调方法：将土茯苓煎煮取滤液，加薏苡仁、绿豆、粳米同煮粥，熟时加冰糖。

应用范围：湿热型。

临床表现：湿热型，症见脓疱密集，色黄，心烦口干，大便干，小便短赤，舌红苔黄，脉滑数。

用法用量：1日2次（以上为2次的食用量），早晚餐食用，连食3天。

出处：福州市中医院健康教育处方。

3.扁豆粥

食材与药材：党参15g，茯苓15g，扁豆30g，银花10g，粳米70g

烹调方法：扁豆浸泡去皮；取浸泡扁豆的水和皮与党参、茯苓、银花煎煮取滤液，放入扁豆、粳米同煮成粥。

应用范围：脾虚型。

临床表现：脾虚型，脓疱稀疏，色淡黄，基底不红，纳少乏力，便溏，舌淡苔薄，脉濡细。

用法用量：1日2次（以上为2次的食用量），早晚餐食用，连食3天。

出处：福州市中医院健康教育处方。

4.淮山炖田鸡

食材与药材：鲜淮山药50g，扁豆10g，薏苡仁15g，防风6g，金蝉5g，淡竹10g，野菊花10g，田鸡肉200g，盐、姜等调料适量。

烹调方法：淮山去皮切块，浸养在凉水中；扁豆、薏苡仁、防风、金蝉、淡竹、野菊花煎煮取滤液，与田鸡肉、淮山块、调料同移炖罐中炖熟。

应用范围：脾虚型。

临床表现：脾虚型，症见脓疱稀疏，色淡黄，基底不红，伴纳少乏力，便溏，舌淡苔薄，脉濡细。

用法用量：1日1次（以上为1次的食用量），佐餐食用，连食5天。

出处：福州市中医院健康教育处方。

第三章 妇科药膳

第一节 概 述

本章是根据妇科常见疾病，结合临床心得，借鉴前辈经验，整理编写妇科疾病的常用药膳。有的用于养颜美容，有的用于调理体质，有的用于辅助治疗疾病。本章药膳，体现了方便，制作简单，容易接受，疗效乐观的特点。

由于妇女有经、带、胎、产的生理特点，更需重视卫生保健，无病先防，有病早治，减少妇科疾病发生，保障妇女的身体健康。妇科疾病的发生，一般来说，青春期常因肾气未充，易导致月经疾患；中年妇女由于胎产、哺乳，数伤于血，肝肾失养，常出现月经不调、胎前产后诸病；老年妇女脾肾虚衰，易发生经断前后诸证、恶性肿瘤等。当代社会，由于工作节奏快、生活压力大、环境污染等原因，妇女经常处于亚健康状态，更容易罹患各种疾病。

妇科疾病的发展变化过程中有轻、重、缓、急之分，必须本着治病求本的原则，掌握疾病变化的本质，依据病情的特性，因地、因人、因时制宜；合理利用药材和食物的功效特点，对疾病有目的的治疗；不可一味盲目服用，亦不可久服，在医师指导下用药更为安全；因孕期、哺乳期是个特殊的生理时期，更应在医师指导下服用。

第二节　临床药膳

一、调经类

1.草仁米醋糖饮

食材与药材： 益母草15g，砂仁5g，米醋20g，红糖30g。

烹调方法： 取益母草、砂仁煎取滤液250ml，再加入米醋和红糖搅拌均匀口服。

应用范围： 气滞血瘀型痛经。

临床表现： 气滞血瘀型痛经，症见经前或经期下腹胀痛，下坠拒按。经行量少不畅，色紫暗有块，血块下痛减，或伴乳房胀痛等。

注意事项： 孕妇禁用。

用法用量： 月经来潮前1周开始服，每日1次（以上为1次用量），连服1周。

出处： 福州市中医院健康教育处方。

2.当归生姜羊肉汤

食材与药材： 当归10g，生姜30g，羊肉250g。

烹调方法： 将羊肉洗净，开水焯后的羊肉块与洗净切片的当归、生姜共煮到羊肉熟烂，加足量调料。

应用范围： 气血虚弱型、虚寒型痛经，或妇女血虚寒凝之月经不调，月经推迟，血虚经少，血枯经闭。

临床表现： 气血虚弱型、虚寒型痛经，症见经前或经期小腹冷痛，喜温喜按。经行量少，色紫暗有块，形寒肢冷，或带下量多，或经行量少色淡，质稀薄，目眩，心悸气短，形寒肢倦等。

注意事项： 孕妇禁用。

用法用量： 月经来潮前1周开始服，分早、晚餐吃肉喝汤，每日1～2次（以上为2次用量），连服1周。

出处： 《金匮要略》。

3.当归生姜羊肉桂皮汤

食材与药材：当归、生姜各15g，羊肉块25g，桂皮调料各适量。

烹调方法：将羊肉洗净，开水焯后的羊肉块与洗净切片的当归、生姜、桂皮共煮到羊肉熟烂。

应用范围：寒湿凝滞型痛经或盆腔炎。

临床表现：寒湿凝滞型痛经或盆腔炎，症见经前或经期小腹冷痛，喜温喜按，经行量少，色紫暗有块，形寒肢冷；或小腹冷痛，或坠胀疼痛，经期加重，得热痛减；或伴月经失调，带下增多，色白，质稀等。

注意事项：孕妇禁用。

用法用量：月经来潮前1周开始服，分早、晚餐吃肉喝汤，每日1～2次（以上为2次用量），连服1周。

出处：《金匮要略》。

4.大枣花生粥

食材与药材：大枣10枚，花生50g，粳米100g，冰糖适量。

烹调方法：将粳米、大枣、花生淘洗干净，放入锅内，加水适量先用武火烧开，后移文火上煎熬至烂成粥，再加入冰糖，搅拌均匀。

应用范围：气血虚弱型月经量少、贫血、胃虚食少等症。

临床表现：气血虚弱型月经量少，症见经来血量渐少，或点滴即净，色淡，质稀；或伴小腹隐痛，头晕眼花，心悸，面色萎黄等。

用法用量：每日1～2次（以上为2次用量），可长期服用。

出处：福州市中医院健康教育处方。

5.二花粥

食材与药材：生姜10g，花椒5g，红花5g，粳米100g，红糖适量。

烹调方法：先将前3者水煎取汁，同粳米煮成稀粥，加适量红糖。

应用范围：寒凝血瘀型痛经。

临床表现：寒凝血瘀型痛经，症见经前或经期小腹冷痛，喜温喜按，得热痛减；或经行量少，色紫暗有块，形寒肢冷等。

用法用量：月经来潮前1周开始服，每日1～2次（以上为2次用量），连服1周。

注意事项：孕妇禁用。

出处：福州市中医院健康教育处方。

6.佛手生姜汁

食材与药材：佛手10g，生姜6g，红糖适量。

烹调方法：前2味水煎取汁，加红糖调味。

应用范围：气滞血瘀型痛经。

临床表现：气滞血瘀型痛经，症见经前或经期下腹胀痛，下坠拒按，经行量少不畅，色紫暗有块，血块下痛减，或伴乳胁胀痛等。

注意事项：孕妇禁用。

用法用量：月经来潮前1周开始服，每日1～2次（以上为2次用量），连服1周。

出处：福州市中医院健康教育处方。

7.红芪当归炖鸡蛋

食材与药材：黄芪30g，当归10g，红藤20g，鸡蛋2个，红糖适量。

烹调方法：以上材料除红糖外，全部放入锅中加水适量同煮，煮至蛋熟后，将蛋及药渣捞出留汁，蛋剥去壳后，与红糖一起放入上述药汁中，再煮10分钟即可。

应用范围：适宜于素体虚弱、气血不足之痛经、闭经。

临床表现：适宜于素体虚弱、气血虚弱之痛经、闭经，症见经期或经后小腹隐痛喜按，或小腹及阴部空坠不适；或月经周期延迟、量少、色淡红，质稀薄，渐至经闭不行，神疲肢倦，目眩，心悸气短等。

注意事项：孕妇禁用。

用法用量：吃蛋饮汤，月经来潮前1周开始服，每日1～2次（以上为2次用量），连服1周。

出处：福建省中医药学会药膳分会民间药膳调研方。

8.黄芪乌鸡

食材与药材：乌鸡250g，黄芪20g，小茴香3g，大枣6枚，葱花、生姜、盐、味精各适量。

烹调方法：乌鸡按常法洗净，将黄芪饮片、小茴香、大枣、葱花、生姜、盐、味精纳入鸡腹中，炖至熟烂即可。

应用范围：气血虚寒所致月经延后、月经过少、闭经等。

临床表现：气血虚寒所致月经延后、月经过少、闭经等，症见经期或经后小腹隐痛喜按，或小腹及阴部空坠不适等。

用法用量：每日1～2次（以上为2次用量），可长期服用。

出处：福州市中医院健康教育处方。

9.黑豆红花汤

食材与药材：黑豆50g，红花4. 5g，红糖20g。

烹调方法：将前2味置于炖盅内，加清水适量，隔水炖至黑豆熟透，去红花，放入红糖调匀。

应用范围：气滞血瘀型闭经。

临床表现：气滞血瘀型闭经，症见月经停闭不行，胸胁、乳房胀痛等。

用法用量：排除怀孕后，每日1～2次（以上为2次用量），月经来潮前1周开始服，中病即止。

出处：福建省中医药学会药膳分会民间药膳调研方。

10.牛膝炖猪蹄

食材与药材：川牛膝15g，猪蹄200g。

烹调方法：猪蹄刮净去毛，剖开两边后切成数段，与牛膝一起放入锅内，加水煮至猪蹄熟烂，去牛膝，余下猪蹄肉和汤食用。

应用范围：气滞血瘀型闭经。

临床表现：气滞血瘀型闭经，症见月经停闭不行，胸胁、乳房胀痛等。

用法用量：排除怀孕后，每日1～2次（以上为2次用量），月经来潮前1周开始服，中病即止。

出处：福州市中医院健康教育处方。

11. 肉桂女贞子粥

食材与药材：肉桂末2g，女贞子10g，粳米100g。

烹调方法：女贞子水煎取汁，入粳米煮成粥，入肉桂末调匀服用。

应用范围：肝肾亏损痛经。

临床表现：肝肾亏损痛经，症见经期或经后小腹绵绵作痛，经行量少，色暗红，质稀薄. 腰骶酸痛，或头晕耳鸣，潮热等。

用法用量：月经来潮前1周开始服，每日1～2次（以上为2次用量），连服1周。

出处：福州市中医院调研方。

12. 山母花炖鸡蛋

食材与药材：益母草30g，山楂15g，红花5g，鸡蛋2个，红糖适量。

烹调方法：以上材料除红糖外，全部放入锅中，加水适量同煮，煮至蛋熟后，将蛋及药渣捞出留汁，蛋剥去壳后，与红糖一起放入上述药汁中，再煮10分钟即可。

应用范围：气滞血瘀，经血运行不畅而引起痛经者，或产后血瘀型恶露延长。

临床表现：气滞血瘀、经血运行不畅而引起痛经者或产后血瘀型恶露延长，症见经期或经后小腹隐痛喜按，或小腹及阴部空坠不适；或恶露过期不尽，量时少或时多，色暗有块，小腹疼痛拒按等。

注意事项：孕妇禁用。

用法用量：吃蛋饮汤，月经来潮前1周开始服，每日1～2次（以上为2次用量），连服1周。

出处：福州市中医院调研方。

13. 川芎煮鸡蛋

食材与药材：川芎10g，鸡蛋2个，黄酒适量。

烹调方法：前2味水煎煮至蛋熟，去蛋壳再煮5分钟左右，加黄酒调匀即可。

应用范围：气滞血瘀型痛经。

临床表现：气滞血瘀型痛经，症见经前或经期下腹胀痛，下坠拒按或经行量少不畅，色紫暗有块，血块下痛减等。

注意事项：孕妇禁用。

用法用量：月经来潮前1周开始服，每日1～2次（以上为2次用量），吃蛋喝汤，连服1周。

出处：福州市中医院调研方。

二、防治妊娠呕吐类

1.砂仁炒蛋

食材与药材：砂仁（研细末）1.5g，鸡蛋1个，盐、茶油适量。

烹调方法：鸡蛋去壳打成蛋花，加砂仁、盐搅匀，油锅中炒熟。

应用范围：防治妊娠剧吐，孕妇适量食用可养胃健脾，理气安胎。

用法用量：1天1～2次，孕妇可经常食用。

出处：福建省中医药学会药膳分会民间药膳调研方。

2.橘砂茶

食材与药材：橘皮15g，砂仁1.5g，红糖20g。

烹调方法：煎水代茶。

应用范围：防治妊娠剧吐，理气安胎。

用法用量：每日1剂，当茶少量频饮。

出处：福州市中医院临床诊疗常规。

3.姜撞奶

食材与药材：牛奶200g，老姜20g，枸杞10g（或黑芝麻5g），白糖适量。

烹调方法：将老姜去皮压出姜汁；鲜牛奶、白糖混匀，用文火煮至微开，熄火，放凉到70度左右时，迅速倒入装着姜汁的碗中，加盖，凝结时即撒在开水中焯过的枸杞（或炒熟的黑芝麻）。

应用范围：祛寒止咳，补肾养颜，治疗妊娠呕吐。

用法用量：每日1剂，可隔天交替使用枸杞和黑芝麻。

出处：福建省中医药学会药膳分会民间药膳调研方。

4.砂仁枣粥

食材与药材：砂仁（研细末）1.5g，大枣10枚，粳米50g，红糖适量。

烹调方法：大枣去核与粳米同煮粥，将熟时加砂仁和糖搅匀，煮熟。

应用范围：防治妊娠剧吐，理气安胎。

用法用量：1天1～2次，孕妇可经常食用。

出处：福州市中医院临床诊疗常规。

5.柿蒂茶

食材与药材：柿蒂30g，冰糖60g。

烹调方法：煎水代茶。

应用范围：妊娠剧吐。

临床表现：妊娠剧吐，症见孕后恶心、呕吐频繁，不能进食，或食入即吐等。

用法用量：少量频饮。

出处：福州市中医院临床诊疗常规。

三、安胎（预防流产）类

1.莲子猪肚粥

食材与药材：莲子15g，猪肚100g，粳米100g。

烹调方法： 猪肚洗净，煮熟，与经浸泡的去心莲子、粳米共煮粥。

应用范围： 补心脾安胎，适合气血两虚、肾虚型孕妇。

用法用量： 每日1～2次（以上为2次用量），连服10日。

出处： 福州市中医院临床诊疗常规。

2.养胎猪肚

食材与药材： 砂仁6g，龙眼肉20g，莲子20g，花生10g，红枣10g，猪肚200g，蒜、食盐等适量。

烹调方法： 将猪肚洗净切块，在沸水中焯过，与砂仁6g，龙眼肉20g，莲子20g，花生10g，红枣、蒜头共移煲锅中煲熟，加盐等调料。

应用范围： 滋补脾肾安胎，适合脾肾两虚型孕妇。

用法用量： 1日1剂。

出处： 福建省中医药学会药膳分会民间药膳调研方。

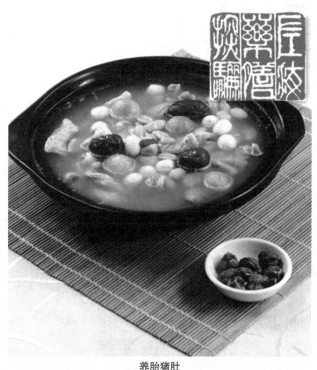

养胎猪肚

3.莲子葡萄干粥

食材与药材：莲子15g，葡萄干30g，粳米100g。

烹调方法：将莲子去心与粳米同煮粥，将熟时加入葡萄干搅匀，煮熟。

应用范围：滋养补虚安胎，适合气血两虚型孕妇。

用法用量：每日1～2次（以上为2次用量），连服10日。

出处：福州市中医院临床诊疗常规

4.鲤鱼汤

食材与药材：活鲤鱼500g，苎麻根30g，糯米100g。

烹调方法：鲤鱼去内脏，洗净煎汤，苎麻根加水另煎，去渣取汁，入鱼汤中，再将糯米和适量葱、姜、盐纳入鱼腹中煮粥。

应用范围：凉血利水安胎，适合血热型孕妇。

用法用量：每日1～2次（以上为2次用量），连服10天。

出处：福州市中医院临床诊疗常规。

5.黄芪黑豆浆

食材与药材：黑豆60g，生黄芪30g，冰糖适量。

烹调方法：黑豆洗净与黄芪用适量水浸泡，弃黄芪，将黑豆煮熟，在料理机中搅成浆，加冰糖，调匀。

应用范围：凉血利水安胎，适合血热型孕妇。

用法用量：每日1剂，当茶水少量频饮。

出处：福建省中医药学会药膳分会民间药膳调研方。

6.糯米山药粥

食材与药材：山药30g，枸杞子15g，续断、苎麻根各12g。

烹调方法：先煎续断、苎麻根，去渣取汁。加入糯米及山药，共煮至粥熟加入枸杞子搅匀即可。

应用范围：肾虚血热型先兆流产。

临床表现：肾虚血热型先兆流产，症见妊娠期间阴道漏红，色鲜，质稠；或腰酸腹坠等。

用法用量：每日1～2次（以上为2次用量），可长期服用。

出处：福州市中医院临床诊疗常规。

7.苎麻根煮鸡蛋

食材与药材：苎麻根30g，姜竹茹10g，鸡蛋2个，盐适量。

烹调方法：鸡蛋去壳打成蛋花；苎麻根、姜竹茹煎煮取滤液，煮开后，倒入蛋花煮熟，调味。

应用范围：血热型先兆流产。

临床表现：血热型先兆流产，症见妊娠期间阴道漏红，色鲜，质稠。或腹痛下坠，心烦不安，手足心热，口干咽燥，大便秘结等。

用法用量：1天1剂，喝汤吃蛋。

出处：福州市中医院临床诊疗常规。

四、不孕症类

1.爆炒核桃仁

食材与药材：核桃仁150g，鲜韭菜250g。

烹调方法：先将核桃仁用油爆后放置一旁，后将鲜韭菜加油炒快熟后，放入核桃仁伴炒片刻即可。

应用范围：女子肾虚不孕症。

临床表现：女子肾虚不孕症，症见婚后不孕，月经迟发、后期，经量或减少，色黯，头晕耳鸣，腰膝酸软等。

用法用量：每日1～2次（以上为2次用量），可长期服用。

禁忌：阴虚火旺者慎用。

出处：民间验方。

2.苁蓉地杞粥

食材与药材：肉苁蓉10g，熟地黄10g，枸杞子18g，当归6g，粳米100g。

烹调方法：以上材料除枸杞子外水煎取汁，加粳米煮为稀粥，待熟时加入枸杞子浸泡片刻，调适量糖服食。

应用范围：肝肾阴（亏）虚型不孕症。

临床表现：肝肾亏虚型不孕症，症见婚后不孕，月经迟发、后期，经量或减少，色黯，头晕耳鸣，腰膝酸软等。

用法用量：于月经来潮第5天开始，每日1～2次（以上为2次用量），连续10天。

注意事项：排卵后慎用。

出处：民间验方。

3.花生山药大枣鸡

食材与药材：花生仁50g，生姜20g，山药100g，大枣20g，乌鸡250g。

烹调方法：将乌鸡洗净切块，开水焯后与洗净的花生仁、生姜、山药、大枣同煮。

应用范围：脾肾亏虚引起的不孕症。

临床表现：脾肾亏虚引起的不孕症，症见婚后不孕，月经迟发、后期，经量或减少，色黯，头晕耳鸣，腰膝酸软，或体倦、腹泻、便溏等。

用法用量：于月经来潮第1天开始，每日1～2次（以上为2次用量），1月为1疗程，连续3个疗程。

出处：福州市中医院健康教育处方。

4.姜枣膏

食材与药材：生姜50g，大枣500g，红糖适量。

烹调方法：将大枣去核，与生姜同放入锅中蒸熟捣烂。

应用范围：适用于宫寒不孕症。

临床表现：适用于宫寒不孕症，症见婚后不孕，月经后期，甚至停闭不行，量少色淡，喜温喜按等。

用法用量：于月经来潮第1天开始服用，每日1次（以上为3~4天用量），1月为1疗程，连续3个疗程。

出处：福州市中医院健康教育处方。

5.杜仲枸杞炖公鸡

食材与药材：公鸡500g，杜仲15g，枸杞10g，姜、大葱、盐适量。

烹调方法：先将公鸡去毛杂，洗净，将杜仲、枸杞纱布包扎好置于备好的公鸡腹内；放入葱、姜、食盐等调料各适量，再加适量水；然后把鸡放入锅内，先用武火烧沸；改用文火煨炖至鸡肉熟烂，去掉杜仲、枸杞即可。

应用范围：女性肾虚性不孕症。

临床表现：女性肾虚性不孕症，症见婚后不孕，月经迟发、后期，经行量少色淡。面色白或黧黑，头晕耳鸣，腰酸，胃寒肢冷，小腹有冷感，带下清稀如水，性欲冷淡，有时便稀，小便清长，夜尿频等。

用法用量：每日1次（以上为1~2次用量），1周为1疗程。

出处：福州市中医院调研方。

五、围绝经期综合征类

1.百合麦冬粥

食材与药材：百合30g，麦冬15g，红枣5枚，粳米100g。

烹调方法：先将麦冬水煎取汁，同百合、红枣、粳米煮成稀粥即可。

应用范围：阴虚型围绝经期综合征。

临床表现：阴虚型围绝经期综合征，症见经断前后，头晕耳鸣，腰酸腿软，烘热汗出，五心烦热，失眠多梦，口燥咽干等。

用法用量：每日1次（以上为1~2次用量），可长期服用。

出处：福州市中医院健康教育处方。

2.二麦大枣粥

食材与药材：荞麦30g，浮小麦15g，大枣5枚，粳米100g。

烹调方法：先将前2者水煎取汁，加大枣同粳米煮成稀粥。

应用范围：用于盗汗明显之围绝经期综合征。

用法用量：每日1剂，分早、晚服用，可长期服用。

出处：福州市中医院健康教育处方。

3.龙眼杞蛋

食材与药材：龙眼肉30g，枸杞15g，鸡蛋2个。

烹调方法：将龙眼肉加适量水煮沸后，加入剥皮的熟蛋，再煮半小时，加入枸杞子浸泡片刻即可。

应用范围：用于肝肾亏虚所致的围绝经期综合征。

临床表现：用于肝肾亏虚所致的围绝经期综合征，症见经断前后，头晕耳鸣，腰膝酸软，烘热汗出，五心烦热，失眠多梦等症。

用法用量：吃蛋喝汤，每日1剂，分早、晚服用。

出处：福州市中医院健康教育处方。

4.西洋参百合粥

食材与药材：西洋参10g，鲜百合50g，粳米100g。

烹调方法：将西洋参浓煎2小时取汁，同鲜百合50g、粳米100g，共同煮成稀粥。

应用范围：围绝经期综合征。

临床表现：围绝经期综合征，症见经断前后，神疲乏力、失眠多梦等症。

用法用量：每日1剂，分早、晚服用。

出处：福州市中医院调研方。

六、带下病类

1.芡实莲子荷叶粥

食材与药材：芡实10g，莲子50g，鲜荷叶1张，糯米50g。

烹调方法：将鲜荷叶洗净切片以后，把以上4种材料一起放入锅内，加水煮成稀粥。

应用范围：脾虚型带下过多。

临床表现：脾虚型带下过多，症见带下量多，色白或淡黄，质稀薄，或如涕如唾，绵绵不断，无臭，神疲乏力，纳少便溏等。

注意事项：肠胃实热大便干燥者忌用。

用法用量：每日1剂，分1～2次服用，可久服。

出处：福州市中医院调研方。

2.薏米绿豆粥

食材与药材：薏苡仁50g，绿豆50g，粳米100g。

烹调方法：将薏苡仁、绿豆先煮30分钟，再加入粳米同煮，熬成稀粥。

应用范围：湿热下注型带下过多。

临床表现：湿热下注型带下过多，症见带下量多，色黄或呈脓性，质黏稠，小便短赤等。

注意事项：孕妇慎用、禁用。

用法用量：每日1剂，分1～2次服用。

出处：福州市中医院健康教育处方。

3.薏苡仁山药莲子粥

食材与药材：薏苡仁30g，山药50g，莲子30g，粳米100g。

烹调方法：将莲子去心，同另外3种材料洗净，同入锅中，加适量水，大火煮沸，改用小火煎煮至薏苡仁、莲子熟烂即成。

应用范围：脾虚型带下过多。

临床表现：脾虚型带下过多，症见带下量多，色白或淡黄，质稀薄，或如涕如唾，绵绵不断，无臭，神疲乏力，纳少便溏等。

　　用法用量：每日1次，可久服。

　　出处：福州市中医院健康教育处方。

4.金线莲炖海蚌

　　食材与药材：鲜金线莲1g，海蚌2粒，排骨汤适量，盐、酒、姜等调料。

　　烹调方法：将海蚌洗净，与金线莲同放在炖罐中，加适量排骨汤，加生姜炖熟，加调料。

　　临床表现：湿热下注型带下过多，症见带下量多，色黄或呈脓性，质黏稠，小便短赤等。

　　应用范围：湿热下注型带下过多。

　　用法用量：每日1次，可经常服。

　　出处：福建省中医药学会药膳分会药膳品鉴方、福州市中医院健康教育处方。

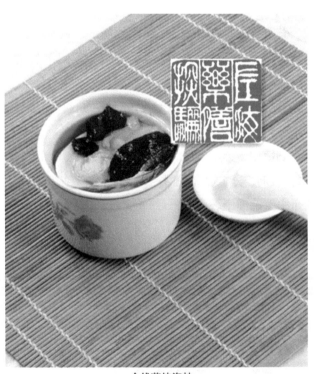

. 金线莲炖海蚌

七、其 他

1.带鱼汤

食材与药材：带鱼500g，黄芪30g，枳实10g，料酒3g，盐3g，大葱5g，姜3g，花生油10g。

烹调方法：将黄芪、炒枳实洗净，装入纱布袋中扎口；将洗净的带鱼切块，放入油锅中稍煎后，再放入适量清水及药包、料酒、盐、葱、姜，煮至带鱼熟时拣去药包、葱、姜，调好口味即成。

应用范围：中气不足型子宫下垂。

临床表现：中气不足型子宫下垂，症见子宫下移或脱出于阴道口外，阴道壁松弛膨出，劳则加重，小腹下坠；面色不华，四肢乏力等。

用法用量：每日1剂，分1~2次服用。

出处：调研于民间验方。

2.藤参粥

食材与药材：红藤30g，丹参15g，粳米100g。

烹调方法：前2味先煎取汁，加粳米煮熟。

应用范围：盆腔炎。

临床表现：盆腔炎，症见下腹疼痛，伴有带下量多，色黄，质稠如脓血，气味秽臭等。

注意事项：孕妇禁用。

用法用量：每日1剂，分1~2次服用，中病即止。

出处：福州市中医院临床诊疗常规。

3.益母草煮鸡蛋

食材与药材：鸡蛋2个，益母草30g。

烹调方法：将鸡蛋与益母草一起放入锅内，加水同煮，20分钟后鸡蛋熟，把外壳去掉，再放蛋在此汤中煮15~20分钟即成。

应用范围：产后恶露不止、功能性子宫出血等病症。

用法用量：吃蛋喝汤，每日1次，中病即止。

出处：福州市中医院健康教育处方。

4. 山药炒瘦肉

食材与药材：鲜山药300g，瘦肉200g，葱、味精、酱油、大蒜、生姜、食盐各适量。

烹调方法：鲜山药去皮洗净切片、瘦肉切片或切丁备用；锅内放入适量的油，热后放入葱、姜、蒜煸香后，加入瘦肉爆炒，再放入山药，炒熟后即食。

应用范围：脾虚、肾虚引起相关妇科病症（不孕症、带下过多、闭经等）。

用法用量：每日1剂。分1~2次服，可长期服用。

出处：福州市中医院健康教育处方。

5. 牛肉冬瓜汤

食材与药材：黄牛肉50g，蚕豆30g，冬瓜60g。

烹调方法：黄牛肉切块，与蚕豆（带壳）和冬瓜（带皮），炖熟后调味。

应用范围：特发性浮肿。

临床表现：特发性浮肿，症见眼睑浮肿，有时下肢、手部水肿，常感两小腿发胀，有时伴有肢体困重、瘀胀水肿、或肢体疼痛。

用法用量：每日1剂，每个月隔天食3~5次，连续服用3个月。

出处：福建省中医药学会药膳分会药膳品鉴方、福州市中医院健康教育处方。

第四章　儿科药膳

第一节　概述

　　小儿食疗是以饮食物为主，加入一些无渣或少渣，口感较好的中药，做成色香味美的食疗药膳，达到保健强身，防病治病目的。小儿食疗具有融药物和食品于一体，集预防和治疗于一身，食用方便，乐于为孩子接受，效果较好的特点。

　　小儿无论是在形体、生理方面，还是在病因、病理及其他方面，都与成人有着显著的不同。小儿的生理特点为：脏腑娇嫩，形气未充；生机蓬勃，发育迅速；其病理特点为：发病容易，传变迅速；脏器清灵，易趋康复。如今，由于抗生素的反复或长期应用，在小儿的治疗上产生了一些毒副作用及耐药性，因此，在辨证准确的基础上，给小儿用食疗药膳，常能获得意想不到的效果。药膳的优势在于融合了药物的性能与膳食的功效，使人们在摄取食物营养的过程中达到防病治病的目的，它针对特定人群设立，因此具有中国特色的药膳作为防病治病手段长期以来颇受人民大众欢迎，尤其是亦食亦药的食材，临床应用于小儿更为贴切。

　　膳食疗法是中药与膳食功效的结合而形成的具有其特殊理法方药的系统疗法，是我国劳动人民在长期与疾病的斗争中首创的。药膳属"绿色医药"的范畴，无毒副作用，且作用人体靶点多，对人体机能有综合调理作用。小儿脏腑娇嫩，"稚阴未充，稚阳未长"，因此尤其适合应用膳食疗法。

　　在给小儿采用食疗药膳时，应该注意以下几方面：

　　1. 小儿口味一般均喜甜、香味，拒绝苦涩味，所以在选择药材、食材时应选择口感较好的材料，并注意色彩的搭配，以增加患儿食欲。在烹调的过程中，也应以煮、蒸、炖、炒来制作，尽量不用煎、炸来烹调，这样既可减少营养物质的丧失，也可保持食药材的原本特性。

2. 小儿心肝常有余，肺脾常不足，心肝有余则夜间常易多梦、烦躁，小儿肺脾不足常易感冒、积滞，在用食疗药膳时，应时时注意顾护脾胃，慎用肥甘厚腻之品，以碍脾气运化，积滞内生，慎用大辛、大热之品，以防助心肝之火。

3. 药膳可增强患儿的抵抗力，对疾病的症状起到一定的改善，对不同体质的患儿采用相应的药膳干预，可调理各种偏颇体质为平和质。但小儿形体娇嫩，用药稍呆则滞，稍重则伤，稍不对症则莫知其乡，故在使用食疗药膳时也应辨证施膳，小儿处在身体发育的阶段，在膳食的过程中，应注意多样化，才能保持营养均衡，不宜过量、长期服用某种单一膳食。

本篇小儿食疗药膳选取儿科常见疾病如感冒、咳嗽、哮喘、积滞、腹泻等的简便食疗，以下若无特殊说明，1日剂量均定为150~200ml，为3~5岁小儿的量，<3岁或>5岁儿童用量应酌情增减。

第二节　常见疾病药膳

一、感　冒

1.姜糖片

食材与药材: 生姜30g,红糖150g。

烹调方法: 将生姜捣烂加水适量,放锅内煮沸5分钟去渣,加入红糖溶化继续煮成稠膏,起锅放凉后切成20块,分装。

应用范围: 小儿风寒感冒。

临床表现: 小儿风寒感冒,症见发热轻,恶寒重,无汗,鼻塞流清涕,喷嚏咳嗽,舌苔薄白,脉浮紧。

用法用量: 1日2次,1次2块,并饮热水150ml。

出处: 福州市中医院临床诊疗常规。

2.葱白香菇奶

食材与药材: 葱白6g,香菇2朵,辛夷花6g,母乳或牛奶50~100ml。

烹调方法: 上4味加适量清水,隔水炖,去渣取汁。

应用范围: 新生儿、婴儿风寒感冒。

临床表现: 新生儿、婴儿风寒感冒,症见发热轻,恶寒重,无汗,鼻塞流清涕,喷嚏咳嗽,舌苔薄白,指纹红,在风关内。

用法用量: 每日1剂(新生儿每剂50ml,婴儿每剂100ml),分2~3次服。

出处: 福州市中医院临床诊疗常规。

3.双色汤

食材与药材: 白菜心100g,白萝卜60g,黄花菜15g,贡菊花6g。

烹调方法: 将白菜心洗净,白萝卜切片,与黄花菜、贡菊花共煮汤约300ml,

调白糖分服。

应用范围：风热感冒。

临床表现：风热感冒，症见发热重，恶寒轻，有汗或无汗，头痛，鼻塞流稠涕，咳嗽，咽红，或口赤流泪，烦热口渴；舌质红少津，苔薄黄，脉浮数。

用法用量：每日1剂，分2次服。

出处：福州市中医院临床诊疗常规。

4.西瓜荷梗茶

食材与药材：西瓜皮60g，冬瓜皮50g，荷梗20g。

烹调方法：上3味水煎200ml。

应用范围：暑邪感冒。

临床表现：暑邪感冒，症见高热不退，或身热不扬，汗出不畅，头痛，倦怠，泛恶，鼻塞流涕，咳嗽；舌尖红，苔白腻，脉数。

用法用量：每日1剂，代茶饮。

出处：福州市中医院临床诊疗常规。

5.羊肉香菇汤

食材与药材：羊肉50～100g，香菇30g，生姜3小片。

烹调方法：羊肉切薄片，香菇泡软，生姜入油锅内煸炒至香后，加入羊肉、香菇武火翻炒至肉色改变，加盐、水共煮烂。

应用范围：小儿虚证感冒。

临床表现：小儿虚证感冒，平素易感冒，症见气短懒言，语声低微，倦怠乏力，自汗怕冷，舌质淡苔薄，脉细无力。

用法用量：连渣带汁服用，也可作佐膳之用，分2～3次服用，连服5～7天。1岁以内小儿去渣饮汁。

出处：福州市中医院临床诊疗常规。

6.黄芪大枣粥

食材与药材： 黄芪6g，大枣10g，粳米20g。

烹调方法： 以上3味加水适量共煮成粥。

应用范围： 预防感冒。

临床表现： 预防感冒，平素易感冒，症见气短懒言，语声低微，倦怠乏力，自汗怕冷，舌质淡苔薄，脉细无力。

用法用量： 每日晨空腹吃1小碗，连吃半月以上。

出处： 福州市中医院临床诊疗常规。

二、急性扁桃体炎

1.银花绿豆汤

食材与药材： 金银花15g，绿豆60g。

烹调方法： 绿豆煮20分钟，去豆取汁，冲泡银花。

应用范围： 小儿风热外袭型急性扁桃体炎。

临床表现： 小儿风热外袭型急性扁桃体炎，症见咽部疼痛、吞咽时尤甚，咽干灼热，可伴有发热、恶寒、头痛、体倦、咳嗽有痰等症，舌质红，苔薄白或薄黄，脉浮数。

用法用量： 每日1剂，代茶频饮。

出处： 福州市中医院健康教育处方。

2.绿豆萝卜汤

食材与药材： 白萝卜100g，橄榄5粒，绿豆75g。

烹调方法： 将萝卜去皮，橄榄去核，与绿豆共同捣烂，水炖服。

应用范围： 小儿胃火炽盛型急性扁桃体炎。

临床表现： 小儿胃火炽盛型急性扁桃体炎，症见咽部疼痛剧烈、痛连耳根颌下，吞咽困难，可伴高热口渴，口臭，大便秘结，小便短赤，舌质红，苔黄厚，脉洪数。

用法用量：可加冰糖调味，分2~3次服用。

出处：福州市中医院健康教育处方。

三、咳　嗽

1.干姜甘草饮

食材与药材：干姜3g，甘草2g，红糖适量。

烹调方法：以上3味水煎约150ml。

应用范围：小儿风寒咳嗽。

临床表现：小儿风寒咳嗽，症见咳嗽，晨夜咳频，遇冷则甚，痰稀色白，鼻塞流清涕，或伴恶寒无汗，口不渴，舌苔薄白，脉象浮紧。

用法用量：每日1剂，分2次服完，连服3~5天。

出处：福州市中医院临床诊疗常规。

2.橄榄枇杷饮

食材与药材：鲜橄榄4枚，枇杷4粒，冰糖适量。

烹调方法：将橄榄洗净、枇杷去核，加入冰糖，水炖服。

应用范围：小儿风热咳嗽。

临床表现：小儿风热咳嗽，症见咳嗽，日夜俱多，痰粘色黄，甚或胸闷气促，或伴鼻塞流稠涕，发热恶风，口干渴，舌质红，苔薄黄，脉象浮数。

用法用量：吃橄榄饮汤。每日2~3次，连服2~3天。

出处：福州市中医院临床诊疗常规。

3.贝母荸荠汁

食材与药材：荸荠50g，海蜇皮50g，浙贝母9g。

烹调方法：将海蜇皮洗净，水浸泡12小时，漂去盐卤，放入荸荠及适量清水，隔水炖熟，去渣。

应用范围：小儿痰热咳嗽。

临床表现：小儿痰热咳嗽，症见咳嗽声重，咳时面赤唇红，痰黄黏稠，不易吐出，或伴发热气促，咽痛，口渴，舌质红，苔黄，脉象滑数。

用法用量：频饮汤汁。连服3～5天。

出处：福州市中医院临床诊疗常规。

4.杏仁粥

食材与药材：杏仁15g，大米50g。

烹调方法：将米煮成半熟时加入杏仁，继续煮成粥即可。

应用范围：肺胃失调咳嗽。

临床表现：肺胃失调咳嗽，症见小儿外感风寒后的咳嗽吐痰，气逆喘息。

用法用量：作早餐，服用时可加白糖调味。

出处：福州市中医院临床诊疗常规。

5.百合杏仁粥

食材与药材：百合50g，杏仁10g，大米50g。

烹调方法：上3味加入适量清水煮成稀粥。

应用范围：缓解期肺脾气虚的咳嗽。

临床表现：缓解期肺脾气虚的咳嗽，症见咳嗽声低，痰多，食少，气短懒言，倦怠乏力，面色欠华，大便不实，舌质淡苔薄，脉细无力。

用法用量：每次约100ml，每日2次。

出处：福州市中医院临床诊疗常规。

四、哮　喘

1. 柚子雄鸡煲

食材与药材：柚子1个，雄鸡1只。

烹调方法：将雄鸡去毛，剖去肚杂，不下水；柚子剥皮留肉，纳入雄鸡肚内，缝好，隔水炖至烂熟。

应用范围：小儿脾、肾阳虚哮喘。

临床表现：小儿脾、肾阳虚哮喘，症见食少，动则气促，面色少华或淡白，倦怠乏力，形寒畏冷，下肢欠温，粪质溏薄，小便清长，舌淡少苔，脉缓无力。

用法用量：喝汤吃鸡肉，可分3天服完，每周1次。1岁以内小儿喝汤即可。

出处：福州市中医院健康教育处方。

2. 虫草老鸭煲

食材与药材：老鸭1只，冬虫夏草5g，食盐适量。

烹调方法：将老鸭去毛，洗净，剖去肚杂，纳入冬虫夏草，隔水炖至烂熟，加入食盐调味。

应用范围：小儿肺气虚弱、肾气虚弱哮喘。

临床表现：小儿肺气虚弱、肾气虚弱哮喘，症见面色淡白，乏力自汗，动则气促，易感冒，或伴形寒畏冷，下肢欠温，小便清长；舌淡，苔薄，脉细无力。

用法用量：喝汤吃肉，分2~3天服完。每周1~2次，连服4周。1岁以内小儿喝汤即可。

出处：福州市中医院健康教育处方。

五、腹　泻

1. 余甘神曲饮

食材与药材：余甘子9g，泉州神曲15g。

烹调方法：余甘子切片加水与神曲共炖，取汁约150ml。

应用范围：小儿伤食泻。

临床表现：小儿伤食泻，症见大便酸臭如败卵，腹部胀满，口臭纳呆，泻前腹痛哭闹，多伴恶心呕吐，舌质红，苔厚腻，脉滑有力。

用法用量：每日1剂，分2～3次服用。

出处：福州市中医院临床诊疗常规。

2.麦芽山楂饮

食材与药材：麦芽15g，山楂9g，生姜3g。

烹调方法：上3味水煎，取汁约200ml。

应用范围：小儿风寒泻。

临床表现：小儿风寒泻，症见大便色淡，带有泡沫，无明显臭气，腹痛肠鸣，或伴鼻塞，流涕，身热；舌淡，苔白腻，脉滑有力。

用法用量：每日1剂，分2～3次服用。

出处：福州市中医院临床诊疗常规。

3.热泻汤

食材与药材：铁苋菜30g，凤尾草20g，马齿苋30g。

烹调方法：上3味水煎，取汁约200ml。

应用范围：小儿湿热泻。

临床表现：小儿湿热泻，症见泻如水样，每日数次或数十次，色褐而臭，可有黏液，肛门灼热，小便短赤，发热口渴；舌质红，苔黄腻，脉数。

用法用量：每日1剂，分2～3次服用。

出处：福州市中医院临床诊疗常规。

4.扁豆肉蔻粥

食材与药材：白扁豆25g，益智仁15g，肉蔻9g，粳米100g。

烹调方法：将益智仁、肉蔻布包，上4味加入适量清水煮成稀粥。

应用范围：小儿脾肾阳虚泻。

临床表现：小儿脾肾阳虚泻，症见久泻不止，或反复发作，粪质溏薄，或呈水样，带有奶瓣或不消化食物残渣，形寒畏冷，神疲纳呆，面色少华，下肢欠温，舌偏淡，苔白，脉细无力。

用法用量：每次1小碗，每日2次。

出处：福州市中医院临床诊疗常规。

5.姜丝饮

食材与药材：红茶3g，干姜丝3g。

烹调方法：将红茶、干姜丝放入杯中，用沸水100ml冲泡，加盖10分钟。

应用范围：小儿风寒泻。

临床表现：小儿风寒泻，症见大便色淡，带有泡沫，无明显臭气，腹痛肠鸣，或伴鼻塞，流涕，身热；舌淡，苔白腻，脉滑有力。

用法用量：每日1剂，代茶随意饮服。

出处：福州市中医院临床诊疗常规。

6.葛根粥

食材与药材：葛根粉50g，粳米100g。

烹调方法：粳米加适量清水煮粥，临熟时冲入葛根粉，混匀，再煮片刻，取出候凉。

应用范围：小儿湿热泻。

临床表现：小儿湿热泻，症见泻如水样，每日数次或数十次，色褐而臭，可有黏液，肛门灼热，小便短赤，发热口渴；舌质红，苔黄腻，脉数。

用法用量：吃粥，每日1剂，2～3次服完。可连服3～5天。

出处：福州市中医院临床诊疗常规。

7.党参良姜粥

食材与药材：高良姜15g，党参12g，粳米100g，食盐适量。

烹调方法：先取高良姜、党参加适量清水煎取浓汁，除去高良姜，加入粳米及适量清水煮成稀粥，入食盐调味。

应用范围：小儿脾肾阳虚泻。

临床表现：小儿脾肾阳虚泻，症见久泻不止，或反复发作，粪质溏薄，或呈水样，带有奶瓣或不消化食物残渣，形寒畏冷，神疲纳呆，面色少华，下肢欠温，舌偏淡，苔白，脉细无力。

用法用量：每日1剂，随意服食。连服10～15天。

出处：福州市中医院临床诊疗常规。

六、功能性消化不良

1. 增食馒头

食材与药材：淮山药24g，茯苓、芡实、莲子各20g，砂仁6g，面粉250g，发酵粉适量。

烹调方法：上5味药研粉，与发酵后的面粉混匀，成型，上笼蒸熟。

应用范围：小儿功能性消化不良。

临床表现：小儿功能性消化不良，症见上腹痛、腹胀、早饱、嗳气、厌食、烧心（胃灼热）、反酸、恶心和呕吐。可以某一症状为主，也可有多个症状的叠加。

用法用量：每次1～2块，佐餐食用。

出处：福州市中医院健康教育处方。

2. 四白糕

食材与药材：山药100g，茯苓、芡实、莲子各50g，粳米750g，白糖适量。

烹调方法：共磨粉，制成糕，每块15g。

应用范围：小儿功能性消化不良。

临床表现：小儿功能性消化不良，症见上腹痛、腹胀、早饱、嗳气、厌食、烧心（胃灼热）、反酸、恶心和呕吐。可以某一症状为主，也可有多个症状的叠加。

用法用量：每日3次，每次1～3块。

出处：福建省中医药学会药膳分会药膳品鉴方、福州市中医院健康教育处方。

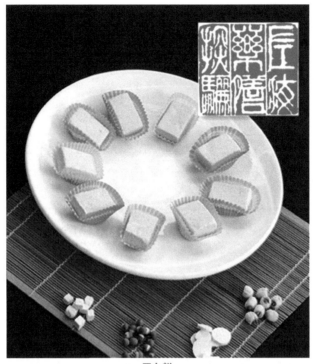

四白糕

七、积　滞

1.鹌鹑核桃汤

食材与药材：核桃肉100～150g，鹌鹑1只。

烹调方法：将鹌鹑去毛和内脏，洗净，加少许油盐，与核桃肉放锅中隔水炖烂服。

应用范围：小儿气血双亏型疳积。

临床表现：小儿气血双亏型疳积，症见面色白、唇干口渴，头大颈细，骨瘦如柴，腹部凹陷如舟，发育迟缓，神疲困倦，发黄干枯，哭声无力，纳呆厌食，大便溏，舌淡，脉细弱。

用法用量：每日1次，分3日服完。连续服用2个月。

出处：福州市中医院健康教育处方。

2.参芪鸽肉汤

食材与药材：党参9g，黄芪6g，白术6g，乳鸽1只。

烹调方法：将鸽去毛和内脏，党参、黄芪、白术用布包好，同放砂锅内加水适量，隔水炖至烂熟，饮汤吃鸽肉。

应用范围：小儿气血双亏型疳积。

临床表现：小儿气血双亏型疳积，症见面色白、唇干口渴，头大颈细，骨瘦如柴，腹部凹陷如舟，发育迟缓，神疲困倦，发黄干枯，哭声无力，纳呆厌食，大便溏，舌淡，脉细弱。

用法用量：每日1次，分3日服完。连续服用半个月。

出处：福州市中医院健康教育处方。

八、遗 尿

1.猪膀胱韭菜籽方

食材与药材：猪膀胱1个，韭菜籽9g，党参12g。

烹调方法：将猪膀胱剖开洗净，切块，加少许食盐腌渍；韭菜籽、党参用布包好；上3味同放锅内加水煮烂熟，去药渣。

应用范围：脾肺气虚型小儿遗尿。

临床表现：脾肺气虚型小儿遗尿，症见睡中小便自遗，醒后方觉，伴有少气懒言，神疲乏力，面色苍黄，食欲不振，大便溏薄，常自汗出，胎薄嫩，脉细无力。

用法用量：每日1~2次，分3日服完。连续服用3个月。

出处：福州市中医院健康教育处方。

2.母鸡粥

食材与药材：小母鸡1只，粳米120g，黄芪9g，熟地12g。

烹调方法：将鸡去毛及内脏，加入黄芪、熟地共煮至熟烂，下米煮粥，调味随意食用。

应用范围：脾肺气虚型小儿遗尿。

临床表现：脾肺气虚型小儿遗尿，症见睡后遗尿，伴有少气懒言，神软乏力，面色苍黄，食欲不振，大便溏薄，常自汗出，舌苔薄嫩，脉细无力。

用法用量：每日1~2次，分3日服完。连续服用3个月。

出处：福州市中医院健康教育处方。

九. 其他类

1. 羊肉当归汤

食材与药材：羊肉100g，当归9g。

烹调方法：以上2味水炖服，随意调味。

应用范围：小儿贫血。

临床表现：小儿贫血，症见皮肤、黏膜苍白为突出表现。病程较长的还常有易疲倦，毛发干枯，营养低下，体格发育迟缓等症状。

用法用量：1周2次，服用3个月。

出处：福州市中医院健康教育处方。

2. 桂苓羹

食材与药材：炒茯苓45g，炒山药30g，炒肉桂5g，炒黑芝麻15g，粳米150g，食盐适量。

烹调方法：以上5味共研粉，待用。

应用范围：小儿脾胃虚寒胃痛。

临床表现：小儿脾胃虚寒腹痛，症见腹痛绵绵，时作时止，痛处喜按，得温则舒，得食暂缓，面色苍白，精神倦怠，食少，或食后作胀，大便溏薄，舌淡苔白。

用法用量：每次1小碗，每天2次，温开水调服。

出处：福州市中医院健康教育处方。

3.鸭母玉竹煲

食材与药材： 水鸭母100g，北沙参、玉竹各30g。

烹调方法： 以上3味水炖服。

应用范围： 小儿便秘。

临床表现： 小儿便秘，症见排便次数明显减少、大便干燥、坚硬，秘结不通，或排便时间间隔较久(＞2天)，无规律，虽有便意而排不出大便。

用法用量： 调味食用。每日1剂，分2次服用。

出处： 福州市中医院健康教育处方。

4.泥鳅止汗汤

食材与药材： 泥鳅50g，乌豆20g，浮小麦15g，太子参9g。

烹调方法： 以上4味，水炖服。喝汤吃泥鳅肉。

应用范围： 小儿盗汗。

临床表现： 小儿盗汗，症见睡中汗出，醒后汗止，身体消瘦，心烦少寐，或伴低热，口干，手足心灼热，口唇淡红，舌质淡，苔少或见剥苔，脉细弱或细数。

用法用量： 每天1次，服用3~5天。

出处： 福州市中医院健康教育处方。

5.蕹菜翠衣

食材与药材： 鲜蕹菜200g，西瓜翠衣30g，荸荠15~25g。

烹调方法： 以上3味洗净，加水适量，煮至熟烂。

应用范围： 小儿夏季热。

临床表现： 小儿夏季热，症见盛夏之际，发热不退，热势多午后升高，或稽留不退，口渴引饮，无汗或少汗，小便频数清长，精神烦躁，口唇干燥，舌红苔薄黄，脉数。

用法用量： 食菜饮汤，每日分2~3次服。

出处： 福州市中医院健康教育处方。

6.荸荠萼梅茶

食材与药材：荸荠6枚，绿萼梅4．5g。

烹调方法：以上2味水煎，取汁约150ml。

应用范围：小儿水痘。

临床表现：小儿水痘，症见肌肤见形态如豆，色泽明净如水泡的疱疹。疱疹呈椭圆形，大小不一，周围有红晕，伴瘙痒，疱疹分批出现，或伴发热、咳嗽等症状。

用法用量：代茶频饮。

出处：福州市中医院健康教育处方。

7.豆腐辛夷汤

食材与药材：豆腐50g，辛夷花9～15g，连翘15g。

烹调方法：以上3味水炖，取汁约150ml。

应用范围：小儿鼻窦炎（长时间鼻塞、流脓涕等）。

临床表现：小儿鼻窦炎，症见间歇性或经常性鼻塞，流黏液性或粘脓性鼻涕。

用法用量：每日1剂，分2～3次服用。

出处：福州市中医院临床诊疗常规。

8.四鲜饮

食材与药材：鲜莲藕50g，鲜白茅根30g，鲜金银花30g，鲜仙鹤草30g。

烹调方法：上4味水煎，取汁约200ml。

应用范围：小儿复发性鼻出血。

临床表现：小儿复发性鼻出血，症见鼻腔出血，时作时止，血色鲜红；伴口干，便干，溲赤；舌红苔薄黄，脉滑数。

用法用量：每日1剂，代茶频饮，服用3～5天。

出处：福州市中医院健康教育处方。

9.鲫鱼枯草汤

食材与药材：白鲫鱼100g，夏枯草30g。

烹调方法：将夏枯草纳入白鲫鱼腹中，水炖服。

应用范围：小儿腺样体肥大。

临床表现：小儿腺样体肥大，症见咽、扁桃体病理性增生，说话时带闭塞性鼻音，睡时发出鼾声。

用法用量：每周2~3次，服用2个月。

出处：福州市中医院健康教育处方。

10.瘦肉苡仁粥

食材与药材：瘦猪肉30g，薏苡仁50g，赤小豆30g，粳米50g。

烹调方法：以上4味水炖服。

应用范围：婴幼儿湿疹。

临床表现：婴幼儿湿疹，症见头面部皮损潮红，皮肤粟状隆起，有少许水液渗出，或呈脓性分泌物。

用法用量：每日1剂，佐餐服用。

出处：福州市中医院健康教育处方。

11.荔枝茴香粉

食材与药材：荔枝核120g，小茴香30g，红糖、白糖各10g。

烹调方法：以上2味药以盐水浸炒，同研细末，加糖调味。

应用范围：小儿疝气。

临床表现：小儿疝气，症见生后不久腹股沟部肿物，有的在孩子哭闹活动或憋气用力后在腹股沟部或阴囊内肿物鼓起。

用法用量：适量混匀，每次服10g，每日服3次。

出处：福州市中医院健康教育处方。

12.目翳汤

食材与药材：鸭肝1具，叶下珠30g。

烹调方法：以上2味水炖服。

应用范围：小儿肝疳目翳。

临床表现：小儿肝疳目翳，症见双目干涩，畏光羞明，白膜遮睛。

用法用量：喝汤吃鸭肝。

出处：福州市中医院健康教育处方。

13.金线莲猪心汤

食材与药材：金线莲6g，猪心1个。

烹调方法：猪心洗净，取浸泡过的金线莲塞入腔内，放在炖罐内，密闭蒸熟，调味。

应用范围：小儿惊风。

临床表现：小儿惊风，症见小儿受到意外刺激，或目触异物，或耳闻巨声，或不慎跌仆，惊恐后肝风内动，时而或经常惊叫惊跳，抽搐神昏等。

用法用量：喝汤食肉，1剂分多餐食用。

出处：福建省中医药学会药膳分会民间药膳调研方、福州市中医院健康教育处方。

第五章 其他常用药膳

本章介绍的药膳方，有的是福建省中医药学会药膳分会药膳品鉴方，有的是科研前期预研究产品，有的是福建省中医药学会药膳分会民间药膳调研方，有的是养颜美容方。虽然有的药膳方可以根据应用范围编入各临床药膳，但由于难以确定在福州市中医院院内临床科室的出处，因此，暂不列入各临床科室范围，先另立篇章予以介绍。

1.黄精煮大虾

食材与药材： 虾100g，黄精15g，盐、米酒等调料。

烹调方法： 黄精水煎煮取滤液200ml；加入洗净的虾煮熟，加调料，出锅装盘。

应用范围： 适用于脾肾虚弱所致的各种病症。

用法用量： 1日1次，每周服食1~2次，可经常食用。

出处： 福建省中医药学会药膳分会药膳品鉴方、福州市中医院健康教育处方。

2.黄精何首乌蒸香菇

食材与药材： 香菇100g，首乌30g，黄精30g，枸杞5g，排骨50g，姜、葱、盐、茶油等调料。

烹调方法： 香菇快洗捞出晾干；排骨洗净切块，在沸水中焯过；将首乌、黄精加水适量，浸泡，煎煮取滤液，与排骨、姜、盐等调料共煲，取浓汤，放入香菇吸汁并在炒锅内翻炒到香菇略干，加茶油与调料拌匀，整齐的摆放在小蒸笼上，撒上用盐水略浸过的葱花，武火蒸1分钟，取出，用经开水捞过的枸杞点缀。

应用范围： 适用于脾肾虚弱所致的各种病症。

用法用量： 1日1次，每周服食1~2次，可经常食用。

出处： 福建省中医药学会药膳分会药膳品鉴方、福州市中医院健康教育处方。

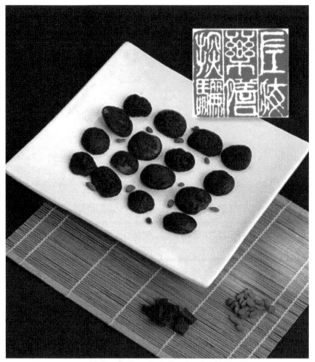

黄精何首乌蒸香菇

3.苏归杞虾盘

食材与药材：鲜紫苏30g，枸杞10g，当归6g，虾200g。

烹调方法：将鲜紫苏、当归浸泡后武火煮开，加入虾煮熟，捞出，撒入经开水捞过的枸杞。

应用范围：适用于肝脾虚弱所致的各种病症。

用法用量：1日1次，每周服食1~2次，可经常食用。

出处：福建省中医药学会药膳分会药膳品鉴方、福州市中医院健康教育处方。

4.枸杞煮扇贝

食材与药材：扇贝150g、枸杞10g，姜、葱、酱油等调料。

烹调方法：将扇贝洗净摆盘上，撒上姜末，上蒸笼蒸至扇贝肉发白时放入少许酱油、葱花、经开水捞过的枸杞。

应用范围：适用于脾肾虚弱所致的各种病症。

用法用量：1日1次，每周服食1～2次，可经常食用。

出处：福建省中医药学会药膳分会药膳品鉴方、福州市中医院健康教育处方。

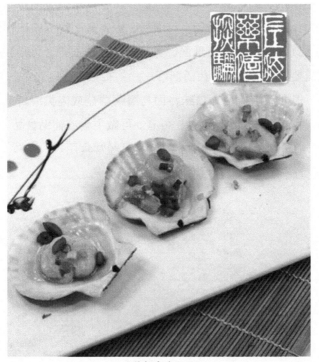

枸杞煮扇贝

5.灵芝水鸭母

食材与药材：水鸭母500g，鲜灵芝10g，黄芪15g，北沙参15g，枸杞10g，盐、米酒等调料。

烹调方法：将鲜灵芝、黄芪、北沙参、枸杞水煎煮取滤液；水鸭母宰杀去除内脏和头尾洗净切块，在沸水中焯过，加入中药煎液武火煮开文火煲熟，加调料，出锅装碗。

应用范围：适用于气阴虚弱所致的各种病症。

用法用量：1周1剂，可分餐食用，可经常食用。

出处：福建省中医药学会药膳分会药膳品鉴方、福州市中医院健康教育处方。

6.蔬果中药彩面

食材与药材： 有色蔬菜、水果、中药，如山楂、枸杞、菠菜、芥菜、桑葚、玫瑰、灵芝孢子、南瓜、红米曲等，面粉，蛋、盐、食用碱等适量。将有色蔬菜、水果、中药，榨汁或研粉用水搅匀，与面粉、蛋、盐、食用碱按程序做成山楂枸杞面、菠菜面、玫瑰桑葚面，南瓜面、灵芝面、红曲面等，可单独，也可搭配；还可根据临床需要，适当添加中药汤剂。

烹调方法： 根据需求或个人口味将面与蔬菜菌菇或肉类海鲜或黑木耳酱、罗勒酱、薄荷酱、香菇粉，可拌，可炒，可煮。可做主食或辅助食品。

用法用量： 适量食用，每周服食1~2次，可经常食用。

出处： 福建省中医药学会药膳分会药膳品鉴方。

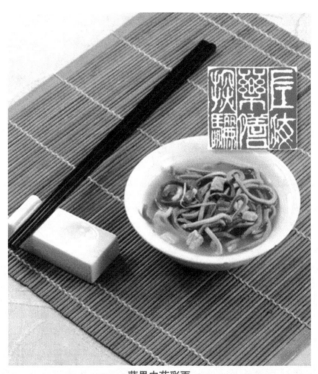

蔬果中药彩面

7.玫瑰桑葚面

食材与药材： 玫瑰桑葚面（我院自制）50g，高汤适量，蔬菜、红黄青椒、油、盐等调料适量。

　　烹调方法：将玫瑰桑葚面在开水中捞熟后，放入冷开水中冷却，捞出沥干；红黄青椒各切丝，与青菜在油锅中炒将熟时加入高汤，煮开，放入捞熟的玫瑰桑葚面，加调料。

　　应用范围：适用于肝肾虚弱所致的各种病症。经常食用对眼睛疲劳干涩、头发干枯、便秘、动脉硬化、糖尿病、高血压、高血脂、神经衰弱等病症有一定的食疗作用。

　　用法用量：适量食用，可经常食用。

　　出处：福建省中医药学会药膳分会药膳品鉴方。

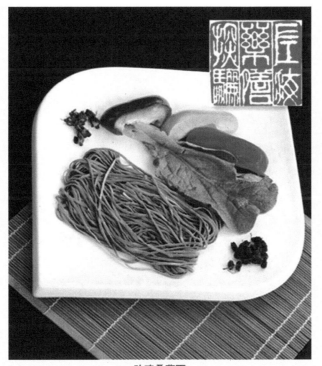

玫瑰桑葚面

8.山楂枸杞面

　　食材与药材：山楂枸杞面（我院自制）50g，高汤适量，鸡蛋1个，青菜、油、盐等调料适量。

　　烹调方法：将山楂枸杞面在开水中捞熟后，放入冷开水中冷却，捞出沥干；青菜切丝；鸡蛋在油锅中炒熟加入高汤，煮开，放入青菜和捞熟的山楂枸杞面，加调料。

应用范围：肝肾虚弱兼有瘀滞症。经常食用对肝肾虚弱所致眩晕，健忘症，气滞血瘀，食欲不佳症状的人群有一定的食疗作用，可作为补肾益智、活血通脉、防治老年斑、老年性痴呆症的养生保健主食。

用法用量：适量食用，可经常食用。

出处：福建省中医药学会药膳分会药膳品鉴方。

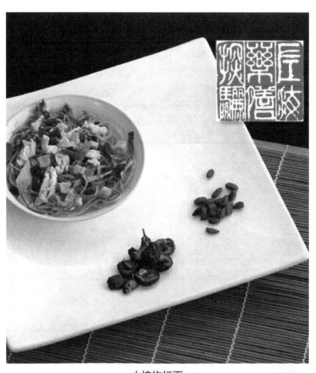

山楂枸杞面

9.灵芝鲍鱼面

食材与药材：鲍鱼25g，灵芝面（我院自制）50g，生菜、油、盐等调料适量。

烹调方法：将鲍鱼洗净打麦穗花刀，加水煮熟；生菜在开水中捞熟；灵芝面在开水中煮熟后，放入冷开水中冷却，捞出沥干，装碗，加入鲍鱼、生菜，浇入调味的汤汁，拌匀。

应用范围：灵芝孢子粉与面粉搭配，把灵芝孢子粉提高人体免疫力、防治癌症、排毒、改善睡眠、增强记忆力、延缓衰老、养颜美容等功效与面粉具有的养心益肾、除热止渴的作用相配合，是食品中较为科学的配方。坚持长期食用，对各种疾病治疗期、康复期起到辅助治疗效果，是老年人较为理想的养生保健食品。特别推荐作为饮酒前主食，可保肝护肝，促进肝脏对毒物的代谢。

用法用量：1日1次，每周服食2～4次，推荐作为免疫力低下者、癌症及各种患者治疗期，老年人或小孩人群保健主食，经常食用。

出处：福建省中医药学会药膳分会药膳品鉴方、福州市中医院健康教育处方。

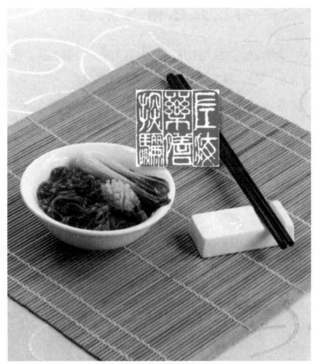

灵芝鲍鱼面

10.薄荷排骨

食材与药材：排骨300g，鲜薄荷15g，白术15g，蒜、油、盐、糖、酱油、米酒等调料。

烹调方法：白术加水适量，煎煮取滤液，一小部分用于调水淀粉，一部分用于煮排骨，一部分作为炒排骨的锅底汁液；排骨洗净切块；部分薄荷叶整齐的平铺盘子周围，部分薄荷洗净剁碎；将薄荷碎、糖、盐、酱油、米酒、排骨块、水淀粉一起拌匀腌制，并在白术煎煮液中煮熟；在热油锅内将蒜片、生姜煸炒，加入胡萝卜丝、适量白术煎煮液，煮开，加入适量面酱炒熟，将排骨倒入翻炒均匀，放调料，出锅，装在平铺薄荷叶的盘子中。

应用范围：适用于脾虚湿阻所致的各种病症。

用法用量：1日1次，可经常食用。

出处：福建省中医药学会药膳分会药膳品鉴方、福州市中医院健康教育处方。

11.五色菌菇菜盘

食材与药材：党参10g，黄芪10g，黑木耳10g，香菇20g，鲜山药30g，滑菇20g，胡萝卜适量，盐、姜、葱、蒜、辣椒、调酒等调料。

烹调方法：党参、黄芪加水适量，煎煮取滤液；山药去皮切片浸泡在凉水中；胡萝卜切丝；黑木耳、香菇、滑菇洗净泡发切片；热油锅中将姜、葱、蒜、辣椒煸炒，加入鲜山药和少许米酒翻炒，加入中药煎煮液，加盖焖煮，再加入黑木耳、香菇、滑菇、胡萝卜等炒熟，加调料，出锅装碗。

应用范围：适用于脾胃气虚所致的各种病症。

用法用量：1日1次，每周食用1~2次，可经常食用。

出处：福建省中医药学会药膳分会药膳品鉴方、福州市中医院健康教育处方。

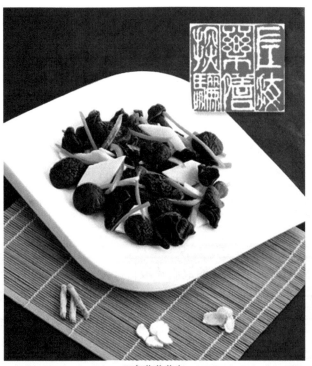

五色菌菇菜盘

12. 紫苏凉拌海蜇

食材与药材： 鲜紫苏50g，海蜇100g，黄瓜丝100g，盐、香油、香醋等调料。

烹调方法： 鲜紫苏洗净剁碎末，海蜇切丝开水略焯，黄瓜拍碎，将海蜇丝、拍黄瓜、紫苏末加盐、香醋、香油拌匀装盘。

应用范围： 适用于肺热咳嗽、多痰病症。推荐作为交通警察等经常吸入汽车尾气受害者的保健食品。

用法用量： 1日1次，可经常食用。

出处： 福建省中医药学会药膳分会药膳品鉴方、福州市中医院健康教育处方。

13. 荷叶粥

食材与药材： 荷叶10g，粳米50g，盐适量。

烹调方法： 将荷叶切碎加少量盐水在料理机中捣碎；粳米加少量水煮到将熟时，加入荷叶水，煮开，熟时装碗。

应用范围： 祛暑清热，和中养胃。适用于夏季感受暑热所致的头昏脑涨、胸闷烦渴、小便短赤等症状，也可用于肺热咳嗽及热伤肺络所致的痰中带血等症，经常食用对预防血热瘀滞老年斑有一定疗效。

用法用量： 适量食用。

出处： 福建省中医药学会药膳分会药膳品鉴方。

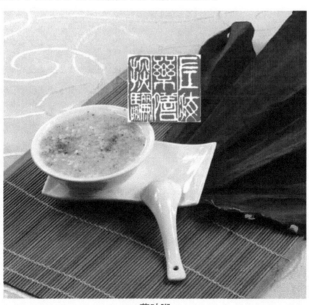

荷叶粥

14.五色杂粮甜蜜汤

食材与药材：银耳5g，芡实10g，薏苡仁10g，赤小豆10g，绿豆10g，黄豆10g，黑芝麻5g，蜂蜜适量。

烹调方法：将芡实、薏苡仁、赤小豆、绿豆、黄豆浸泡，分别煮熟，薏苡仁用料理机搅拌成浆状，黑芝麻炒熟；银耳浸泡、切碎、煮熟，加薏苡仁浆汁、芡实、赤小豆、绿豆、黄豆、黑芝麻搅拌均匀，加蜂蜜调味。

应用范围：脾虚湿盛证。

用法用量：1日1剂，分餐食用，可经常食用。

出处：福建省中医药学会药膳分会药膳品鉴方、福州市中医院健康教育处方。

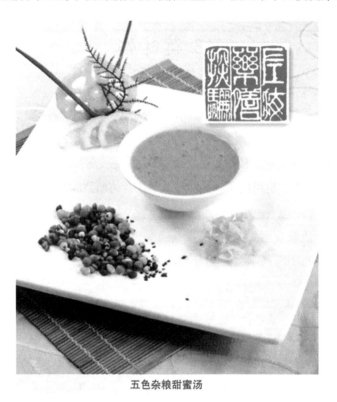

五色杂粮甜蜜汤

15.败酱草饺子

食材与药材：鲜败酱草100g，猪瘦肉100g，盐、酱油、葱、酱油、米酒等调料。

烹调方法：将败酱草洗净，沸水中烫过捞出切碎，挤去水分；猪瘦肉剁成泥，与败酱草、米酒、盐、酱油、葱花、酱油拌匀作为饺子馅，用面粉做皮，包好饺子，在开水中煮熟。

应用范围：胃肠热证。

用法用量：1日1剂，分餐食用，每周食用1～2次，可经常食用。

出处：福州市中医院健康教育处方、福建省中医药学会药膳分会药膳品鉴方（根据时令或临床不同的需求变换青草药如：车前草、荠菜、鱼腥草等）。

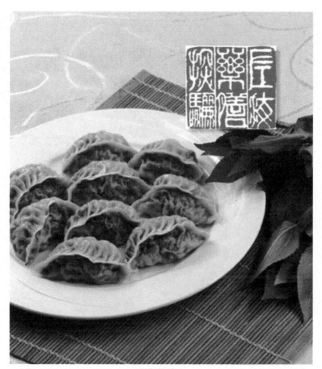

败酱草饺子

16.罗汉果清咽润喉茶

食材与药材：罗汉果1个，玫瑰花3朵，菊花3朵，鲜薄荷3片。

烹调方法：罗汉果煎煮取滤液，稀释到甜味适可，冲泡到放有玫瑰花、菊花、薄荷的杯中，首次加盖焖1～2分钟，之后随饮随冲。

应用范围：肺热证。对肺热燥咳，咽痛失音，肠燥便秘有明显的食疗作用；可作为吸烟、饮酒者清肺护肝保健品；推荐给演员、教师等职业人员的发音器官保健茶；白领阶层的排毒养颜茶；适合作为食用火锅时的配餐饮料。

用法用量：代茶频饮，可经常饮服。

出处：福州市中医院健康教育处方、福建省中医药学会药膳分会药膳品鉴方。

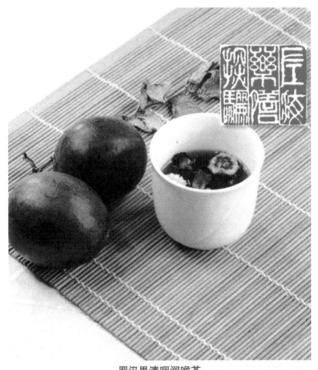

罗汉果清咽润喉茶

17.端午安康茶

食材与药材： 佩兰3g，藿香3g，薄荷3g，荷叶3g，鲜鱼腥草20g，麦芽6g，谷芽6g，绞股蓝3g，稻香陈6g。

烹调方法： 将上述中药按照中药煎煮规范煎煮取滤液。

应用范围： 暑湿证。

用法用量： 1日1剂，代茶饮服，可经常饮服。

出处： 福州市中医院健康教育处方、每年端午节前后用于发放给社区群众防暑湿、消食积用方。

18.五花保健茶

食材与药材： 贡菊花2朵，玫瑰花2朵，绞股蓝茶2g，萼梅5朵，扁豆花3朵，金银花2朵，枸杞3粒，稻香陈2g。

烹调方法：将贡菊花、玫瑰花、绞股蓝茶、梅花、扁豆花、金银花、枸杞、稻香陈放入飘逸杯中，用开水冲泡，首次加盖焖1分钟，之后随饮随冲。

应用范围：四季养生保健茶基本方（可加减配制）。

用法用量：1日2剂，上下午各1剂，代茶饮服，可加减应用。

出处：福州市中医院四季养生保健茶基础方。

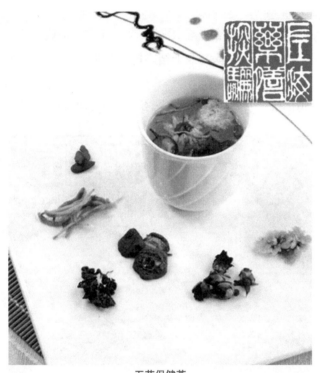

五花保健茶

19.川贝雪梨饮

食材与药材：川贝10g，雪梨300g，蜜款冬30g，，蜜紫菀30g，，蜂蜜适量。

烹调方法：取雪梨、乌梅、黄芪煎煮取滤液，冷却后加冰糖使之溶解，稀释到1000ml，装瓶。

应用范围：生津、降火、养阴、润肺止咳化痰。

用法用量：适量饮用。

出处：福建省中医药学会药膳分会药膳品鉴方。

20.淮山核桃炒木瓜

食材与药材：白术30g，黄精30g，鲜山药30g，核桃10g，番木瓜200g，盐适量。

烹调方法：白术、黄精加水适量，煎煮取滤液；木瓜去皮去瓤切块；山药去皮切片浸泡在凉水中；核桃入油锅炸熟；油锅留底油倒入山药翻炒，加入中药煎煮液，加盖焖煮，将熟时放入核桃、木瓜一起炒熟，加调料。

应用范围：脾肾虚弱证。经常食用对头晕，耳鸣，神疲困倦，动则气促，腰膝酸软无力，夜晚尿频，大便溏泻或干结难排，舌淡有一定食疗作用。

用法用量：1日1次，可经常食用。

出处：福州市中医院健康教育处方、福建省中医药学会药膳分会药膳品鉴方。

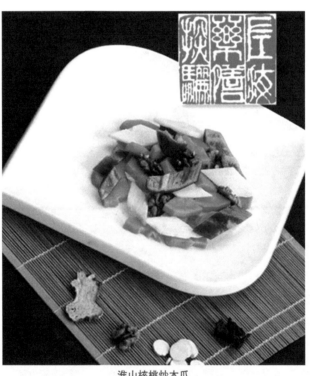

淮山核桃炒木瓜

21中药卤料包

食材与药材：肉类、海鲜、蛋类等食材；中药卤料有八角茴香，花椒，甘松，砂仁，陈皮，当归，甘草，肉果，三奈等研粗粉，混合均匀；盐、酱油、糖等调料。

烹调方法：（以鸡腿为例）鸡腿洗净在沸水中焯过；将卤料加水适量，煎煮开，放入鸡腿，加盖文火焖煮鸡腿，熟时捞出鸡腿，加酱油、盐、糖等调料继续文火焖煮至熟，出锅装盘。

应用范围：用于烹饪肉类、海鲜、蛋类等动物为原料的菜肴，具有温中散寒作用。

用法用量：适量食用。可根据自己体质加减药材，或搭配蔬菜、菌菇、水果和其他食材。

出处：福州市中医院健康教育处方、福州市中医院中药卤料包推荐调剂方。

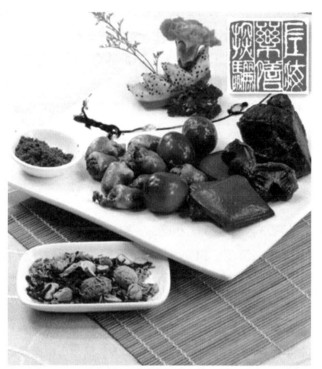

中药卤料

22.玫瑰荷叶饮

食材与药材：玫瑰花3 g，陈皮3 g，扁豆花3 g，苍术3 g，泽泻3，荷叶5 g，甘草3 g，绿茶3 g，蜂蜜适量。

烹调方法：把玫瑰花、陈皮、扁豆花、苍术、泽泻、荷叶、甘草煎煮取滤液，放凉，用蜂蜜调匀（也可不用蜂蜜）。

应用范围：对湿热型脂肪肝、酒精肝有祛湿化浊，清热解毒的作用。

用法用量：1日1剂，当茶饮。

出处: 出处: 福建省中医药学会药膳分会药膳品鉴方、福州市中医院健康教育处方。

23.灵芝丹桃山楂饮

食材与药材: 灵芝（薄片，不苦的）6g，桃仁6g，丹参10 g，草决明6g，山楂15g，蜂蜜适量。

烹调方法: 把桃仁、草决明分别研粗粉，调匀，与灵芝、丹参、山楂均匀分成2包；食前煎煮开后，移到飘逸杯中，用开水随冲随饮（也可用蜂蜜调饮）。

应用范围: 对血瘀型脂肪肝、酒精肝有疏肝养血，活血化瘀的作用。

用法用量: 1日2包，上下午各1包，当茶饮。

出处: 出处: 福建省中医药学会药膳分会药膳品鉴方、福州市中医院健康教育处方。

24.檀香枸杞股蓝饮

食材与药材: 檀香3 g，陈皮3g，枳壳3g，枸杞5g，绞股蓝3g，蜂蜜适量。

烹调方法: 把檀香、陈皮、枳壳、枸杞、绞股蓝煮开后移飘逸杯中，用开水随冲随饮（也可用蜂蜜调饮）。

应用范围: 对痰瘀型脂肪肝、酒精肝有柔肝养血，化浊消瘀的作用。

用法用量: 1日1剂，当茶饮。

出处: 福建省中医药学会药膳分会药膳品鉴方、福州市中医院健康教育处方。

25.疏肝饮

食材与药材: 柴胡6 g，佛手6 g，白芍10 g，甘草6 g，陈皮3 g，蜂蜜适量。

烹调方法: 柴胡、枳壳、白芍、甘草、陈皮加水煮开后移飘逸杯中，用开水随冲随饮（也可用蜂蜜调饮）。

应用范围: 对气滞型脂肪肝、酒精肝有疏肝解郁，行气和中的作用。

用法用量: 1日1剂，当茶饮。

出处: 福建省中医药学会药膳分会药膳品鉴方、福州市中医院健康教育处方。

26.金线莲枸杞茶

食材与药材：金线莲3g，枸杞10粒，玫瑰3朵。

烹调方法：金线莲、枸杞、玫瑰加水煮开后移飘逸杯中，用开水随冲随饮（也可用蜂蜜调饮）。

应用范围：对酒精肝有一定食疗作用。

用法用量：1日1剂，当茶饮，长期饮用。

出处：福建省中医药学会药膳分会药膳品鉴方、福州市中医院健康教育处方。

27.石斛滑鱼片汤

食材与药材：鲜铁皮石斛20g，草鱼1只，竹荪20g，淀粉、姜、盐、米酒等调料适量。

烹调方法：将鲜铁皮石斛剪成小段，与适量水放搅拌机中搅成浆；竹荪洗净剪成段，浸泡；草鱼洗净，鱼肉切成片，鱼头和鱼骨切成块；鱼片用一部分铁皮石斛浓浆、调料、淀粉搅拌均匀腌制；在油锅中将生姜、蒜头煸炒，加鱼头、鱼骨、米酒爆炒，加适量水，加入剩余的铁皮石斛浆和竹荪，加盖文火煮熟，开盖放入腌制过的鱼片，武火煮熟，加调料。

应用范围：对烟酒过多致肝胃阴伤诸症有一定的食疗效果。

用法用量：1日1剂，可经常食用。

出处：福建省中医药学会药膳分会药膳品鉴方、福州市中医院健康教育处方。

28.铁皮石斛银耳羹

食材与药材：鲜铁皮石斛10g，银耳15 g，田七粉g，冰糖适量。

烹调方法：将鲜铁皮石斛剪成小段，与适量水放搅拌机中搅成浆；田七粉用少量水搅拌均匀；冰糖用温水溶解；银耳浸泡待其发透后洗净，与适量水放搅拌机中搅成浆，与铁皮石斛浆纯加足量水，武火烧沸文火上煲2个小时以上，加入田七粉、继续煮半小时，加冰糖搅拌均匀，分成2份。

应用范围：高血压、血管硬化、脂肪肝，酒精肝，久病体弱，神经衰弱，失眠等症患者坚持经常服用，有一定的食疗效果。

用法用量：1日1剂，分2次上下午各服1次，可经常食用。

出处：福建省中医药学会药膳分会药膳品鉴方、福州市中医院健康教育处方。

29.石斛茯苓粥

食材与药材：鲜铁皮石斛6g，茯苓6g，大米50 g。

烹调方法：将茯苓捣碎，用水浸泡，放搅拌机中搅成浆；鲜铁皮石斛剪成小段，与适量水放搅拌机中搅成浆；将茯苓浆、鲜铁皮石斛与大米如果煮成粥。

疗效：对糖尿病消渴症、烟酒过多致肝胃阴伤诸症颇有效。

应用范围：养胃阴，滋肺燥，利小便，解酒醉。对酒精肝患者有一定食疗作用。

用法用量：1日1剂，当主食食用，可长期食用。

出处：福建省中医药学会药膳分会药膳品鉴方、福州市中医院健康教育处方。

30.石斛枸杞茶

食材与药材：鲜铁皮石斛10g，枸杞3g，玫瑰2朵。

烹调方法：将鲜铁皮石斛剪成小段，与适量水放搅拌机中搅成浆，加适量水与枸杞、玫瑰煮开取滤液约200ml；

应用范围：滋阴健胃，解酒护肝。

用法用量：1周1剂，分餐食用，可经常食用。

出处：福建省中医药学会药膳分会药膳品鉴方、福州市中医院健康教育处方。

31.养生火锅汤

食材与药材：猪筒骨、白豆蔻、草果、丁香、砂仁、甘草、甘松、陈皮、荜拨、大茴香、小茴香、枸杞子、山药、红枣、胡萝卜、洋葱、盐、豆瓣酱、豆豉、麻油、米醋、米酒等适量。

烹调方法：将胡萝卜、洋葱、切碎后放料理机中搅拌成浆；猪筒骨放煲锅中，加米醋武火烧开，加入甘草、甘松、陈皮、荜拨、山药、红枣、大茴香、小茴香各适量，文火煲2小时，再加入白豆蔻、草果、丁香、砂仁，继续文火煲煮片刻，取汤（熬汤）；热油锅中放豆豉、豆瓣酱、米酒炒香，加入熬汤和胡萝卜洋葱浆，煮开，调料。

应用范围：用于火锅底汤，具有芳香开胃，温中散寒，解毒祛腥作用。

用法用量：作为火锅汤底，可适量食用。可根据自己体质加减药材，或搭配蔬菜、菌菇、水果和其他食材。

出处：福州市中医院健康教育处方、福州市中医院火锅包推荐调剂方。

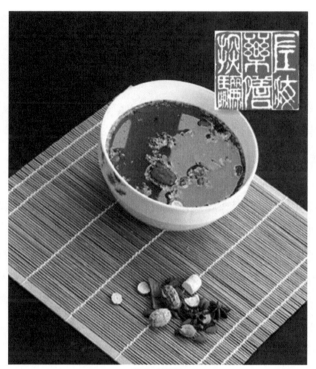

养生火锅汤

32.黑木耳酱

食材与药材：黑木耳100g，丹参200g，橄榄油20g，黑芝麻10g，燕麦20g，蒜头10g，葱头10g，洋葱20g，盐等调料适量。

烹调方法：蒜头、葱头、洋葱各切细末；黑木耳用水浸泡，反复换水，洗净，挤干水分；丹参加水浸泡，煎煮取滤液约300ml，取其中100ml用于浸泡燕麦，200ml入锅加浸泡后的黑木耳，再加水淹过黑木耳，煮开，捞起黑木耳，弃汁；捞过的黑木耳与浸泡后的燕麦和黑芝麻同移煲锅中煲烂熟，加蒜头、、葱头、洋葱等细末，稍煮，加盐等调料，搅拌均匀起锅，放凉，加橄榄油同移料理机中搅拌成浆，装瓶。

应用范围：补肾补脑、凉血祛瘀，养颜美容。可作为防治心血管疾病、预防老年斑的保健食品；推荐为易受环境污染的职业工作者作为保健食品。

  用法用量：1日1~2次（以上为1周的食用量），可用于拌面，醮肉或鱼、涂面包和馒头、凉拌菜，可长期食用。

  出处：福建省中医药学会药膳分会药膳品鉴方。

33.黑木耳蜜

  食材与药材：黑木耳100g，山楂200g，黄豆50g，橄榄油20g，红枣30g，蜂蜜适量。

  烹调方法：红枣去核切半；黑木耳用水浸泡，反复换水，洗净，挤干水分；山楂加水浸泡，煎煮取滤液约300ml，取其中100ml用于浸泡黄豆，200ml入锅加浸泡后的黑木耳，再加水淹过黑木耳，煮开，捞起黑木耳，弃汁；捞过的黑木耳与黄豆、红枣末同移煲锅中煲烂熟，起锅，放凉，加橄榄油同移料理机中搅拌成浆，再用蜂蜜调味，装瓶。

  应用范围：润肺祛瘀，滋肾通便、活血养颜。可作为防治心血管疾病、预防老年斑的保健食品；推荐给易受环境污染的职业工作者作为保健食品。

  用法用量：1日1~2次（以上为1周的食用量），可用于拌面，涂面包和馒头、凉拌菜，可长期食用。

  出处：福建省中医药学会药膳分会药膳品鉴方。

34.香菇粉

  食材与药材：香菇100g，黄芪200g。

  烹调方法：黄芪加水煎煮取滤液，放凉；香菇用黄芪水快速洗净，挤干水分，把浸泡液黄芪水放在蒸锅中煮开用其蒸气把香菇蒸熟，烘干，掰碎，放入料理机中搅拌成粉过20目，装入密封瓶中。

  应用范围：经常食用对促进人体新陈代谢，提高机体免疫力有很大食疗作用。可用于煮汤，炒菜，腌菜，泡菜等。推荐患有癌症、糖尿病、肺结核、传染性肝炎、神经炎、消化系统疾病的人群作为长期保健调味品。

  用法用量：作为香料，1日1~2次（以上为5~7天的食用量），可用于拌面，煲汤，炖品，煎煮，可长期食用。

  出处：福建省中医药学会药膳分会药膳品鉴方。

35.罗勒粉

食材与药材: 罗勒叶或嫩枝50g,辛夷花10g。

烹调方法: 取罗勒叶或嫩枝、辛夷花分别烘干研粉过80目筛,按比例混合均匀装瓶。

应用范围: 适量食用对头痛,偏头痛,耳痛,鼻窦炎,伤风感冒,气喘气逆有一定的食疗作用。可作为养颜美容的保健调味品。

用法用量: 为烹饪香料。用于烹饪牛羊肉,糕点面食、饮料的调味品。可经常食用。

出处: 福建省中医药学会药膳分会药膳品鉴方。

36.薄荷酱

食材与药材: 新鲜薄荷叶或嫩枝20g,核桃油10g,香菜10g,蒜、玉米面粉、盐适量。

烹调方法: 取新鲜薄荷叶或嫩枝和香菜分别洗净,在15%盐水中浸泡10分钟,切碎;蒜切碎,薄荷、香菜、蒜加核桃油同移料理机中搅拌成浆;取玉米面粉适量加水溶解成稀浆,放锅中文火煮熟成流质状,边搅拌边加入薄荷浆,煮沸,起锅装瓶。

应用范围: 适量食用对目赤咽干,肝郁胁胀有一定的食疗作用。可作为辅助治疗风热表证调味品。

用法用量: 可作烹饪香料。可作为烹饪牛羊肉的增香调料,也可做汤、煮粥,作糖果、糕点、饮料的调味品。

出处: 福建省中医药学会药膳分会药膳品鉴方。

37.八珍焖兔肉

食材与药材: 当归5g,川芎5g,白芍5g,生地5g,党参5g,白术5g,茯苓5g,甘草5g,姬松茸菇50g,兔肉500g,红枣(去核)5枚,生姜30g,茶油、米酒、盐等调料适量。

烹调方法: 将当归、川芎、白芍、生地、党参、白术、茯苓、甘草加水浸泡煎煮取滤液;姬松茸菇洗净用中药煎煮液浸泡;兔肉洗净,在沸水中焯过,切块;姜切片;油锅中将姜片煸炒,放入兔肉、米酒爆炒,加中药煎煮液、姬松茸菇、红枣,文火焖煮到兔肉熟,调味。

应用范围：防治气血两虚型高血压病。症见眩晕、心悸、少眠、气短懒言、疲乏无力、饮食减少、面色萎黄无神、发色不泽、唇甲无华，舌质色淡，脉象细弱等。

用法用量：1日1次，以上为3天量，可经常食用。

出处：福州市非物质文化遗产名录项目——福州市八珍系列药膳传承研究产品，制作技艺在研究中。

38.菊芷枣果八珍鸡

食材与药材：当归5g，川芎5g，白芍5g，生地5g，党参5g，白术5g，茯苓5gg，甘草5g，白芷5g，甘菊花（花瓣）3g，白果（去壳）5枚，红枣（去核）3枚，母鸡肉500g，生姜、米酒、盐等调料。

烹调方法：将当归、川芎、白芍、生地、党参、白术、茯苓、甘草、白芷煎煮取滤液；母鸡肉切块在沸水中焯过，摆放在蒸碗中，把甘菊花花瓣撒在鸡肉面上，放入白果、红枣、生姜、中药液、米酒、调料，密闭，上笼蒸熟。

应用范围：补养气血、润肤消斑。

用法用量：每月1~2次（以上为1次的食用量，可分几餐食用）。用于治疗黄褐斑时在每日清晨饮汤，午餐或晚餐食肉。

出处：福州市非物质文化遗产名录项目——福州市八珍系列药膳传承研究产品，制作技艺在研究中。

39.金线莲煲猪蹄

食材与药材：金线莲30g，黄芪30g，白术10g，茯苓10g，猪蹄1只，黑木耳30g，米酒、盐、姜、葱、蒜、等适量。

烹调方法：将黄芪、白术、茯苓加水煎煮取滤液；猪蹄洗净在沸水中焯过；黑木耳浸泡，洗净；在油锅中将姜片、葱头、蒜头煸炒，加入猪蹄、米酒爆炒稍焖，加入煮开的中药煎煮液、金线莲，武火烧沸，文火煲至肉熟，加调料。

应用范围：防治色斑、平缓皱纹。

用法用量：1周1剂，分餐食用，可经常食用。

出处：福建省中医药学会药膳分会药膳品鉴方、福州市中医院健康教育处方。

40.铁皮石斛木瓜盅

食材与药材：铁皮石斛粉2g，枸杞20g，木瓜1个，红枣10个，牛奶、冰糖适量。

烹调方法：木瓜带皮洗净去核对半切开成盅；红枣去核切小粒；将铁皮石斛粉、红枣、牛奶、冰糖搅拌均匀放入木瓜盅，隔水炖熟，加入用开水焯过的枸杞。

应用范围：润肠通便，润肤养颜，防治色斑。

用法用量：1日1剂，分2餐食用，可经常食用。

出处：福建省中医药学会药膳分会药膳品鉴方、福州市中医院健康教育处方。

41.铁皮石斛煲鹌鹑汤

食材与药材：鲜铁皮石斛10g，枣仁10 g，鹌鹑1只，虫草花15g，姜、盐、米酒等调料适量。

烹调方法：将鲜铁皮石斛剪成小段，与适量水放搅拌机中搅成浆；枣仁浸泡；虫草花浸泡；鹌鹑宰杀洗净切块，与铁皮石斛浆、枣仁、虫草花，再加适量水，武火煮沸，改文火煲2小时，加调料。

应用范围：滋阴补虚，对心肾阴虚所致的心烦、盗汗、失眠等症有一定食疗效果。

用法用量：1日1剂，可经常食用。

出处：福建省中医药学会药膳分会药膳品鉴方、福州市中医院健康教育处方。

42.养颜美容膏

食材与药材：山药15g，大枣（去核）10g，枸杞子15g，天麻10g，赤芍10g，白芍10g，核桃仁6g，黑芝麻6g，西红花2g，北柴胡10g，当归15g，阿胶30g，蜂蜜适量。

烹调方法：红枣、核桃仁、西红花分别研粗粉；黑芝麻炒香；当归、山药、赤芍、白芍、天麻、枸杞子煎煮取滤液浓缩成流浸膏，将阿胶烊化其中，加入蜂蜜、红枣、核桃仁、西红花、黑芝麻，继续浓缩成膏，冷却后切块（每块重15g）。

应用范围：疏肝滋肾、养颜祛斑。

用法用量：每日2次，每次1~2块，可经常食用。

出处：福建省中医药学会药膳分会药膳品鉴方、福州市中医院健康教育处方。

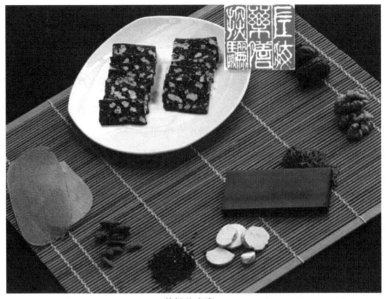

养颜美容膏

43金线莲鳖汤

食材与药材：鳖1只(800g)，金线莲8g，（如果是鲜品80g），枸杞10g（分两份），瘦猪肉50g，葱、蒜、姜、盐、酒。

烹调方法：将带甲鳖肉洗净，切块，在油锅中将葱头、蒜泥、生姜片煸炒，放入鳖肉加适量米酒加盖稍焖，加入适量水，放入金线莲，煮到熟透，取出，将鳖肉刮到汤汁中，在汤汁中撒入经开水捞过的枸杞；捞出金线莲与鳖甲同移到煲锅中，煲到剩余的鳖肉与鳖甲分离，加调料，撒入经开水捞过的枸杞。

应用范围：养肝美容、除斑养颜。

用法用量：每周1剂，分餐食用，可经常食用。

出处：福建省中医药学会药膳分会药膳品鉴方、福州市中医院健康教育处方。

44.薏米蜜

食材与药材：薏米仁100g，蜂蜜适量。

烹调方法：将薏米仁浸泡煮熟，放凉，在料理机中搅拌成浆，加蜂蜜调匀。

应用范围：养颜排毒，美白皮肤。

用法用量：每日清晨空腹食用1次（以上为2次的食用量），可经常食用。

出处：福建省中医药学会药膳分会药膳品鉴方、福州市中医院健康教育处方。

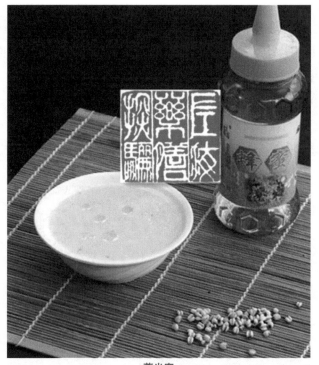

薏米蜜

45.养颜猪蹄

食材与药材：铁皮石斛15g，山药15g，枸杞5g，猪蹄1只，米酒、盐、姜、葱等适量。

烹调方法：猪蹄切块在沸水中焯过；铁皮石斛洗净加适量盐放料理机中搅拌成浆，与猪蹄、山药、米酒、姜、葱同移炖罐中，文火炖至肉熟，调味，装碗，撒入经开水捞过的枸杞。

应用范围：滋阴养颜，消除色斑。

用法用量：每周1次，可经常饮服。

出处：福建省中医药学会药膳分会药膳品鉴方、福州市中医院健康教育处方。

46.雪蛤枸杞木瓜盅

食材与药材： 雪蛤6g，木瓜30g，枸杞2g，冰糖适量。

烹调办法： 木瓜洗干净，对开瓜切成盅；将雪蛤用清水浸泡至成白色棉花球状，在沸水中加一片生姜把雪蛤焯过，捞起，取生姜，沥干放在炖罐中加冰糖炖熟，移木瓜盅中，继续炖3分钟，撒上用开水捞过的枸杞。

推广应用范围： 润肺滋肾，润肤养颜。

用法用量： 1日1次，可经常食用。

出处： 福建省中医药学会药膳分会药膳品鉴方、福州市中医院健康教育处方。

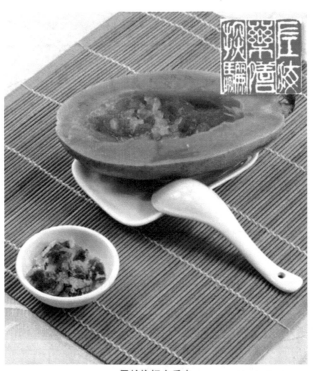

雪蛤枸杞木瓜盅

47.祛斑粥

食材与药材： 薏苡仁30g，芡实10g，莲子20g，山药50g，白扁豆10g，赤小豆10g，大枣10枚，粳米100g。

烹调方法： 除粳米外，将以上各药加水适量煎煮约40分钟后，再放粳米同煮粥，加适量冰糖调味。

应用范围：面部黄褐斑、蝴蝶斑等病症。

用法用量：每日1剂，分1～2次服用，可长期服用。

注意事项：孕妇禁用。

出处：福建省中医药学会药膳分会民间药膳调研方、福州市中医院健康教育处方。

48.首乌鸡

食材与药材：鸡肉250g，何首乌30g，笋丁50g，料酒、精盐、味精、酱油、淀粉、花生油各适量。

烹调方法：将首乌放砂锅内，加适量水煮好，去渣取汁；将鸡肉洗净，切丁放入碗中，加入料酒、味精、精盐、淀粉上好浆备用。炒锅加花生油烧热，将浆好的鸡丁下油锅内余炸，熟后倒入漏勺备用。锅中留少许底油，加入鸡丁、料酒、精盐、酱油、笋丁、首乌汁，快速颠炒，入味后用湿淀粉勾芡，加味精，出锅装盘即成。

应用范围：须发早白。

用法用量：每日1剂，分1～2次服用，可长期间断服用。

出处：福建省中医药学会药膳分会民间药膳调研方。

49.丝瓜竹荪薏米汤

食材与药材：丝瓜60g，水发竹荪100g，薏苡仁60g。

烹调方法：先将薏苡仁煮熟备用；炒锅加少量油烧热，放入丝瓜翻炒，将煮好的薏苡仁、竹荪一同武火煮10分钟，加入精盐，入味后用湿淀粉勾芡，加味精，出锅装碗即成。

应用范围：减肥美容。

用法用量：每周服3～5次，长期服用。

出处：福州市中医院健康教育处方。

50.芝麻粥

食材与药材： 芝麻30g，粳米100g。

烹调方法： 先将芝麻30g晒干后炒熟，研碎，再与粳米100g同煮成粥。

应用范围： 须发早白。

用法用量： 每日1剂，可长期服用。

出处： 福州市中医院健康教育处方。

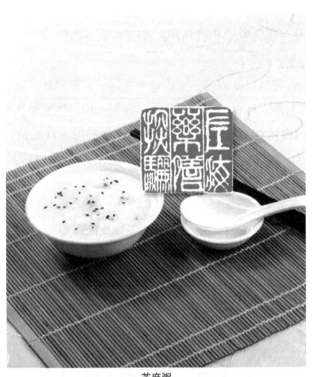

芝麻粥

51.猪蹄红米煲

食材与药材： 猪蹄250g，红花10g，薏苡仁60g。

烹调方法： 猪蹄洗净切块用开水焯过，加入红花、薏苡仁煮熟，调味。

应用范围： 黄褐斑、蝴蝶斑，能除皱美容。

用法用量： 每周3~5次（以上为1~2次用量），长期服用。

出处： 福建省中医药学会药膳分会药膳品鉴方、福州市中医院健康教育处方。

52.西芹炒百合

食材与药材：核桃仁100g，百合100g，西芹200g，黑芝麻10g，胡萝卜、料酒、酱油、精盐、味精适量。

烹调方法：核桃仁用油锅炸过后备用，锅中留少许底油，加入百合、西芹、黑芝麻、胡萝卜、料酒、精盐、酱油快速颠炒，快熟后加入核桃仁快速颠炒，加味精，出锅装盘即成。

应用范围：推荐用于头发枯燥发黄，须发早白。

用法用量：每日1剂，分1~2次服用（以上为1~2次用量），可长期服用。

出处：福州市中医院健康教育处方。

53.金线莲蛇汤

食材与药材：金线莲5g，蛇肉200g，鸭蛋2个，鸡肉50g，黄豆50g，生姜、紫苏、盐、米酒等适量。

烹调方法：蛇肉洗净切段，在沸水（加盐、生姜、紫苏）中焯过；鸡肉洗净切块，在沸水中焯过；黄豆洗净、浸泡；在鸭蛋壳上用针刺几个洞；取黄豆连同浸泡液加水适量放在汤锅中，放入蛇肉段、金线莲、鸡肉、鸭蛋、盐、米酒等，武火煮开，文火煮熟。

应用范围：清热凉血、平肝、抗衰老。

用法用量：1周1剂，分2次食用，可长期食用。

出处：福建省中医药学会药膳分会民间药膳调研方。

54.仙人粥

食材与药材：何首乌30g，红枣5枚，粳米100g。

烹调方法：先将何首乌30g用砂锅水煎取汁，加入粳米100g用文火煮粥，待粥熟后加入适量红糖、红枣再煮一二沸。

应用范围：头发枯燥发黄，须发早白，身体虚弱等症。

用法用量：每日1剂，分1~2次服用，可长期服用。

出处：福州市中医院健康教育处方。

55.鲜灵芝土鸡

食材与药材： 土鸡肉500g，鲜灵芝100g，黄芪30g，北沙参30g，枸杞10g，姜、蒜、米酒、食盐等适量。

烹调方法： 将土鸡肉洗净切块，在沸水中焯过；黄芪、北沙参煎煮取滤液，与鸡肉、生姜、蒜头、米酒共移煲锅中煲熟，加盐等调料。

应用范围： 平补药膳，应用范围广。

用法用量： 1周1剂，可分餐食用。

出处： 福建省中医药学会药膳分会药膳品鉴方。

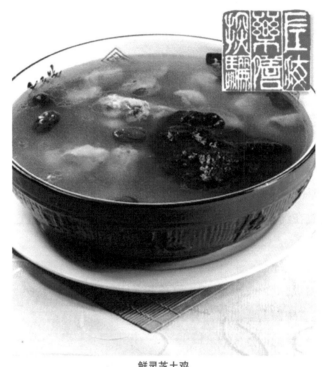

鲜灵芝土鸡

56.红菇煮山药

食材与药材： 鲜山药100g，红菇10g，肉末30g，姜、蒜、米酒、食盐等适量。

烹调方法： 将山药去皮切片；红菇洗净浸泡；在热油锅中将姜、蒜煸炒，加入肉末、山药片、米酒，炒后加红菇连同浸泡液煮熟熟，加盐等调料。

应用范围： 补气健脾，养颜美容。

用法用量：1周1次，可经常食用。

出处：福建省中医药学会药膳分会药膳品鉴方。

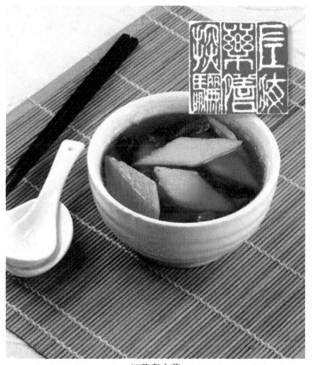

红菇煮山药

57.乌米饭

食材与药材：南烛叶10g，糯米50g，盐等适量。

烹调方法：南烛叶洗净加水适量，浸泡，煎煮取滤液，放凉用于浸泡糯米2小时以上，待米色变黑，加适量盐，调匀，放电饭锅内焖熟。

应用范围：补脾胃益肺肾。

用法用量：1日1剂，可经常食用。

出处：福建省中医药学会药膳分会民间药膳调研方（福建畲族特色小吃）。

58.鼠曲粿

食材与药材：鼠曲草500g，糯米粉500g，豆沙、花生仁末、糖或虾仁、猪肉末、盐等适量。

烹调方法：取豆沙、花生仁粗粉、糖等调成甜馅，或取虾仁、猪肉末、盐等调成咸馅；取鼠曲草在沸水中捞过剁末，与糯米粉制成粿皮，包上甜馅或咸馅，每个粿约重80g，放铺有荷叶或竹叶的蒸笼中上面，上锅蒸熟。

应用范围：消积健脾开胃。

用法用量：1日1~2次，1次2个，可经常食用。

出处：福建省中医药学会药膳分会民间药膳调研方（民间清明节食品，粿色翠绿，近年闽南用干品鼠曲草研粉做成的鼠曲粿颜色呈墨绿，为酒桌常年主食菜肴之一）。

59.灵芝酒

食材与药材：灵芝孢子200g，黄精1000g，糯米、红曲、泉水等适量。

烹调方法：黄精加水适量，浸泡，煎煮取滤液灵芝孢子，武火煮开，凉温，按照传统酿酒方法酿制米酒2000ml。

应用范围：补脑益智，养生保健。

用法用量：1日1次，1次10ml，可经常食用。

出处：福建省中医药学会药膳分会药膳品鉴方、福州市中医院健康教育处方。

60.杠板归炖猪大肠

食材与药材：猪大肠（直肠部分）200g，新鲜杠板归60g，调料适量。

烹调方法：将猪大肠洗净，切成段，在沸水中焯过，捞出;将新鲜杠板煎煮取滤液;在油锅中将猪大肠炒脆，趁热加入新鲜杠板归汤，煮熟，调味，起锅。

应用范围：对肠痈，脱肛、痔疮、便血、便秘等有一定的食疗作用。

用法用量：1日1次，可长期食用。

出处：福建省中医药学会民间药膳调研方、福建省中医药学会药膳分会药膳品鉴方。

61.乌豆生地炖五花肉

食材与药材：五花肉100g，生地30g，乌豆30g，精盐适量、

烹调方法：将乌豆洗净浸泡透心；五花肉切块在沸水中焯过；将乌豆、生地、五花肉同煮到熟，调味即可（喝汤吃肉和豆）。

应用范围：滋阴润燥，清热凉血，经常食用可除湿、解毒、凉血、止痒。特别适宜于作为老年人皮肤瘙痒的保养食品。

用法用量：1日1次，经常服食。

出处：福建省中医药学会药膳分会民间药膳调研方。

62.乌椹芍归炒猪肾

食材与药材：首乌30g，桑椹30g，熟地30g，白芍20g，当归20g，甘草20g，猪肾2个，盐、葱、米酒适量。

烹调方法：将首乌、桑椹、熟地、白芍、当归、甘草煎煮取滤液；猪肾洗净切片，在热油锅中，将葱煸炒，放入猪肾片翻炒，加酒、盐，稍炒后加入中药液，把猪肾片煮熟，加调料。

应用范围：补肾养血，用于早秃、少白头。长期食用对早秃、少白头，伴有腰酸、面色无华、疲乏等有一定的食疗作用。

用法用量：1日1次（以上为2次的食用量），食用时可搭配喝15ml米酒，可经常食用。

出处：福建省中医药学会药膳分会药膳品鉴方。

63.黄芪八珍炖猪蹄

食材与药材：黄芪15g，熟地5g，当归5g，白芍5g，川芎5g，人参5g，白术5g，茯苓5g，甘草5g，猪蹄约100g，生姜10g，大枣2枚、葱、米酒、盐、茶油等调料适量。

烹调方法：猪蹄洗净切块，用沸水焯过；将中药加水适量浸泡，煎煮取滤液，用于浸泡猪蹄3小时以上，捞出猪蹄；热油锅内将生姜、葱白煸炒后，放入猪蹄和米酒，稍焖，加入药液和大枣，移到炖罐中，炖煮至汁浓肘黏，加调料。

　应用范围：滋补气血，促进伤口愈合。用于术后、创伤后，作为滋补气血以促进伤口愈合的调养食品。

用法用量：1日1次，连续服食14天，可经常食用。

出处：福州市非物质文化遗产名录项目——福州市八珍系列药膳传承研究产品，在实验室研究中。

64.八珍酒

食材与药材： 熟地100g，当归100g，白芍100g，川芎100g，人参100g，白术100g，茯苓100g，甘草100g，生姜、大枣、糯米、红曲、泉水等适量。

烹调方法： 熟地、当归、白芍、川芎、人参、白术、茯苓、甘草、生姜、大枣加水适量，浸泡，煎煮取滤液，晾温，按照传统酿酒方法酿制米酒1000nl。

应用范围： 滋补气血。用于作为气血两虚各种慢性患者如贫血、白细胞减少症、血小板减少症、大出血后的调养食品，是妇女养颜美容之保健食品。

用法用量： 1日1次，1次10ml，可经常食用。

出处： 福州市非物质文化遗产名录项目--福州市八珍系列药膳传承研究产品，在酿酒技术研究中。

65.八珍猪肚

食材与药材： 熟地5g，当归5g，白芍5g，川芎5g，人参5g，白术5g，茯苓5g，甘草5g，猪肚50g，生姜10g，大枣2枚、米酒、盐、茶油等调料适量。

烹调方法： 猪肚洗净用沸水焯过，切块；将中药加水适量浸泡，煎煮取滤液，用于浸泡猪肚1小时以上，捞出猪肚；热油锅内将生姜、葱白煸炒后，放入猪肚和米酒，稍焖，加入药液和大枣，移到炖罐中，炖熟，加调料。

应用范围： 补虚损、健脾胃。对气血虚损、虚劳羸弱、泻泄、下痢、消渴、小便频数、小儿疳积等有一定的食疗作用。

用法用量： 1日1次，连续服食14天，可经常食用。

出处： 福州市非物质文化遗产名录项目——福州市八珍系列药膳传承研究产品，在临床疗效观察和实验室研究中。

66.八珍番鸭

食材与药材： 熟地50g，当归50g，白芍50g，川芎50g，人参50g，白术50g，茯苓50g，甘草50g，番鸭1只，生姜100g，大枣20枚、米酒、盐、茶油等调料适量。

烹调方法： 番鸭洗净切块，用沸水焯过，切块；将中药加水适量浸泡，煎煮取滤液，用于浸泡番鸭1小时以上，捞出番鸭；热油锅内将生姜、葱白煸炒后，放入番鸭和米酒，稍焖，加入药液和大枣，移到煲锅中，煲熟，加调料。

　　应用范围：补气养血。民间作为平补药膳。

　　用法用量：1日1次，可经常食用。

　　出处：福州市非物质文化遗产名录项目——福州市八珍系列药膳传承研究产品、福建省中医药学会药膳分会民间药膳调研方。

67.八珍加味煲兔肉

　　食材与药材：熟地50g，当归50g，白芍50g，川芎50g，人参50g，白术50g，茯苓50g，甘草50g，枸杞30 g，丹皮50g，赤芍50g，枳壳50g，兔肉1000g，生姜、米酒、盐、茶油等调料适量。

　　烹调方法：兔肉洗净切块，用沸水焯过，切块；将中药（除枸杞外）加水适量浸泡，煎煮取滤液，用于浸泡兔肉1小时以上，捞出番鸭；热油锅内将生姜、煸炒后，放入兔肉和米酒，稍焖，加入药液，移到煲锅中，煲熟，加调料，撒上经开水焯过的枸杞。

　　应用范围：补气益血，养心安神。

　　用法用量：1日1次，可经常食用。

　　出处：福州市非物质文化遗产名录项目——福州市八珍系列药膳传承研究产品、福建省中医药学会药膳分会民间药膳调研方。

68.草根汤（1～6）

草根汤1（用于治疗劳倦乏力、腰膝酸痛）

　　食材与药材：毛天仙果根50g，盐肤木根50g，墨鱼干50g，猪脚1只，姜、米酒、茶油、盐等调料适量。

　　烹调方法：将毛天仙果根加水浸泡煎煮取滤液；猪脚洗净切块，在沸水中焯过；姜切片；油锅中将姜片煸炒，放入猪脚块、米酒爆炒，加盖稍焖，与毛天仙果根煎煮液同移到煲锅中，武火煮开，文火煲熟，调味。

　　应用范围：用于治疗劳倦乏力、腰膝酸痛等，或作为农忙季节平补药膳。

　　用法用量：1日1剂，需要时可经常食用。

　　出处：福建省中医药学会药膳分会民间药膳调研方、福建省中医药学会药膳分会药膳品鉴方。

注：桑科榕属植物的毛天仙果根、小果榕根、佛掌榕根、对叶榕根，民间经常单味或两种配方，应用于治疗劳倦乏力、腰膝酸痛等，或作为农忙季节平补药膳。由于为甘平之品，且气味芳香，作为家庭卤、煲、炖食材的调料或添加剂的必备品，为畲族特有的食疗文化。

草根汤2（用于治疗缺乳）

食材与药材：薜荔根30g，地锦30g，白茅根15g，猪瘦肉100g，姜、米酒、茶油、盐等调料适量。

烹调方法：将薜荔根、地锦、白茅根加水浸泡煎煮取滤液；猪瘦肉洗净，在沸水中焯过，切块；姜切片；油锅中将姜片煸炒，放入猪瘦肉、米酒爆炒，加盖稍焖，与草药煎煮液同移到炖罐中，炖熟，调味。

应用范围：用于治疗缺乳。

用法用量：1日1剂，吃肉喝汤，需要时可连续食用。

出处：福建省中医药学会药膳分会民间药膳调研方。

注：桑科榕属植物的台湾榕根、小薜荔（薜荔的不育枝叶）鲜全草、竹叶榕根、变叶榕根，民间经常单味或两种配方，应用于治疗缺乳。由于为甘平之品，且气味芳香，作为家庭卤、煲、炖食材的调料或添加剂的必备品，为畲族特有的食疗文化。

草根汤3（用于风湿疼痛）

食材与药材：小果榕根300g，鸡1只，姜、米酒、茶油、盐等调料适量。

烹调方法：将小果榕根加水浸泡煎煮取滤液；鸡肉洗净，在沸水中焯过，切块；姜切片；油锅中将姜片煸炒，放入鸡肉、米酒爆炒，加盖稍焖，与草药煎煮液同移到炖罐中，炖熟，调味。

应用范围：用于治疗风湿疼痛。

用法用量：1日1次，2天分餐食用，需要时可连续食用。

出处：福建省中医药学会药膳分会民间药膳调研方、福建省中医药学会药膳分会药膳品鉴方。

注：桑科榕属植物的天仙果鲜根、粗叶榕根、台湾榕根、全缘榕根等，民间经常单味或两种配方，应用于风湿疼痛。由于为甘平之品，且气味芳香，作为家庭卤、煲、炖食材的调料或添加剂的必备品，为畲族特有的食疗文化。

草根汤4（用于防治心血管疾病）

食材与药材：盐肤木根300 g，姬松茸菇50 g，兔肉500 g，茶油、盐等调料适量。

烹调方法：将盐肤木根加水浸泡煎煮取滤液；姬松茸菇洗净用盐肤木根煎煮液浸泡；兔肉洗净，在沸水中焯过，切块；姜切片；油锅中将姜片煸炒，放入兔肉爆炒，加盐肤木根煎煮液和姬松茸菇，文火焖煮到熟，调味。

应用范围：防治高血脂、高血糖、高胆固醇、动脉硬化的保健食品。

用法用量：1日1次，以上为3天量，可经常食用。

出处：福建省中医药学会药膳分会民间药膳调研方、福建省中医药学会药膳分会药膳品鉴方。

草根汤5（用于治疗风湿骨痛、劳倦乏力、虚寒性胃痛）

食材与药材：猪蹄1只、山苍子根100g，盐、酒、茶油等调料适量。

烹调方法：将山苍子根浸泡；猪蹄洗净，切块，在沸水中焯过，在油锅中炒过，加入米酒与山苍子根连同浸泡液移入煲锅内，用武火煮开后，转文火煲熟，调味。

应用范围：用于风湿骨痛、劳倦乏力、虚寒性胃痛的辅助治疗。

用法用量：1日1次，可长期食用。

出处：福建省中医药学会药膳分会民间药膳调研方、福建省中医药学会药膳分会药膳品鉴方。

草根汤6（平补药膳）

食材与药材：鸭蛋或鸡蛋1只，山苍子根30g，白木耳5g，糖或盐调料适量。

烹调方法：白木耳浸泡；蛋去壳打成蛋花；山苍子根煎煮取滤液，加白木耳，煮将熟时加入蛋花，煮开，调味。

应用范围：平补药膳，夏收夏种时用于解暑去乏，也可作为养颜食品。

用法用量：1日1次，趁热服食，可经常食用。

出处：福建省中医药学会药膳分会民间药膳调研方、福建省中医药学会药膳分会药膳品鉴方。

注：山苍子根由于气味芳香，在福州地区民间用于作为家庭卤、煲、炖食材的调料或添加剂的必备品，经常用于烹饪平补药膳，通过华侨的影响，在海外也享有盛名。

第六章 几种常见慢性疾病的药膳食疗法

　　慢性病，往往病情缠绵复杂，病程久远，采用药物治疗，一时难以控制，患者不免会心生厌倦。选择药膳疗法，不但可与其他疗法互相配合，发挥更好的疗效的同时又可减少其他疗法的不良反应，形成了一种独立的疗法，并具有患者乐于接受，易于坚持的特点。慢性病患者的病期长，治疗的过程长，与药膳疗法的特点正好可以互补。

　　《左海药膳探骊》中的"粥"、"茶"、"煲"、"膏"大多数口味不苦，在应用过程中可以根据各人的口味和病情，随着季节的变化，以及蔬菜瓜果上市时间的不同，不断进行食材与药材的组合变换，把医生治疗的意愿与烹调的技巧结合，经过合理的配制与烹调，增进患者的食欲，使慢性病患者在服用过程中不断产生新鲜感，依从性提高，乐于接受。这对于一时难于治愈的慢性病的治疗来说，是十分需要的。

　　对于慢性病患者，药膳食疗法是比较理想的一种疗法。但也不是所有的慢性病患者都能随意长期食用，必须辨证施膳。由于受到药材与食材的质量、烹调技巧、用膳人的生活习惯等影响，会出现治疗效果或见效时间不同的现象，这也是药膳食疗法应用到临床的难点所在。

　　中医历来提倡"急则治其标，缓则治其本"，对于慢性病患者来说，选择性味平和的药材和食材，以治疗缓慢之疾，适宜而平衡，符合治本之法。药膳食疗法借膳的可口养胃之利，避药的苦口败胃之弊，以补虚强身，寓药于食，喻治于养，所以选择药膳调理慢性病，不失为明智之举。为了让更多的慢性病患者能够尝试药膳疗法，本书选择了20多种慢性病种，从日常生活的角度，强调药膳食疗法原则、推荐药膳食材与药材、介绍调理药膳的膳例及饮食禁忌四个方面，介绍各种常见慢性疾病的膳食治疗方法。在这里更多的是向慢性病患者强调一些饮食常识，比如：药膳的主要作用，推荐一些效果比较确切，使用比较安全的药膳食材与药材，尤其是适合福州地区气候环境，兼顾福州人饮食习惯的材料；介绍药膳膳例，因大多数药膳膳例已在相关病种的药膳各例中予以阐述，因此此章只列举膳名，而没有具体的食材与药材、烹调方法等内容。

一、慢性胃炎

药膳疗法的原则：药膳以健脾理气，清热化湿为主。饮食宜清淡少油，易于消化，富含蛋白质及维生素B，按时就餐，避免暴饮暴食。

推荐药膳食材与药材：肉、鸡、鱼、西红柿、茄子、冬瓜、黄瓜、番茄、菠菜、小白菜、苹果、梨、香蕉、红枣、砂仁、薏米、山药、党参、黄芪、丹参、川芎、赤芍、铁石斛皮、蒲公英等。

介绍调理药膳膳例：胃炎馒头（蒲公英、薏米、砂仁、山药），石斛茯苓粥（铁皮石斛、茯苓）。

饮食注意：①忌辛辣油腻之物；②忌烟酒茶；③忌过烫过冷的食物；④忌坚硬粗糙之物；⑤忌食用豆类、韭菜等易引起腹部胀气和含纤维较多的食物。

二、胃、十二指肠溃疡

药膳疗法的原则：药膳以温胃健脾，益气和中为主。饮食宜少量定时多餐，细嚼慢咽，选择易于消化，便于咀嚼，含纤维较少，蛋白质等营养价值高的食品。

推荐药膳食材与药材：猪肚、牛奶、小米、菠菜、胡萝卜、洋葱、大蒜、卷心菜、土豆、南瓜、茶油、面包、蜂蜜、木瓜、白及等。

介绍调理药膳：茶油线面、竹笋煲猪肚、马铃薯白及膏。

饮食注意：①忌辛辣刺激之物；②忌食多纤维食物；③忌过热过冷的食物；④忌胀气食物；⑤进食时忌说话、看书报、看电视；⑥忌烟酒。

三、慢性结肠炎

药膳疗法的原则：药膳以疏肝扶脾，清热解毒为主。饮食宜易于消化，富于营养，保证足够的热量，补充多种维生素，食物柔软，少量多餐。

推荐药膳食材与药材：牛肉、黄鳝、黑木耳、马兰头、苦瓜、竹笋、荞麦、薏米、红薯、柿饼、苹果、杨梅、青梅、青果、石榴、山楂、马齿苋、莲子、芡实、金银花等。

介绍调理药膳膳例：莲子芡实粥、山药扁豆糕（山药、扁豆、薏米、芡实、荞麦）。

饮食注意：①忌牛奶及海鲜；②忌油腻之物；③忌蜂蜜及其制品；④忌产气食物；⑤忌生冷瓜果；⑥多食纤维蔬菜。

四、胆囊炎和胆石症

药膳疗法的原则：药膳以利胆消导，保肝利湿为主。饮食宜清淡，补充水分，增加进餐次数，进食富含优质蛋白质及糖类的食物。

推荐药膳食材与药材：鲫鱼、赤小豆、豆腐、玉米、木耳、冬瓜、西红柿、胡萝卜、山楂、玉米须等。

介绍调理药膳膳例：鲫鱼玉米须汤。

饮食注意：①限制脂肪；②限制高胆固醇的食物；③忌强烈调味品；④忌油炸食品；⑤忌过冷过热的食品；⑥忌用含纤维素多的食物。

五、慢性肝炎

药膳疗法的原则：药膳以清热健脾，益气补肝为主。饮食宜新鲜水果和蔬菜，食适量的糖，以保护肝功能，刺激胆汁分泌及肠道正常活动，促进肝功能恢复。

推荐药膳食材与药材：绿豆、赤小豆、金针菇、山药、山楂、白花蛇舌草、蒲公英、蚤休、金银花、黄芪、党参、茯苓、丹参、女贞子、枸杞、仙灵脾等。

介绍调理药膳膳例：薏苡豆腐羹。

饮食注意：①忌脂肪及胆固醇高的食物；②忌高嘌呤及含氮浸出物(高嘌呤如动物内脏肝、肾等，菠菜，黄豆，豌豆等；含氮浸出物如肉汤、鸡汤、鱼汤)；③忌辛热刺激之物；④忌油煎、炒、炸食物。

六、肝硬化(附:腹水)

药膳疗法的原则：药膳以祛湿健脾，养肝补肾为主。饮食宜易消化，食物应柔软，以保证充足的蛋白质和维生素为原则。

推荐药膳食材与药材：鲤鱼、鳖甲、赤小豆、薏苡、山楂、红枣、玫瑰花、佛手、车前草、麦芽、柴胡、茯苓、茵陈、人参、麦冬、地黄等。

介绍调理药膳膳例：鲫鱼赤小豆汤、薏苡赤小豆玫瑰羹。

饮食注意：①限制脂肪；②限制胆固醇摄入；③忌油炸、煎、炒及烧烤之物；④忌烟酒；⑤限制食盐；⑥忌强烈调味品；⑦忌粗纤维及干硬食物；⑧忌不洁食物；⑨忌高嘌呤的食物(如动物内脏肝、肾等，菠菜、黄豆、豌豆等)。

七、慢性胰腺炎

药膳疗法的原则：药膳以清热利湿为主。饮食宜易消化食品，宜优质蛋白、低脂食物、高碳水化合物、高维生素少纤维饮食。

推荐药膳食材与药材：鱼、瘦肉、鳝鱼、蛋白、豆腐、菠菜、花椰菜、萝卜、桃子、香蕉、大枣、山药、鸡内金、茵陈蒿、郁金、丹参、赤芍、柴胡、木香等。

介绍调理药膳膳例：鳝鱼内金汤、大枣山药泥。

饮食注意：①忌暴饮暴食；②忌饮酒；③忌生冷；④忌肥甘厚味和辛温助热之品。

八、哮　喘

药膳疗法的原则：药膳以健脾补肾益肺为主。饮食宜清淡，保证各种营养素的充足和平衡，增加抗氧化营养素如β-胡萝卜素、维生素C、E及微量元素硒等，选择食用菌类食品。

推荐药膳食材与药材：鹌鹑蛋、豆腐、萝卜、冬瓜、麦芽糖、槟榔、紫苏叶、百合、杏仁、苏子、莱菔子、白芥子、人参、核桃肉、肉桂、太子参、冬虫夏草、浙贝母、天花粉、白及、甘草等。

介绍调理药膳膳例：苏芥莱三子粥（苏子、莱菔子、白芥子共为末煮粥）、鹌鹑蛋杏仁蜜。

饮食注意：①忌过饱、过咸、过甜；②忌冷饮；③忌过甜食品；④忌辛辣之物；⑤过敏性体质者忌食异性蛋白类食物；⑥忌烟酒。

九、更年期骨质疏松

药膳疗法的原则：药膳以滋补肝肾，强筋壮骨为主。饮食宜清淡，主食以米、面、杂粮为主，做到品种多样，粗细搭配，多吃富含钙、磷、维生素的钙强化食品。

推荐药膳食材与药材：猪骨、牛骨、甲鱼、鲤鱼、虾皮、海带、鲑鱼、豆类制品、牛奶、开心果、葵花籽、花生、杏仁、苹果、核桃、葡萄、桑葚、山药、枸杞等。

介绍调理药膳膳例：补钙膏（核桃、花生、杏仁、黄豆、葵花籽等）、山药骨煲。

饮食注意：①忌食辛、辣食物；②忌饮浓咖啡、浓茶、碳酸饮料；③忌烟酒。

十、便 秘

药膳疗法的原则：药膳以润肠通便，滋阴补虚为主。饮食宜清淡润肠，食用富含纤维素食品，适量饮水。

推荐药膳食材与药材：白木耳、黑木耳、土豆、地瓜、蜂蜜、黑芝麻糊、炒松子仁、炒西瓜仁、香蕉、苹果、桑葚、柏子仁、火麻仁、黄芪等。

介绍调理药膳膳例：白木耳蜜、柏子仁蜜粥。

饮食注意：①忌含蛋白质和钙质过多的食物；②忌饮食过精细和偏食；③忌烟酒和辛辣刺激之物；④忌多吃糖；⑤忌胀气和不易消化食物；⑥忌滥用泻药。

十一、高血压

药膳疗法的原则：药膳以养阴潜阳，调补肝肾为主。饮食宜清淡、高蛋白、低脂肪、低盐、多维生素，多喝水。

推荐药膳食材与药材：芹菜、海参、玉米、菠菜、旱莲草、菊花、决明子、黑木耳、白木耳等。

介绍调理药膳膳例：黑白木耳玉米羹、菊花草决明茶、草决明木耳汤。

饮食注意：①低盐低脂饮食；②忌暴饮暴食；③忌烟；④忌酗酒；⑤忌浓茶。

十二、冠心病

药膳疗法的原则：药膳以补肾降脂，补虚兼顾宜通。饮食宜清淡、低盐，控制总热量，供给充足的维生素、无机盐和微量元素。

推荐药膳食材与药材：昌鱼、小米、豆类、燕麦、玉米、菇类和食用菌、薤白、葱白、洋葱、大蒜、韭菜、生姜、山楂、黄芪、红花、西洋参、人参、何首乌、枸杞子、天麻、冬虫夏草等。

介绍调理药膳膳例：红花酒、二白粥（薤白、葱白）。

饮食注意：①忌油腻厚味；②忌富含胆固醇的食物:动物的脑、脊髓、内脏、墨鱼、鱿鱼、贝壳类、鱼子；③忌烟酒；④忌浓茶和浓咖啡；⑤低盐低脂饮食；⑥忌高糖饮食；⑦忌暴饮暴食。

十三、糖尿病

药膳疗法的原则：药膳以养阴清热，润燥滋肾为主。进餐定时定量，营养成分适合。

推荐药膳食材与药材：兔肉、鳝鱼、河蚌、绿豆、苦瓜、山药、枸杞、玉竹、沙参等。

介绍调理药膳膳例：苦瓜蚌肉汤、山药枸杞炖兔肉。

饮食注意：①对血糖有影响的食品如糖类、饮料、甜点等要控制摄入量；②限制对血脂有影响的食物；③忌酒类；④忌烟；⑤忌含大量淀粉的食品；⑥忌含甜味的补品；⑦水果(如血糖控制较好可在两餐之间，即下午3～4时，吃少量水果)。

十四、泌尿系结石

药膳疗法的原则：药膳以祛湿通利为主。饮食宜清淡，多饮水 (每天应饮水1500～3000ml)。

推荐药膳食材与药材：黄花鱼、薏苡仁、金钱草、石韦、海金砂、芦根、玉米须、核桃肉、玉米须、茯苓、鸡骨草、车前草、鸡内金等。

介绍调理药膳膳例：金钱草苡米粥、鸡内金茯苓粥。

饮食注意：①忌对结石形成有影响的食物（草酸钙结石的患者忌食：菠菜、草莓、雪里蕻、土豆、辣椒、胡椒面；磷酸盐结石的患者少食:牛奶、豆腐、虾皮、海带、肥肉、蛋黄；尿酸盐结石的患者应限制蛋白质和富含嘌呤的食物：猪肉、沙丁鱼、蟹、蛤、豌豆、扁豆、蘑菇、花生、菠菜、动物内脏、海产品、豆类）；②忌多糖；③忌多喝啤酒；④忌辛辣助火的食物：酒、葱、韭、蒜、辣椒；⑤忌肥腻之品以及虾蟹、牛肉、羊肉、狗肉、公鸡等发物。

十五、神经衰弱(附:失眠)

药膳疗法的原则：药膳以养心清心，滋阴补血为主。饮食宜清淡，选择富含蛋白质、维生素的食物。晚餐不宜过饱，睡前不饮茶和咖啡等刺激性饮料。

推荐药膳食材与药材：猪心、瘦猪肉、绿豆、小麦、柏子仁、桂圆、红枣、莲子、百合等。

介绍调理药膳膳例：红枣百合莲子羹、柏子仁炖猪心。

饮食注意：①忌食兴奋刺激之物：咖啡、茶、烟、酒等；②忌辛辣刺激之物：葱、韭、姜、蒜、辣椒、辣酱、辣油等；③忌肥腻之物；④忌补阳助火的中药:鹿茸、海马。

十六、单纯性肥胖症

药膳疗法的原则：药膳以健脾利湿为主，佐以宣肺补肾疏肝。饮食应采用生物利用价值高的蛋白质食物，以提高体内脂肪的氧化。

推荐药膳食材与药材：瘦猪肉、瘦牛肉、鱼、鸡、牛奶、蔬菜、绿茶、山楂、干姜、附子、白术、草豆蔻、厚朴、泽泻等。

介绍调理药膳膳例：冬瓜虾皮汤、黄瓜清炒牛肉片、干姜附子鱼汤。

饮食注意：①忌脂肪；②限糖；③限水（800~1500ml）；④限食盐；⑤限制高嘌呤的食物：如动物内脏、豆类、鸡汤、鸭汤、肉汤等；⑥忌油炸食物。

十七、贫　血

药膳疗法的原则：药膳以健脾补血为主。饮食宜易消化，多新鲜蔬菜水果。

推荐药膳食材与药材：猪肝、羊肉、带鱼、糯米、红枣、龙眼、莲子、阿胶、芝麻、核桃肉等。

介绍调理药膳膳例：红枣核桃粥、补血养颜膏（阿胶、芝麻、核桃肉、龙眼）。

饮食注意：①忌生冷不洁食物；②限制食盐:每天3~5g；③限制脂肪:每天50g左右；④忌油炸食物；⑤忌不易消化的食物；⑥少饮茶；⑦忌蚕豆。

十八、痛　经

药膳疗法的原则：药膳以调理气血为主。饮食宜易消化，不宜过饱，吃新鲜食物，多喝开水，保持大便通畅。

推荐药膳食材与药材：羊肉、韭菜、生姜、黄酒、红糖、山楂、桂皮、山药、桃仁等。

介绍调理药膳膳例：生姜红糖茶。

饮食注意：①忌生冷食品；②忌寒性水产品；③忌酸涩食物；④忌食辛辣。

十九、口　臭

药膳疗法的原则：药膳以清肝火，降胃火，补肾气为主。饮食宜清淡、柔软、滋润，多吃新鲜蔬菜水果，食物多喝开水。

推荐药膳食材与药材：绿豆、萝卜、藕节、白木耳、黑木耳、冬瓜、西红柿、梨、玫瑰、薄荷、山药等。

介绍调理药膳膳例：萝卜薄荷汤（风热型）、黑木耳咸粥（肾虚火炎型）。

饮食注意：①忌烟；②忌辛热刺激之物；③忌粗硬多纤维食物；④忌煎炸之品。

二十、白细胞减少症

药膳疗法的原则：药膳以补益气血，温养脾胃为主。饮食宜易消化，富有营养，供给充足的蛋白质和维生素。

推荐药膳食材与药材：乌骨鸡、兔肉、鸽子肉、黑木耳、人参、红参、生晒参、黄芪、红枣、桂圆、莲子、大枣、黄鳝、鹿茸、山药、灵芝等。

介绍调理药膳膳例：黄芪山药鸽子肉、灵芝乌骨鸡。

饮食注意：①忌烟酒及辛辣刺激之物；②忌偏食；③忌多食甜食；④忌肥腻不易消化之品；⑤忌生冷之品；⑥限制脂肪食入(每天50～70g)。

二十一、肺结核

药膳疗法的原则：药膳以滋阴退热，补虚为主。饮食以保证热量供给，高蛋白质饮食，食用富含各种维生素的绿叶蔬菜和水果，控制脂肪的摄入量，以植物性脂肪为最好。

推荐药膳食材与药材：瘦猪肉、猪肾、猪肝、鸡、牛奶、鸡蛋、鸭肉、鸭蛋、鱼、排骨、鳗鱼、鳖、乌龟、黑鱼、菱、海蜇皮、绿豆、大豆、黑木耳、白木耳、藕、鸭梨、西瓜、杏、香蕉、莲子、百合、山药、人参、黄芪、白术、当归、熟地黄、何首乌、麦冬、枸杞、黄肉、冬虫夏草、淫羊藿、刺五加、补骨脂等。

介绍调理药膳膳例：白木耳鸡蛋羹、玉竹花生煲鸭肉。

饮食注意：①忌烟、酒；②忌辛辣刺激食物；③忌油炸、煎炒燥热食品；④忌食一切可能引发过敏反应的食物如花粉制品类。

二十二、乳腺增生

药膳疗法的原则：药膳以疏肝理气，健脾利湿为原则。饮食宜低脂肪，富有纤维素的食物、粗粮杂粮、干果种子类食物。

推荐药膳食材与药材：瘦肉、鸡蛋、鱼、酸奶、牡蛎、粗米、玉米、全麦片、黑豆、黑芝麻、黑木耳、蘑菇、香菇、银耳、猴头菇、胡萝卜、青菜、芹菜、包心菜、胡萝卜、植物油、苹果、猕猴桃、葡萄干、葵花子、芝麻、南瓜子、西瓜子、核桃、花生、杏干、杏仁、柴胡、白芍、赤芍、砂仁、人参、白术、茯苓等。

介绍调理药膳膳例：海带鳖甲猪肉汤。

饮食注意：①忌烟、酒、咖啡、可可等；②忌葱、蒜、椒、桂皮等辛辣刺激性食物；③忌肥腻、油煎、霉变、腌制食物；④忌公鸡、鹅、猪头肉等发物；⑤忌吃盐腌、烟熏、火烤、油炸的食物。

药膳基础知识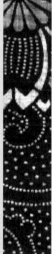

下篇

第七章　药膳概况

　　药膳，是在中医药理论指导下，严格按药膳配方，将药材与食材相配伍，遵循烹饪学和营养学的原理，制作成具有一定色、香、味、形的美味食品。药膳是"膳"，通过"食"，使人"元气盛"、"脉络通"，有病治病，无病强身，注重"养生、保健、调理"的功效，男女老少皆宜，具有药力少而显药味的科学饮食。

　　药膳一词最早见于东汉时期。《后汉书·列女传》："母亲调药膳思情笃密"，将"药"与"膳"联在一起，这是我们最早见到的"药膳"一词。由此可见药膳历史悠久，历经世代相传，从理论到实践，逐渐完善。

　　战国时期，药膳以饮食调养治疗为题出现。《周礼·天官·疾医》载："以五味、五谷、五药养其病。"长沙马王堆三号汉墓出土的古医学书，谈到了饮食保健的方法，特别强调了酒和韭的延年益寿和滋补强身作用。《黄帝内经》提出了系统的食疗学理论，认为饮食的五味必须调和，不能偏胜，偏胜则会引起疾病。《素问·脏气法时论》："毒药攻邪，五谷为养，五果为助，五畜为益，五菜为充，气味合而服之，以补精气。"战国时期饮食调养治疗对药膳的发展产生奠定了理论基础。

　　东汉时期，提出了药用食物及其五味之宜忌。《神农本草经》中收载药用食物50种左右，如酸枣、橘柚、葡萄、大枣、海蛤、赤小豆、粟米、龙眼、蟹等，并记载了这些药物有"轻身延年"的功效。《伤寒杂病论》认为掌握饮食五味之宜忌，对于健康和防病都十分重要，并例举了治咽痛的"猪肤汤"和治产后腹痛的"当归生姜羊肉汤"。

　　晋代时期，补充了保健和预防药膳食疗内容。《肘后备急方》一书内有食疗药膳保健内容。例如食物禁忌，提出"羊肝不可合乌梅及椒食"，"天门冬忌鲤鱼"。食疗方面，则用羊肝治雀盲（夜盲）；猪胰治消渴病（糖尿病），并进一步指出"欲预防不必待时，便也酒煮豉服之"，把食疗应用到预防疾病方面。

唐代，药膳理论得到重大发展。《新修本草》收集了食品药用的价值并备有图谱。我国第一部食疗方专书《食疗本草》，对药膳具有地区性的差别提出了论述。《备急千金要方》和《千金翼方》推出"食治"专篇，从高层次提出了食物疗法的作用："夫为医者，必须先洞晓病源，知其所犯，以食治之，食疗不愈，然后命药。"这对后来的药膳食疗保健、养生学、营养学的发展都发生了深远影响。

宋代，药膳保健理论得以充实和提高。《太平圣惠方》及《圣济总录》中，都专设"食治门"，即食疗学的专篇，载方160首；在药膳剂型方面，有粥、羹、饼、酒、茶等；提出药膳可以"病时治病，平时养身。"《养老奉亲书》内载老年食疗药膳保健方剂162首。大文豪苏东坡著有《养生说》，提出了"已饥方食，未饱先止，散步逍遥，务令腹空"的饮食观，其三养理论至今仍然是至理名言："安分养福，宽胃养气，省费养财。"

金元时代，推出大众常用药膳食疗方。《脾胃论》强调药膳保健的重要性。《儒门事亲》主张食疗药膳保健补虚，称"养生当论食补"、"补者，以谷肉菜养口体者也。"《饮膳正要》（元代太医忽思慧著）是我国最早的一部营养学专著，超越了药膳食疗的旧概念，从营养的观点出发，强调正常人加强饮食卫生，营养调摄以预防疾病。

明代时期，食疗药膳著作达30种以上。医学巨著《本草纲目》给中医食疗提供了丰富的资料，收载了大量食物，仅谷、菜、果就有300多种，其中专门列有饮食禁忌、服药与饮食的禁忌等，并列举了许多食疗方，极大地丰富了药膳食疗保健的内容，对研究食疗都具有很大的参考价值，是中医宝贵遗产中的珍品。《遵生八笺》列举粥类38种，汤类32种。这一时期还有一个突出的特点，素食思想受到重视。

清代，充实了老年人药膳和宫廷药膳内容。《老老恒言》尤其注意老年人应用食疗药膳防病养生，对老年人食粥论述最详，将粥分为三品，上品"气味轻清，香美适口"，中品"少逊"，下品"重浊"，使老年人食疗药膳内容更加充实。同时由于宫廷药膳应用十分普遍，所以对于药膳的烹调和制作达到了极高的水平，且大多符合营养学的要求，形成了具有较高的研究价值的资料，使这些宫廷药膳至今仍常用。

近代，注重食疗药膳的研究、挖掘和提高。近年来，中医药工作者亦非常注重食疗药膳的研究、挖掘，出版了许多食疗药膳学术理论和实际应用书籍，展示了药膳发展的状况。近10多年来，食疗药膳学也随着中医药事业的不断提高进入了全面发展新时期。在国内，北京、上海、武汉、成都等相继开设了具有药膳的餐厅，结合中药炮制理论对食材和药材进行处理，制定严格的烹制方法。在国外，尤其是在日本，药膳很受青睐，保健茶、药酒较为流行，还成立了"日中药膳交流协会"，定期开展学术交流。

值得一提的是，福建药膳一直以来都丰富多彩，很多药膳来自民间。现在，很多中医药工作者遵循中医药传统食疗原理，对民间药膳进行调查、研究、分析、优化，采用现代烹调技艺，烹制出许多著名的药膳菜肴，不但在医院使用，有的进入了饮食业。许多酒店开始注重经营药膳，在讲究养生保健效果的同时，注重色香味形俱全，既有普通中药，又有名贵补药。目前福建饮食业推出的药膳大部分具有抗衰防老、延年益寿、提高免疫力等功能，采用食材大都采用福建土特产，深受海内外游客的欢迎。

福建畲族药膳是一道民间药膳秘方的风景线。畲族对药膳食疗情有独钟，畲族各家各户都认识多种青草药，喜欢用新鲜药材，其剂量比较大，多与鸡、鸭、兔、猪脚等相配伍同煎煮，煎煮时间也相对较长，较少使用海产品，平时或逢年过节家家户户都会做药膳，都懂食疗方法，注重以脏补脏、以脏治脏。药膳方多系祖传技艺，世代口授心传，传男不传女，但可传媳，极少用文字记载。许多畲族民间药膳、食疗方、独特治疗方法只在自己本家族或本乡本土中流传。所用方药味少，取材于房前屋后瓜果蔬菜、家养畜禽、青草药，花钱少，效果好，可谓是"简、便、廉、验"的民间秘方。畲族民间药膳急需发掘、继承与研究，主要是食疗方的组方原则、烹调经验等方面，在保留"原汁原味"的基础上，让畲医药膳走向创新发展的新路。

福州药膳丰富多彩，有"福州菜飘香四海，食文化千古流传"之称。在高档闽菜系中的满汉全席、鱼翅席、海参席、燕窝席、鱼唇席、佛跳墙，还有用狗、蛇、鲎、鳖等烹成的菜肴，其中不少深具药膳内涵。福州的风味小吃，名目繁多，有清明粿、绿豆粿、芋泥等。这些福州的风味小吃多为上应天时的节令食品，较好地把福州岁时饮食民俗与中医药文化相结合，顺时气而善天和，是福州人对饮食文化的创造，也是对中医养生思想的传承。福州有许多饮食谚语，如"小暑吃羊肉，大暑吃荔枝"，"夏吃生姜，冬吃萝卜"，很符合一年四季气候阴阳变化规律和特点，是调节人体阴阳气血而健身防病的一种有效方式，这些都说明了福州药膳文化底蕴深厚。

台湾与福建一衣带水，受到漂洋过海的福建人影响，台湾对药膳饮食也非常重视，特别是近年来发展迅速。每年举办台北中华美食展，迄今已达十六届。在每年美食展前先规划主题，再根据主题举办新菜药膳竞赛、示范、展示等活动，内容极为丰富，有野菜类药膳（石莲、仙人掌），有昆虫类药膳（蚂蚁、金蝉、竹虫、蜜蜂、蝎子），还有茶叶类药膳等。笔者在赴台湾进行中医药文化调研时，在宴桌上品尝到台湾流行的药膳有姜母鸭、大蒜鸡、当归羊肉等，水果类药膳、花卉类药膳在大型餐馆中很盛行。在台湾医院笔者还看到把中药饮片包装成很精致的药膳包，使用者只要阅读说明书或咨询即可买到自己需要的药材回家烹调。台湾药膳还用于预防传染病，在2009年甲型H1N1流感流行期间，街头曾出现过预防流感的早点药粥。

药膳的发展前景远大。随着社会经济的迅猛发展，人们生活水平的提高，医学模式的转变，人们健康观念的创新，老龄化社会的到来，药膳在中医理论的指导下，在药材与食材强大物质基础支撑下，在中国传统中医文化的熏陶下，对疾病的辅助治疗、对慢性病的调养、对健康人群保健养生、对老年人延年益寿等方面更加显示出其特有的优势，已广泛被国内外医学界和专家所重视。

我们所处的21世纪高科技时代，生活形态有较多改变，营养摄食存在不均衡，生活节奏加快等，都会导致很多文明疾病和精神心灵的失调，在这种情况下，药膳养生保健工作愈显重要。我们要把古代只在皇宫的宫廷御膳，以及大臣、富豪宅邸中使用的药膳，用中医药理论予以分析、研究，结合临床实践，把具有临床辅助治疗效果的药膳、适合众多百姓的药膳予以推广应用。根据气候特点、风俗民情探索百姓保健药膳，让养生保健药膳文化经过我们这代人的不断充实、发展和完善，走进千家万户，为百姓健康增添可食药膳菜谱，让人民在品味美味佳肴中享受健康，是作为当今药膳工作者工作的主要目的。

第八章　药膳应用原则

药膳疗法在保健、养生、康复中有很重要的地位，在作用于疾病的同时，还可以调节患病器官的生理功能，增强整体的抗病能力，但药膳不能完全代替药物疗法。药物祛病救人见效快，重在治病；药膳养身防病见效慢，重在调养体质、预防疾病、调治慢性病。药膳应用的基本原则要遵循中医药理论：

1. 因人施膳

药膳针对性的治疗效果不是很明显，体质虚弱或患急病者要先遵医嘱治疗，而后配合药膳治疗，相辅相成，才能取得更好的效果。在疾病康复期，用药膳调治较为合适，要注意在短期内不宜进食过多，不可急于求成，要循序渐进；对某些慢性病患者，选择适当的药膳，各有其适应证，常吃就会在不知不觉中收到很好的治疗效果。无病者根据自己的体质适当食用保健养生药膳，持之以恒，可提高免疫力，增强体质。因此，要根据用膳人的体质、健康状况选择相应的药膳。

2. 因时、因地施膳

几千年以来，我们的传统医学充分利用大自然赐予我们的丰富物质，不同的药材和食材，在不同气候能起到不同的食疗作用。例如：酷暑天用绿豆能清热解毒，寒冷天用红枣能补益脾胃。有的药材和食材，收成于不同的季节，但都有它们各自的功效，例如：四月的荠菜能养肝止血，五月的丝瓜能清热通络。根据季节时令、地理环境等情况选择大众化的预防疾病、保健养生药膳。结合福州地区潮湿的特点，易伤脾胃，困顿阳气，所以可选用甘淡渗湿、辛燥、散湿、甘味健中的食材与药材，再融入福州风味特色，为众多健康和亚健康福州人预防疾病，保健养生。

3. 巧用平补药膳

平补药膳就是选用不热不寒、性质平和、既能补阳又能补阴的药材和食材，如山药、蜂蜜、枸杞子、粮食类、水果、蔬菜，部分禽、蛋、肉、乳类等，进行烹调药膳，对于健康人，阴虚、阳虚人群，可适当食用。适用于酒店、餐厅、宴会餐饮、家庭聚餐或平时改善伙食之用。药膳是我国传统医学和饮食文化共同孕育的一枝奇葩，在古代许多药膳先是从民间流传，接着被帝王与贵族认可并长期享用，但这是我国传统医学之下的一门技艺，应使之传承、发扬，应扶持并正确引导酒店、餐厅也推出平补药膳，不仅显现传统特色，也有利于药膳的推广应用。

4. 要掌握药膳中药材与食材的性质

对各种体质和不同性质的疾病，选择不同性味的药材与食材，即温性、热性的药材与食材，具有温里、散寒、助阳的作用，可以用来治疗寒证、阴证，如生姜、红枣、肉桂、核桃、羊肉等；凉性、寒性的药材与食材，具有清热、凉血、泻火、解毒的作用，可以用来治疗热证、阳证，如菊花、绿豆、藕、西瓜、鸭肉等。在本书中，我们还对20多种慢性病提出建议药材与食材。各种被选择的膳材不管是药材还是食材（虽然是普通的蔬菜水果），由于性味不同，在药膳中都充当各自角色，在治疗过程中，有的起主要作用，有的配合起辅助作用。

5. 要注意药膳中药材与食材的五味

酸味如乌梅、石榴等，能收敛、固涩；苦味如苦瓜、杏仁等能清热、降气、泻火、燥湿；甘味如大枣、蜂蜜、饴糖，能补养、调和、缓急止痛；辛味如生姜、大葱，有发散和行气等作用；咸味如海藻、海带等则能软坚散结；淡味如茯苓、薏苡仁等能渗利小便。要根据疾病与五味的关系，选择药材与食材作为药膳的宜忌原料。如肺病少吃苦，肾病宜食淡，心病少吃咸，肝病多食甘，脾病少吃酸，感冒选辛味，瘀肿选咸味等等，以保持五味平衡。

6. 药膳中的药材要保证安全

卫生部相继公布了药食两用的中药名单和可用于保健食品的中药名单。选择烹调药膳的药材，首先考虑使用药、食两用之品，其次选择可用于保健食品的中药。药、食两用药材相对而言性味比较平和，在药膳制作过程中，虽然使用了药材，由于药物性味平和，通过与食物的调配，烹调技艺的研发，更容易制成可口、美观的药膳。

7. 药膳用药材和食材要严格筛选

药材和食材要新鲜优质，清洁干净，无杂异物，无尘土，无硫熏，无霉变，还要注意其色、味、形。如黄芪在药膳中应用非常广泛，但如果黄芪不新鲜，烹调出的药膳就会欠缺黄芪的香甜之味。如果采用了硫熏过的黄芪，虽然颜色很漂亮，但烹调出的药膳就会有酸涩味。黄芪饮片最好是斜切片，烹调出的药膳就会让人直观到黄芪药材形与色，增加药膳的观赏性。食材的搭配不但要根据药膳性能选用，还要新鲜质优，随着一年四季变换，食品更新，不断选择适合用膳人的体质与病情的食材，特别是慢性病患者，需要连续服用药膳。药材变化空间较小，哪怕药材都不变，由于食材变换也会变换药膳口味，保持新鲜感，以提高用膳人接受药膳疗法的依从性。

8. 结合现代营养学选用食材

有的食材，对功能降低或功能偏胜的某一器官，有补养和调节作用，例如：用牛肉能健脾暖胃，用猪肝能补肝明目；有的食材，能够增强或调节整体的生理功能，例如：用水鸭能补虚滋阴，用鳝鱼能祛风胜湿；有的食材，能够对某一高危人群起预防某种疾病的作用，如全谷类食品所含的非水溶性纤维能够改善人体对胰岛素的利用状况，从而用于预防2型糖尿病。现代营养学花了大量的人力与物力研究得出的观点说明，这是由于食物中含有不等量的蛋白质、脂肪、糖类、各种无机盐和各种维生素等成分的缘故，佐证了传统医学从食疗理论到药膳理论的权威性。

9. 其他

服用药膳应适量而有节制。药膳疗法也要定时定量，注意观察病情并根据变化及时调整施膳方案。患有慢性疾病的小孩提倡服用药膳来调理身体，但要注意保护脾胃，不宜使用滋腻之品，不能使用人参等药材。老年人药膳可根据具体情况选择具有健脾开胃、补肾填精、益气养血、活血通脉、通便及延年益寿作用的药膳粥、药膳汤等。这些药膳作用比较缓和，需要一个长期的调养过程，应持之以恒才能达到效果。应注意处理好药物疗法与药膳疗法的关系，药物疗法见效快，重在治病，药膳则重在养与防，调理慢性病，药膳疗法不能代替药物疗法。

第九章　药食两用的中药及其性味与功效

卫生部卫法监发［2002］51号公布的药食两用的中药名单有87种。"药食两用"是由"药食同源"演化而来的。"药食同源"是中医养生保健重要的物质基础，在药膳历史中开辟了中医养生保健之先河，具有顽强的生命力，经久不衰。

药食同源的理论来源于唐朝时期的《黄帝内经·太素》："空腹食之为食物，患者食之为药物。"可见当时"药食同源"指用于充饥的是食，用于治病的是药。

《淮南子·修务训》称："神农尝百草之滋味，水泉之甘苦，令民知所避就。当此之时，一日而遇七十毒。"在这里反映出在神农时代，药与食是不分的，只有有毒与无毒之分，无毒者就可食，有毒者当回避。

随着火的使用，烹调加工技术的逐渐发展，食与药开始分化，人们在熟食的过程中，烹调经验不断积累，把食疗与药疗区分开了。

"药食同源"符合现代营养学理念，现代营养学讲究食谱的调配，如主副食的搭配，动物性食物与植物性食物的配比，谷类、豆类、蔬菜、水果的互补。现代营养免疫学的理念是：通过天然、健康、完整、均衡、纯净且多样化的营养，滋养免疫系统功能，进而运用自身的力量去抵抗病毒的侵袭。因此看来"药食同源"与现代营养学及其免疫学理念是相一致的。

从中药的概念解释"药食同源"是：所有的动植物、矿物质都是属于中药的范畴，凡是中药，都可以食用，只是有用量上有差异，毒性作用大的食用量要小，而毒性作用小的食用量可以大。

从中医治疗疾病角度来看，药物和食物是不分的，只是食物的副作用小，而药物的副作用大，药物治病，见效相对比较快，而食物也会治病，作用比较缓和，但是可以长期应用，以食为药，以食代药。如《内经》指出的"大毒治病，十去其六；中毒治病，十去其七；小毒治病，十去其八；无毒治病，十去其九。谷肉果菜，食养尽之；无使过之，伤其正也。"

我们在全面理解"药食同源"的基础上，就可以充分认识到"药食两用"的意义，从发展的角度来看，远古时代药食是同源的，后经几千年的发展，药食就分化了，随着人们对天然的崇尚，今后药食的前景将有可能返璞归真。我们要充分利用"药食同源"这一中医药理论的独特优势，结合"药食两用"的中药，应用到我们的药膳研究中。

自从有了卫生部卫法监公布的药食两用的中药名单，在选择药膳适宜的药物时，人们首先会考虑选用药食两用的中药。但值得一提的是，药食两用药物中某些药物，亦必须慎用，如有毒的白果、苦杏仁、蝮蛇等要注意烹调的办法；如苦寒药栀子要注意使用的量；决明子、郁李仁有泻下作用要慎用；高良姜、黑胡椒、肉桂、花椒性温热、刺激性大，一旦用之不当或过量，亦可引起不良反应。另外，在药食两用的中药名单中，槐花与槐米以两种中药的品名出现，其功效作用描述基本是一致的，教科书中槐花是指花蕾，但在实际产品中槐花是初开放时的花朵，槐米却是花未开时的花蕾，值得斟酌，不要重复使用。有关食用刀豆发生中毒的不良反应报道较多，说明食用刀豆的安全性问题值得注意。因此在使用药食两用的中药时也要在中医指导下，辨证选用。

由于较多的人在选择使用药食两用的中药，就使得药食两用的中药价格迅速高涨，随之出现不法商家以次充好，以假乱真。因此建议大家购买中药要选择医院或者正规药店以及医药公司，这些地方的中药来自于正规渠道，有质量保证。如果不是专业人员，建议不要随便在旅游景点购买中药材。

下面介绍常用药食两用食材的性味归经与功效：

1. 丁香

性味归经：性温，味辛。归脾、胃、肾经。

功效应用：具有温中降逆，温肾助阳的功效。用于治疗胃寒呕吐呃逆，中焦虚寒，吐泻食少；肾阳不足，下元虚冷，男子阳痿尿频，女子寒湿带下等。

药膳配制参考：主要用于配制温脾胃的药膳；可直接入药用做调味品；是中药抗菌防腐剂，能抑制金黄色葡萄球菌。

2. 八角茴香

性味归经：性温，味辛、甘。归肝、肾、脾经。

功效应用：具有散寒，暖肝，温肾，止痛，理气开胃的功效。用于治疗寒疝腹痛，睾丸偏坠，肾虚腰痛；脘腹疼痛；呕吐食少。

药膳配制参考：直接用于食疗及饮食调味；是中药抗菌防腐剂；为食品香料。

3. 刀豆

性味归经：性温，味甘。归胃、肾经。

功效应用：具有降气止呕，温肾助阳的功效。用于治疗虚寒性呃逆呕吐，腹胀；肾虚腰痛等。

4. 小茴香

性味归经：性温，味辛。归肝、肾、脾、胃经。

功效应用：具有散寒止痛，行气和胃的功效。用于治疗寒疝腹痛及睾丸偏坠肿痛；胃寒胀痛，食少呕吐等。

药膳配制参考：直接用于食疗及饮食调味；是中药抗菌防腐剂；为食品香料。

5. 小蓟

性味归经：性凉，味甘、苦。归心、肝经。

功效应用：具有凉血，祛瘀，止血的功效。用于治疗吐血，衄血，尿血，血淋，便血，血崩，急性传染性肝炎，创伤出血，疔疮，痈毒等。

药膳配制参考：用于配制凉血祛瘀药膳；可取汤剂烹饪药膳。

6. 山药

性味归经：性平，味甘。归脾、肺、肾经。

功效应用：具有益气养阴，补脾肺肾的功效。用于治疗脾胃虚弱证，肺肾虚弱证，阴虚内热、口渴多饮、小便频数的消渴症(肾阴虚证) 等。

药膳配制参考：经常用于配制补益脾肺肾的药膳；可做汤，炒盘，煮粥，糕点和主食；可取饮片泡软或磨成粉烹饪药膳。

7. 山楂

性味归经：性微温，味酸、甘。归脾、胃、肝经。

功效应用：具有消食化积，活血散瘀的功效。用于治疗食滞不化、脘腹胀痛或泄泻；产后瘀阻腹痛、恶露不尽；疝气等。

药膳配制参考：用于配制消食化积，活血散瘀的药膳；可做汤，炖品，药茶；与肉同煮，肉易煮烂；可直接用于烹饪药膳。

8. 马齿苋

性味归经：性寒，味酸。归大肠、肝经。

功效应用：具有清热解毒，凉血、止血通淋的功效。用于治疗湿热下痢，热毒痈疖，赤白带下，崩漏，血淋，热淋等。

药膳配制参考：用于配制糖尿病、肛肠科药膳；可做酸味肉汤，包饺子（做馅）、蒜泥凉拌。鲜品焯后和干品取汤剂用于烹饪。

9. 乌梢蛇

性味归经：性平，味甘。归肝经。

功效应用：具有祛风通络，止痉的功效。用于治疗风湿麻痹，惊痫，皮肤疥癣及麻风病，惊痫抽搐等。

药膳配制参考：用酒浸泡1个月以上服，选择60度以上的高粱酒。

10. 乌梅

性味归经：性平，味酸、涩。归肝、脾、肺、大肠经。

功效应用：具有敛肺，涩肠，生津，安蛔的功效。用于治疗肺虚久咳，久泻久痢，虚热口渴，蛔厥腹痛等。

药膳配制参考：用于配制敛肺涩肠，生津安蛔的药膳；乌梅花生已成酒店餐前小碟；还可酿制乌梅酒，调制乌梅茶；可直接或取汤剂用于烹饪药膳。是中药防腐剂，能抑制金黄色葡萄球菌、大肠杆菌、黑曲霉生长。

11. 木瓜

性味归经：性温，味酸。归肝、脾经。

功效应用：具有舒筋活络，化湿和胃的功效。用于治疗湿痹拘挛，腰膝关节酸重疼痛，吐泻转筋，脚气水肿。

药膳配制参考：常用于配制舒筋活络，化湿和胃的药膳；可做汤，炖品，榨汁，酿酒。

木瓜有皱皮木瓜和番木瓜之分，原植物种类、性味、功效都不相同。以上所述木瓜的性味归经与功效指的是皱皮木瓜，不宜鲜食，可取干品汤剂或研粉烹饪药膳（番木瓜在果类章中介绍），本书章节中所指木瓜均为皱皮木瓜，番木瓜在章节中表述为番木瓜。

12. 火麻仁

性味归经：性平，味甘。归脾、大肠经。

功效应用：具有润肠通便的功效。用于治疗血虚津亏，肠燥便秘。

药膳配制参考：常用于配制润肠通便的药膳；可做汤，煮粥，药糊，配药茶，配药酒；可取汤剂或炒熟研粉用于烹饪药膳。

13. 代代花

性味归经：性微苦，味甘。归肝、胃、心包经。

功效应用：具有宽胸理气的功效。用于治疗气郁不舒，胃脘痛，胸腹胀满等。

药膳配制参考：用于制作理气消胀的药膳；可做汤或煮粥；取汤剂烹饪药膳。

14. 玉竹

性味归经：性微寒，味甘。归肺、胃经。

功效应用：具有滋阴润肺，养胃生津的功效。用于治疗燥咳痰黏，阴虚劳咳；外感风热之发热咳嗽，咽痛口渴；热伤胃阴，舌干食少等。

药膳配制参考：用于制作滋阴润肺，养胃生津的药膳；可做汤，凉拌，煮粥；鲜品焯后或取干品汤剂烹饪药膳。

15. 甘草

性味归经：性平，味甘。归脾、胃、心、肺经。

功效应用：具有补脾益气，润肺止咳，缓急止痛，缓和药性，解毒的功效。用于治疗脾胃虚弱的气短乏力，食少便溏；心气不足的心悸；寒热虚实咳嗽气喘；腹中挛急作痛及四肢拘挛疼痛；缓解某些药物的毒性和烈性，并用以协调药物间的联合作用；用于食物、药物、农药引起的中毒抢救等。

药膳配制参考：可与其他药材同制作各种药膳；也可直接用做调味品及解毒剂。

16. 白芷

性味归经：性温，味辛。归肺、胃、脾经。

功效应用：具有祛风除湿通窍止痛，消肿排脓的功效。用于治疗外感风邪，头痛，眉棱骨痛，牙痛，鼻渊，风湿痹痛，皮肤风湿瘙痒，妇女白带过多；疮疡肿毒等。

药膳配制参考：常用于制作通窍，消肿排脓的各种药膳；取汤剂烹饪药膳，也可直接入药用做调味品。

17. 白果

性味归经：性平，味甘、苦、涩，有小毒。归肺经。

功效应用：具有敛肺平喘，收涩止带的功效。用于治疗哮喘痰嗽，如肺热痰喘、肺虚咳喘；湿热或脾虚带下，白浊，小便频数等。

药膳配制参考：用作配制各种收敛性药膳；很多酒店开发为炒盘（可少量食用），可炖汤，煮粥；鲜品可直接或干品浸泡后烹饪药膳。

18. 白扁豆

性味归经：性微温，味甘。归脾、胃经。

功效应用：具有健脾化湿，消暑的功效。用于治疗脾虚夹湿症，暑湿症等。

药膳配制参考：用作配制健脾药膳；可炖汤，煮粥，面类主食；干品浸泡或研粉烹饪药膳。

19. 白扁豆花

性味归经：性平，味甘、淡。归脾、胃经。

功效应用：具有消暑，化湿和胃的功效。用于治疗夏伤暑湿，发热泄泻或下痢，以及赤白带下等。

药膳配制参考：用作配制健脾消暑药膳；可做汤，煮粥，配药茶；可取汤剂烹饪药膳，也取全花用于配药茶。

20. 龙眼肉

性味归经：性温，味甘。归心、脾经。

功效应用：具有补心脾，益气血的功效。用于治疗心脾两虚证，气血双亏症等。

药膳配制参考：用作配制补心脾，益气血药膳；可做果膳，煮粥；鲜品和干品都可直接用于配制药茶。

21. 决明子

性味归经：性微寒，味甘、苦、咸。归肝、肾、大肠经。

功效应用：具有清肝明目，平肝潜阳，润肠通便的功效。用于治疗肝热或风热的目赤肿痛，青盲内障，雀目；肝阳上亢头目眩晕症；热结或肠燥便秘症等。

药膳配制参考：用作配制清肝明目，平肝潜阳，润肠通便的药膳；可做汤，煮粥，配药茶；研碎后可用于配制各种药茶，也可取汤剂用于烹饪药膳。

22. 百合

性味归经：性寒，味甘。归肺、心经。

功效应用：具有养阴润肺止咳，清心安神的功效。用于治疗肺热久咳，痰中带血及劳热咳血；热病之后，余热未清，虚烦不安，失眠多梦等。

药膳配制参考：用作配制养阴润肺，清心安神的药膳；可做汤，炒盘，煮粥，糕点主食；鲜品或干品浸泡后都可直接用于烹饪药膳。

23. 肉豆蔻

性味归经：性温，味辛。归脾、胃、大肠经。

功效应用：具有涩肠止泻，温中行气的功效。用于治疗脾肾虚寒久泻，五更泻；中焦虚寒气滞，脘腹胀痛等。

药膳配制参考：用于配制温中涩肠止泻的药膳；也可用面粉煨制光饼；可研碎用做调味品或烹饪药膳；是中药抗菌防腐剂，为食品香料。

24. 肉桂

性味归经：性热，味辛、甘。归肾、脾、心、肝经。

功效应用：具有补命门火，散寒止痛，温煦气血的功效。用于治疗命门火衰症；脘腹冷痛或吐泻；寒疝疼痛；妇女经寒血滞诸症，产后瘀滞腹痛，阴疽，痈疡脓成不溃或久溃；气血亏虚等。

药膳配制参考：用于配制散寒温脾的药膳；可做调味品或烹饪药膳；是中药抗菌防腐剂，可抑制大肠杆菌。

25. 余甘子

性味归经：性凉，味甘、微涩。归肺、胃经。

功效应用：具有清热凉血，消食健胃，生津止咳的功效。用于治疗感冒发热、血热血瘀，消化不良，腹胀，咽喉痛、咳嗽、口干、烦渴等。

药膳配制参考：用于配制消食健胃、止咳化痰的药膳；民间用鲜品盐腌制取"余甘露"，干品取汤剂泡"余甘茶"。

26. 佛手

性味归经：性温，味辛、苦。归肝、脾、胃、肺经。

功效应用：具有疏肝解郁、理气和中、燥湿化痰的功效。用于治疗肝郁气滞，脾胃气滞；咳嗽痰多证等。

27. 杏仁

性味归经：性微温，味苦，有小毒。归肺、大肠经。

功效应用：具有止咳平喘，润肠通便的功效。用于治疗风寒或风热咳嗽，燥热咳嗽，肺热咳喘等症；肠燥便秘症等。

附：甜杏仁

性味归经：性平，味甘。归肺、大肠经。

功效应用：具有润肺止咳的功效。用于治疗虚劳咳嗽等。

药膳配制参考：用于配制止咳平喘、润肠通便的药膳；可磨粉做面点主食，也可煮熟后磨成浆调成蜜水。

28. 沙棘

性味归经：性温，味酸、涩。归脾、胃、肺、心经。

功效应用：具有止咳祛痰、消食化滞、活血散瘀的功效。用于治疗咳嗽痰多、消化不良、食积腹痛、跌仆瘀肿、瘀血经闭等。

29. 牡蛎

性味归经：性微寒，味咸、涩。归肝、肾经。

功效应用：具有平肝潜阳，软坚散结，收敛固涩的功效。用于治疗眩晕，自汗，盗汗，遗精，淋浊，崩漏，带下，瘰疬，瘿瘤等。

生牡蛎平肝镇静之功见长，适于阴虚阳亢之症；煅牡蛎，功偏收敛固涩，制酸止痛，适用于滑脱症及胃脘痛，本品有收敛作用。

30. 芡实

性味归经：性平，味甘、涩。归脾、肾经。

功效应用：具有补脾去湿，益肾固精的功效。用于治疗久泻久痢；滑精，遗精，带下等。

药膳配制参考：用于配制补脾益肾祛湿的药膳；可整粒煮熟用于烹饪景观甜点、水果膳，磨粉做糕点主食，也可煮熟后磨成浆调成蜜水。

31. 花椒

性味归经：性热，味辛。归脾、胃、肾经。

功效应用：具有温中止痛，止泻，杀虫的功效。用于治疗脘腹冷痛，牙痛，泄泻；虫积腹痛，皮肤湿痒等。

药膳配制参考：用于配制温中止痛的药膳；可去净椒目直接用于食疗或用做调味品；为食品香料，为中药抗菌剂，有明显的抗真菌作用。

附：椒目

性味归经：性寒，味苦，有毒。归肺、肾、膀胱经。

功效应用：具有利水消肿，平喘的功效。用于治疗小便不利，水肿胀满，腹大如鼓；痰饮咳喘等。

32. 赤小豆

性味归经：性平，味甘、酸。归心、小肠经。

功效应用：具有利水消肿，利湿退黄，解毒排脓的功效。用于治疗水肿，脚气；黄疸；热毒痈肿，丹毒等。

药膳配制参考：用于配制利水消肿，利湿退黄，解毒排脓的药膳；可做汤，煮粥，点心和主食；可将豆炖烂连同汤一起做汤，煮粥，或把豆搅成浆做点心或主食。

33. 阿胶

性味归经：性平，味甘。归肺、肝、肾经。

功效应用：具有补血，止血，滋阴润肺的功效。用于治疗血虚萎黄，眩晕，心悸等；各种出血症。

药膳配制参考：用于配制各种补血养容，滋阴润肺的块状膏或膏滋。

34. 鸡内金

性味归经：性平，味甘。归脾、胃、小肠、膀胱经。

功效应用：具有健脾消食，固精止遗的功效。用于治疗饮食积滞，小儿疳积症，遗尿、遗精等。

药膳配制参考：用于配制健脾消食的药膳；可做汤，煮粥，煮糊，点心和主食；可研粉或取汤剂用于烹饪药膳。

35. 麦芽

性味归经：性平，味甘。归脾、胃、肝经。

功效应用：具有消食和中，回乳的功效。用于治疗食积停滞；消化不良；断乳乳房胀痛等。

麦芽既能回乳，又能通乳，回乳应大量用，通乳应小量生用。

药膳配制参考：用于配制消食、通乳、回乳的药膳；可做汤，煮粥，煮糊，点心和主食；可取汤剂用于烹饪药膳。

通乳取麦芽10g汤剂与鱼、肉煮汤；回乳取麦芽60g与山楂汤剂做韭菜汤。

36. 昆布

性味归经：性寒，味咸。归肝、肾经。

功效应用：具有消痰软坚，利水的功效。用于治疗瘰疬，瘿瘤；脚气浮肿及水肿等。

药膳配制参考：用于配制消痰软坚，利水的药膳；可做汤。

昆布与海带均属于海带目，在种属一级不同，昆布与海带性味功效相同，经常被混淆使用。

37. 大枣

性味归经：性温，味甘。归脾、胃经。

功效应用：具有补中益气，养血安神，缓和药性的功效。用于治疗中气不足证；血虚证，脏躁症(甘麦大枣汤) 等；缓和峻烈药的药性。

药膳配制参考：用于配制补中益气，养血安神的药膳；可做汤，煮粥，点心和主食；可直接使用或将大枣炖烂捣成泥烹饪药膳或点缀药膳。红枣颜色鲜艳，可适当挑选颜色不同的食材（如白木耳、黑木耳、莲子、绿豆等）做汤、点心、主食，好吃又具有一定的观赏性。

38. 罗汉果

性味归经：性凉，味甘。归肺、大肠经。

功效应用：具有润肺止咳的功效。用于治疗肺热或肺燥咳嗽，百日咳等。

药膳配制参考：用于配制润肺止咳的药膳；可做甜汤，煮粥，煮糊，药茶；可整粒或取汤剂用于烹饪药膳。适合烹饪甜味药膳。

39. 郁李仁

性味归经：性平，味辛、苦、甘。归大肠、小肠经。

功效应用： 具有润肠通便，利水消肿的功效。用于治疗津伤肠燥，大便不通，及其兼有气滞腹胀者；脚气浮肿及水肿胀满等。

药膳配制参考：用于配制润肠通便，利水消肿的药膳；可做汤，煮粥，煮糊；可研碎或取汤剂用于烹饪药膳。

40. 金银花

性味归经：性寒，味甘。归肺、心、胃经。

功效应用：具有清热解毒，疏散风热的功效。用于治疗外感风热或温病初起，暑热，外疡内痈，热毒血痢等。

附：忍冬藤

性味归经：性寒，味甘。归肺、胃、大肠经。

功效应用：均与金银花相似，尤多用于痈肿疮毒，又能祛风湿通经络，可用于风湿热痹，以及皮肤风痒等，但疏散风热表邪的作用较弱。

药膳配制参考：花用于配制清热解毒的药膳，藤用于配制祛风通络，治疗皮肤风痒的药膳；可做汤，煮粥，配药茶；取花或忍冬藤的汤剂用于烹饪药膳，取全花用于配药茶。金银花对豆腐干保藏有防腐效果。

41. 青果（橄榄）

性味归经：性平，味甘、酸。归肺、胃经。

功效应用：具有清热，利咽，生津，解毒的功效。用于治疗咽喉肿痛、咳嗽、烦渴等，还可解鱼蟹中毒。

药膳配制参考：配合其他药材用于配制肉类、海鲜等药膳；可做汤，配药茶；可敲碎或整粒用于烹饪药膳；用盐腌制干品用作助消化，开胃之用；鲜品煮海鲜还可解毒。

42. 鱼腥草

性味归经：性微寒，味辛。归肺经。

功效应用：具有清热解毒，排脓，利尿通淋的功效。用于治疗肺痈，疮痈；热淋小便涩痛等。

药膳配制参考：用于配制清热解毒，排脓利尿的药膳；可做汤，炒盘，凉拌；鲜品或干品取汤剂烹饪药膳。

43. 生姜

性味归经：性温，味辛。归肺、脾、胃经。

功效应用：具有发汗解表，温中止呕，温肺止咳，解毒的功效。用于治疗外感风寒表证，胃寒呕吐症，风寒咳嗽痰多证等；还可解鱼蟹及半夏、南星毒。

药膳配制参考：可直接用于食疗及饮食调味；煮海鲜可解毒；用于烹饪温肺化饮利水的药膳要去姜皮；可直接或取汁配药茶。

附：生姜皮、干姜

1. 生姜皮

性味归经：性凉，味辛。

功效应用：具有和中利水，消肿的功效。用于治疗水肿、小便不利等。

2. 干姜

性味归经：性热，味辛。归脾、胃、心、肺经。

功效应用：具有温中散寒，回阳通脉，温肺化饮的功效。用于治疗脘腹冷痛，寒呕，冷泄；亡阳症；寒饮咳喘，形寒背冷，痰多清稀等症。

44. 枳椇子

性味归经：性平，味甘。归心、脾经。

功效应用：具有止渴除烦，清湿热，解酒毒的功能。用于治疗烦渴呕逆，二便不利等，还可解酒毒。

药膳配制参考：用于配制解酒毒的药膳；可研碎用于烹调汤剂或配制药茶。

45. 枸杞子

性味归经：性平，味甘。归肝、肾经。

功效应用：具有滋补肝肾，明目的功效。用于治疗肝肾阴虚诸症，阴血亏虚证，消渴等。

药膳配制参考：用于配制补肝肾，明目的药膳；可做汤，煮粥，配药茶、点心和主食；可直接用于烹饪药膳或点缀药膳。枸杞颜色鲜艳，可做各种药膳的点缀品，好吃又具有一定的观赏性。

46. 栀子

性味归经：性寒，味苦。归心、肝、肺、胃、三焦经。

功效应用：具有泻火除烦，清热利湿，凉血解毒，消肿止痛的功能。用于治疗热病心烦，高热烦躁；湿热黄疸，小便短赤；热淋，血淋；血热出血，痈肿疮毒等。

药膳配制参考：用于配制清热解毒利湿，凉血除烦消肿的药膳；可做汤，煮粥，配药茶、点心和主食；可取汤剂烹饪药膳，是食品天然的染色剂，使主食和药茶不但具有治疗功效，还可提供色彩观赏。

47. 砂仁

性味归经：性温，味辛。归脾、胃经。

功效应用：具有行气化湿，温中止泻，健脾，安胎的功效。用于治疗脾胃气滞，湿阻之症；脾寒泄泻；气滞妊娠恶阻、胎动不安等。

药膳配制参考：用于配制行气化湿，温中止泻，健脾，安胎的药膳；可做汤，煮粥，煮糊，配药茶、点心和主食；可研粉或取汤剂用于烹饪药膳。是食品香料。

附：砂仁壳

性味归经：味辛，性温。归脾、胃经。

功效应用：功效与砂仁相似，而温性略减，药力薄弱。用于治疗脾胃气滞轻症，脘腹胀满，食欲不振等。

48. 胖大海

性味归经：性寒，味甘。归肺、大肠经。

功效应用：具有清宣肺气，利咽疗哑，清肠通便的功能。用于治疗肺热声哑，咽喉肿痛，痰热咳嗽，热结便秘，头痛目赤等。

药膳配制参考：用于配制清宣肺气，利咽疗哑，清肠通便的药茶；可整粒或取汤剂用于配药茶。

49. 茯苓

性味归经：性平，味甘、淡。归心、脾、肾经。

功效应用：具有利水渗湿，健脾安神的功效。用于治疗小便不利，水肿，痰饮，脾气虚弱，心悸，失眠等。

1. **利水渗湿**：小便不利，水肿(五苓散、苓桂术甘汤)，痰饮。

2. **健脾**：脾气虚弱症(四君子汤)。

3. **安神**：心悸，失眠。

赤茯苓偏于利湿，白茯苓偏于健脾，茯神用以安神。

药膳配制参考：用于配制利水渗湿，健脾安神的药膳；可做汤，煮粥，煮糊、点心和主食；可研粉或取汤剂用于烹饪药膳。

50. 香橼

性味归经：性温，味辛、微苦、酸。归肝、脾、胃、肺经。

功效应用：具有疏肝理气，和中化痰的功效。用于治疗肝失疏泄，脾胃气滞证，痰湿壅滞，咳嗽痰多证等。

51. 香薷

性味归经：性微温，味辛。归肺，脾、胃经。

功效应用：具有发汗解表，化湿和中，利水消肿的功效。用于治疗夏月乘凉饮冷，外感风寒，内伤暑湿，恶寒发热、头痛无汗、呕吐腹泻的阴暑症，小便不利及脚气水肿等。

药膳配制参考：用于配制发汗解表，化湿和中的药膳；可做汤，煮粥，煮糊，配药茶；可取汤剂用于烹饪药膳，也可直接用于配药茶。

52. 桃仁

性味归经：性平，味甘、苦，有小毒。归心、肝、大肠经。

功效应用：具有活血祛瘀，润肠通便的功效。用于治疗血瘀诸症如闭经、痛经、产后瘀阻腹痛、癥瘕及外伤瘀肿作痛，肺痈咳吐脓血；肠痈腹痛；津伤肠燥，大便秘结等。还可用治痰咳气喘。

药膳配制参考：用于配制活血祛瘀，润肠通便的药膳；可做汤，煮粥，煮糊；可研碎或取汤剂用于烹饪药膳。

53. 桑叶

性味归经：性寒，味苦、甘。归肺、肝经。

功效应用：具有疏散风热，清肺润燥，平肝明目，凉血止血的功效。用于治疗风热感冒，头痛咳嗽，肺热燥咳，肝阳眩晕，目赤眼花，血热吐血等。

药膳配制参考：用于配制疏散风热，平肝明目的药膳；可做汤，煮粥，煮糊，配药茶；可取汤剂用于烹饪药膳，也可直接用于配药茶。

54. 桑椹

性味归经：性寒，味甘。归肝、肾经。

功效应用：具有滋肾补血，生津的功效。用于治疗阴亏血虚，津伤口渴症，消渴症等。

药膳配制参考：用于配制滋肾补血，生津的药膳；可做汤，做膏，煮糊，配药茶，酿酒；可取鲜品或干品汤剂用于烹饪药膳。

55. 橘红

性味归经：性温，味辛、苦。归肺、脾经。

功效应用：具有散寒，燥湿，利气，消痰的功能。用于治疗风寒咳嗽，喉痒痰多，食积伤酒，呕恶痞闷。

药膳配制参考：用于配制解酒毒的药膳；可直接用于烹调汤剂或配制药茶；用直接用于烹调药膳。

56. 桔梗

性味归经：性平，味苦、辛。归肺经。

功效应用：具有宣肺祛痰，排脓，利咽的功效。用于治疗风寒、风热咳嗽及痰阻气滞，咳嗽胸闷；肺痈吐脓，咳喘胸痛；咽痛音哑等。

药膳配制参考：用于配制宣肺祛痰，排脓，利咽的药膳；可做汤，煮粥，配药茶；可取汤剂用于烹调药膳。

57. 益智仁

性味归经：性温，味辛。归脾、肾经。

功效应用：具有温脾开胃摄唾，温肾固精缩尿的功效。用于治疗肾气虚寒，食少，多唾及腹痛便溏等；肾阳不足，下元虚冷，症见遗精，遗尿，尿频，尿有余沥等。

药膳配制参考：用于配制固精缩尿的药膳；可做汤，煮粥，煮糊；可研碎或取汤剂用于烹饪药膳。

58. 荷叶

性味归经：性平，味苦、涩。归心、肝、脾经。

功效应用：具有清暑利湿，升阳止血的功效。用于治疗暑热病症及血热出血等。

药膳配制参考：用于配制清暑利湿，升阳止血的药膳；可做汤，煮粥，煮糊，配药茶、主食；可直接或取汤剂用于烹饪药膳。

在"蒸"法中常取荷叶用于清香剂，如荷叶肉、荷叶饭等。

59. 莱菔子

性味归经：性平，味辛、甘。归脾、胃、肺经。

功效应用：具有消食除胀，降气化痰的功效。用于治疗食积不化、中焦气滞，痰壅气喘咳嗽症。

药膳配制参考：用于配制消食除胀，降气化痰的药膳；可煮粥，煮糊，主食；可研碎或取汤剂用于烹饪药膳。

60. 莲子

性味归经：性平，味甘、涩。归脾、肾、心经。

功效应用：具有补脾止泻，益肾固精，养心安神，止带的功效。用于治疗脾虚久泻，肾虚遗精、滑精，带下，虚烦、惊悸、失眠等。

药膳配制参考：用于配制补脾止泻，益肾固精，养心安神，止带的药膳；可做汤，甜点盘，煮粥，主食；可整粒或研粉用于烹饪药膳。

附：莲子心、莲须、莲房

（1）莲子心

性味归经：性寒，味苦。归心、肺、肾经。

功效应用：具有清心去烦，止血涩精的功效。用于治疗温病烦热神昏，血热吐衄及崩漏等。

药膳配制参考：用于配制清心火的药膳；一般作为炖品。

（2）莲须

性味归经：性平，味甘、涩。归心、肾经。

功效应用：具有清心固肾，涩精止血的功效。用于治疗遗精、滑精，遗尿、尿频等。

（3）莲房

性味归经：性温，味苦、涩。归肝经。

功效应用：具有消瘀止血的功效。用于治疗崩漏下血、尿血等多种出血症，痔疮脱肛等。

61. 高良姜

性味归经：性热，味辛。归脾、胃经。

功效应用：具有散寒止痛，温中止呕的功效。用于治疗胃寒脘腹冷痛，呕吐，泄泻等。

药膳配制参考：用于配制散寒止痛，温中止呕的药膳；可做汤，煮粥，配药茶；可将其炖烂，可取汤剂用于烹饪药膳；有较强的抗真菌作用；为食品香料。

62. 淡竹叶

性味归经：性寒，味甘、淡。归心、胃、小肠经。

功效应用：具有清热除烦，利尿通淋的功效。用于治疗烦热口渴；口舌生疮，小便不利，淋涩疼痛等。

药膳配制参考：用于配制清热除烦，利尿通淋的药膳；可做汤，煮粥，煮糊，配药茶；可取鲜品或干品汤剂用于烹饪药膳。

在"蒸"法中和配药茶时常取淡竹叶用于清香剂；在配药茶时还取其天然绿色，经久泡不变色，具有色彩观赏性。

63. 淡豆豉

性味归经：性寒，味辛、甘、味苦；（用青蒿、桑叶发酵）或性微温，味辛（用麻黄、苏叶发酵）。归肺、胃经。

功效应用：具有解表，宣发郁热的功效。用于治疗外感风寒或风热的发热，恶寒头痛；热病胸中烦闷，虚烦不眠等。

药膳配制参考：可直接用于食疗及饮食调味。

64. 白菊花

性味归经：性微寒，味辛、甘、苦。归肺、肝经。

功效应用：具有疏风清热，平肝明目，解毒的功效。用于治疗风热感冒及温病初起之症，肝经风热或肝阳上亢之目疾、头晕，疔疮肿毒等。

附：贡菊

性味归经：性微寒，味辛、甘、苦。归肺、肝经。

功效应用：具有平肝明目的功效。用于治疗肝经风热或肝阳上亢之目疾、头晕等。

药膳配制参考：用于配制疏风清热，平肝明目的药膳；可做汤，煮粥，配药茶、点心和主食；可取花瓣或取汤剂用于烹饪药膳；在药膳烹饪中可取菊花作为清香剂，菊花瓣可用于点缀各种药膳，使药膳更具有观赏性。

65. 菊苣

性味归经：性寒，味苦。归肺、胆、脾、大肠、小肠经。

功效应用：具有清热燥湿，泻火解毒，止血，安胎的功效。用于治疗湿温、暑温胸闷呕恶，湿热痞满，泻痢，黄疸，肺热咳嗽，高热烦渴，血热吐衄，痈肿疮毒，胎动不安等。

66. 黄芥子

性味归经：性温，味辛。归肺经。

功效应用：具有温肺化痰，止咳平喘，消肿散结的功效。用于治疗痰多咳喘，寒痰壅肺，咳嗽气喘，痰饮停聚，胸满胁痛，寒痰哮喘，也可用于痰湿阻滞经络所致的肢体关节疼痛、麻木，以及阴疽流注等。

药膳配制参考：用于配制芥末。为中药防腐剂。

67. 黄精

性味归经：性平，味甘。归脾、肺、肾经。

功效应用：具有滋阴润肺，补脾益气的功效。用于治疗肺肾阴虚劳嗽，肺燥咳嗽，肾虚精亏的消渴，脾胃虚弱等。

药膳配制参考：用于配制滋阴润肺，补脾益气的药膳；可做汤，煮粥，煮糊，酿酒，蜜饯；取汤剂用于烹饪药膳。

68. 紫苏

性味归经：性温，味辛。归肺、脾经。

功效应用：具有发表散寒，行气宽中，安胎，解鱼蟹毒的功效。用于治疗外感风寒证，脾胃气滞证，胎动不安证，鱼蟹毒引起的腹痛吐泻等。

附：苏梗

性味归经：性微温，味辛、甘。归肺、脾、胃经。

功效应用：具有宽胸利膈、顺气安胎的功效。用于治疗胸腹气滞，痞闷作胀及胎动不安，腹胁胀痛等。

药膳配制参考：用于配制发表散寒，行气宽中，安胎的药膳；可做汤，煮粥，煮糊，配药茶；可取鲜品或干品汤剂用于烹饪药膳；为中药防腐剂；为食品香料；具有抗菌作用，与海鲜同煮可减少海鲜寒性，预防吃海鲜引起的胃寒、腹痛、腹泻、呕吐等不适。

69. 紫苏子

性味归经：性温，味辛。归肺、大肠经。

功效应用：具有止咳平喘，润肠通便的功效。用于治疗痰涎壅盛气逆喘咳，肠燥便秘等。

70. 葛根

性味归经：味甘、辛，性凉。归脾、胃经。

功效应用：具有解表退热，生津止渴，止泻的功效。用于治疗表证发热，无汗口渴，头痛，颈背强痛，麻疹不透，脾虚泄泻，痢疾等。

退热生用，止泻煨熟用。

药膳配制参考：用于配制解表退热，生津止渴，止泻的药膳；可做汤，煮粥，煮糊，点心；可精制粉或取汤剂用于烹饪药膳。

71. 黑芝麻

性味归经：性平，味甘。归肝、肾、大肠经。

功效应用：具有补益精血，润燥滑肠的功效。用于精血亏虚证，肠燥便秘等。

药膳配制参考：用于配制补益精血，润燥滑肠的药膳；可煮粥，煮糊，点心和主食；可整粒或研粉用于烹饪药膳。

72. 黑胡椒

性味归经：性热，味辛。归胃、大肠经。

功效应用：具有温中止痛的功效。用于治寒滞肠胃所致脘腹疼痛，呕吐，泄泻等。

药膳配制参考：可直接用于食疗及饮食调味；可做汤，炒盘；可研粉用于烹饪药膳；少量使用，能增进食欲。

73. 槐米

性味归经：性微寒，味苦。归肝、大肠经。

功效应用：具有凉血止血，清肝泻火的功效。用于治疗便血、痔血、血痢、崩漏、吐血、衄血、肝热目赤、头痛眩晕等。

74. 槐花

性味归经：性微寒，味苦。归肝、大肠经。

功效应用：具有凉血止血，清肝泻火的功效。用于治疗血热出血症，如便血、痔血、尿血、崩漏、咯血、衄血等(槐花散、槐香散)；肝火上炎之疼痛目赤等。

药膳配制参考：用于配制凉血止血，清肝泻火的药膳；可做汤，煮粥，煮糊，配药茶；可研粉或取汤剂用于烹饪药膳。

槐米与槐花常用于配制治疗热证的高血压、肝热眩晕等症及痔疮科的药茶，用全花配药茶。

附：槐角

性味归经：性寒，味苦。归肝、大肠经。

功效应用：功用与槐花相似，但止血作用较槐花为逊，而有润肠作用。用于治疗痔血、便血，便秘目赤等。

75. 蒲公英

性味归经：性寒，味苦、甘。归肝、胃经。

功效应用：具有清热解毒，消痈散结，利湿通淋的功效。用于治疗痈肿疮疡，乳痈，肠痈，喉痹，目赤肿痛，湿热黄疸，热淋等。

药膳配制参考：用于配制清热解毒，消痈散结，利湿通淋的药膳；可做汤，煮粥，煮糊，配药茶、点心和主食；可取汤剂用于烹饪药膳。

76. 蜂蜜

性味归经：性平，味甘。归脾、肺、大肠经。

功效应用：具有补中缓急，润肺止咳，滑肠通便，解毒的功效。用于治疗中虚腹痛症，肺虚咳嗽症，燥邪犯肺症，肠燥津亏，疮疡，烫伤及目疾等。

药膳配制参考：可直接用于食疗；可作为汤、粥、糊、药茶、点心等饮食调味。

77. 榧子

性味归经：性微温，味甘。归肺、胃、大肠经。

功效应用：具有杀虫消积，润肺化痰，滑肠消痔，健脾补气，去瘀生新的功效。用于治疗虫积腹痛，小儿疳积，肺燥咳嗽，便秘，痔疮，体虚脚弱，小儿遗尿等。

药膳配制参考：用于配制杀虫消积，润肺化痰、治疗痔疮的药膳；可做汤，煮粥；可研碎或取汤剂用于烹饪药膳。

78. 酸枣仁

性味归经：性平，味甘、酸。归心、肝、胆经。

功效应用：具有养心安神，敛汗的功效。用于治疗血虚心烦失眠症，体虚自汗、盗汗等。

药膳配制参考：用于配制养心安神的药膳；可做汤，煮粥，配药茶；可研碎或取汤剂用于烹饪药膳。

79. 鲜白茅根

性味归经：性寒，味甘。归肺、胃、膀胱经。

功效应用：具有凉血止血，清热利尿的功效。用于治疗吐血、衄血、血崩，热淋，肾炎水肿，热病烦渴等。

鲜用凉血益阳。

药膳配制参考：用于配制凉血止血，清热利尿的药膳；可做汤，煮粥，配药茶；可取鲜品汤剂用于烹饪药膳。

附：白茅花

性味归经：性平，味甘。归肺、肝经。

功效应用：具有止血的功效。用于治疗衄血，咯血，吐血等。

80. 鲜芦根

性味归经：性寒，味甘。归肺、胃经。

功效应用：具有清热生津，除烦止呕，利尿的功效。用于治疗热病烦渴，胃热呕哕，肺热咳嗽，肺痈吐脓，热淋涩痛等。

药膳配制参考：用于配制清热生津，除烦止呕，利尿的药膳；可做汤，煮粥；可取鲜品汤剂用于烹饪药膳。

81. 蝮蛇

性味归经：性温，味甘，有毒。归脾、肝经。

功效应用：具有祛风、镇静、解毒止痛、强壮、下乳的功效。

浸酒一个月后服用，选用60度以上的高粱酒。建议不用于下乳之用。

82. 橘皮

性味归经：性温，味辛、苦。归脾、肺经。

功效应用：具有理气调中，燥湿化痰的功效。用于治疗脾胃气滞症，脾胃气虚，运化不良症，湿浊中阻症，痰湿壅滞，肺失宣降等。

药膳配制参考：用于配制理气调中，燥湿化痰的药膳；可做汤，煮粥，配药茶；可直接入药烹饪药膳。稻香陈（橘皮经加工）常用于药茶调味剂。

附：橘络、橘红、橘核

（1）橘络

性味归经：性平，味甘、苦。

功效应用：具有宣通经络，行气化痰的功效。用于治疗痰滞经络，咳嗽胸胁作痛等。

（2）橘红

性味归经：性温，味苦、辛。归肺、脾、胃经。

功效应用：具有理气宽中，燥湿化痰，消食的功效。用于治疗咳嗽痰多及食积不化等无热象者。

（3）橘核

性味归经：性平，味苦。归肝经。

功效应用：具有行气散结止痛的功效。用于治疗疝气，睾丸肿痛及乳房结块等症。

83. 薄荷

性味归经：性凉，味辛。归肺、肝经。

功效应用：具有止痛止痒、散热，辟秽，解毒的功效。用于治疗外感风热，头痛目赤，咽喉肿痛，食滞气胀，口疮，牙痛，疮疥，瘾疹等。

药膳配制参考：用于配制散热解毒的药膳；可做汤，煮粥，煮糊，配药茶；可取汤剂烹饪药膳；鲜品还可用于装饰药膳之用。

84. 薏苡仁

性味归经：性微寒，味甘、淡。归脾、胃、肺经。

功效应用：具有利湿，健脾，除痹，清热排脓的功效。用于治疗水肿，脚气，淋病，湿温病，痹症，肺痈，肠痈等。

药膳配制参考：用于配制利湿，健脾，除痹，清热排脓的药膳；可做汤，煮粥，煮糊，点心和主食；可将薏米炖烂连同汤一起做汤，煮粥，或把薏米搅成浆做点心，还可研粉用于主食药膳。

85. 薤白

性味归经：性温，味辛、苦。归肺、胃、大肠经。

功效应用：具有通阳散结，行气导滞的功效。用于治疗痰浊胸痹症，脘腹痞满胀痛，泻痢里急后重等。

药膳配制参考：用于配制行气导滞的药膳；可做汤，凉拌；鲜品或干品取汤剂烹饪药膳。

86. 覆盆子

性味归经：性微温，味甘、酸。归肝、肾经。

功效应用：具有补肝肾，缩尿，助阳，固精，明目的功效。用于治疗阳痿，遗精，遗溺，虚劳，目暗等。

药膳配制参考：用于配制缩尿，固精，明目的药膳；可做汤，煮粥，煮糊；取汤剂用于烹饪药膳。

87. 藿香

性味归经：性微温，味辛。归脾、胃、肺经。

功效应用：具有发表解暑，化湿和中的功效。用于治疗暑月外感风寒，内伤生冷而致恶寒发热、吐泻腹痛；湿温初起，发热胸闷有表证者，湿阻中焦，脘腹胀满，纳呆呕恶等，还可用治多种呕吐。

药膳配制参考：用于配制解暑和中的药膳；可做汤，煮粥，配药茶；取汤剂用于烹饪药膳。

第十章 配制药膳常用中药材的性味与功效

第一节 配制药膳常用中药材分类

烹调药膳，要选好药材，药材应尽量选择色香味俱全。药膳强调的是膳和食，是以食物为主，不应有过多的药味，故选择用于配药膳的药材一般来讲数量要少，性味平和，使药借食味，食助药性，变"良药苦口"为"良药可口"，食药结合，服用方便，美味可口，满足人们"厌于药，喜于食"的天性。

一般较少用于配制药膳的中药，不收编在本节中，有以下几个类型：

1. 味太苦的，如：黄芩、黄柏、黄连等。

2. 质地过于坚硬不易烹调的，如：寒水石、珍珠母、石膏等。

3. 有毒的，如：川乌、草乌、朱砂等。

4. 作用太峻猛的，如：泻下剂等。

5. 还有驱虫药、破血消癥药、重镇安神药、平肝息风药、开窍药、涌吐药、解毒杀虫燥湿止痒药等。

6. 其他，如：部分动物类、炭类中药等。

药食两用中药，主要是针对卫生部相继公布了"药食两用中药名单"和"可用于保健食品的中药名单"。本节把配制药膳常用中药材按照类别予以编排，每一类药里大多都有药食两用药材、可用于保健食品药材、一般药材。药食两用药材放在括号外、一般药材放在括号里，以方便选择。在选择药材时可先在药食两用药材中选，其次在可用于保健食品药材中选，再在一般药材中选择补充。实际上，在一般药材中有很多是很好调配药膳的原料，而在药食两用药材和可用于保健食品药材中，有的药材用于调配药膳不一定适宜。可根据实际情况，在医生指导下灵活、合理、安全地选用。

下面按药材性味功效分类顺序予以介绍各类药膳可选用的药材。

（一）解表药膳药材的选择

使用解表药的目的是发散解表、解除表证。

常用制作发散风寒药膳的有：紫苏、生姜、白芷、香薷、桂枝、葱白、荆芥、辛夷、胡荽。该类药材的特点大多性辛温，辛以发散，温以祛寒。

常用制作发散风热药膳的有：桑叶、菊花、薄荷、葛根、淡豆豉、木贼、苦丁茶、柴胡。该类药材的特点是多性味辛凉，发汗解表作用比较和缓，辛以发散，凉可祛热。

（二）清热药膳药材的选择

使用清热药的目的是清解里热。清热药药性多寒凉，易伤脾胃，凡脾胃气虚，食少便溏者慎用；阴虚患者亦当慎用；阴盛格阳、真寒假热之证，禁用清热药。

常用制作清热药膳的有：金银花、淡竹叶、芦根、决明子、栀子、枳椇子、荷叶、青果、鱼腥草、马齿苋、蒲公英、生地黄、玄参、荞麦、牡丹皮、地骨皮、土茯苓、赤芍、积雪草、天花粉、夏枯草、谷精草、连翘、穿心莲、大青叶、板蓝根、贯众、红藤、败酱草、射干、山豆根、青蒿、白薇、半边莲、白花蛇舌草、白蔹。

（三）祛湿药膳药材的选择

该类药具有祛除风寒湿邪，解除痹痛（祛风湿药），化湿运脾（化湿药），通利水道，渗泄水湿（利水渗湿药）的功效。该类药在气候潮湿地区，春天梅雨季节或夏天暑湿，湿困脾胃、水湿内停或风湿痹痛等患者，根据需要在药膳中应用常用制作祛湿药膳的有：茯苓、薏苡仁、赤小豆、砂仁、藿香、木瓜、乌梢蛇、昆布、白豆蔻、车前子、桑枝、五加皮、佩兰、苍术、厚朴、草豆蔻、草果、通草、茵陈蒿、独活、威灵仙、伸筋草、海风藤、路路通、秦艽、防己、海桐皮、络石藤、穿山龙、丝瓜络、桑寄生、狗脊、千年健、猪苓、瞿麦、萹蓄、金钱草、灯心草、萆薢、地耳草、垂盆草、豨莶草。

（四）温里药膳药材的选择

使用温里药的目的是温里祛寒，治疗里寒证。该类药材的特点是性多辛热燥烈，易耗阴助火，凡实热证、阴虚火旺、津血亏虚者忌用；孕妇及气候炎热时慎用。其中的大部分常作调料使用。

常用制作温里药膳的有：花椒、肉桂、干姜、丁香、高良姜、胡椒、小茴香、八角茴香、吴茱萸、荜茇、荜澄茄、附子。

（五）理气药膳药材的选择

使用理气药的目的是疏理气机，治疗气滞或气逆证。该类药材的特点是多辛温香燥，易耗气伤阴，故气阴不足者慎用。其中很多可用于配药茶。

常用制作理气药膳的有：薤白、陈皮、佛手、刀豆、代代花、橘皮、橘红、香橼、枳实、枳壳、玫瑰花、木香、青皮、绿萼梅、沉香、檀香、川楝子、乌药、荔枝核、大腹皮、甘松。

（六）化痰止咳平喘药膳药材的选择

使用化痰止咳平喘药的目的是祛痰或消痰，制止或减轻咳嗽或喘息。

常用制作化痰止咳或平喘药膳的有：桔梗、昆布、胖大海、罗汉果、苦杏仁、余甘子、紫苏子、白果、川贝母、浙贝母、竹茹、桑白皮、白芥子、旋覆花、白前、前胡、海蛤壳、瓜蒌、海浮石、瓦楞子、竹沥、天竺黄、海藻、百部、紫菀、款冬花、枇杷叶、葶苈子。

（七）安神药膳药材的选择

使用安神药的目的是滋养心肝，养阴养血，交通心肾。主要是选择养心安神药用于煮粥或配制药茶。

常用制作养心安神药膳的有：酸枣仁、柏子仁、远志、合欢皮、夜交藤。

（八）补虚药膳药材的选择

使用滋补药的目的是补益正气，增强体质，以提高抗病能力。药材大致可分为四大类：补气药、补血药、补阴药及补阳药。

常用制作补气药膳的有：山药、白扁豆、甘草、大枣、蜂蜜、党参、人参、人参叶、西洋参、太子参、黄芪、白术、红景天、灵芝、饴糖。该类药材的特点是对脾肺两脏的生理功能有滋补强壮作用。补气药药性多壅滞，可适当辅以理气药。

常用制作补血药膳的有：阿胶、龙眼肉、当归、熟地、何首乌、白芍。该类药材的特点是滋补阴血，主要促进心、肝、脾、肾诸脏功能以生血液。补血药药性多滋腻黏滞，脾胃湿滞，脘腹胀满，食少便溏者慎用。

常用制作补阴药膳的有：百合、枸杞、黑芝麻、玉竹、黄精、桑葚、麦冬、沙参、鳖甲、天冬、石斛、墨旱莲、女贞子。该类药材的特点是能够生津润燥，对肝肾两脏有较强滋阴作用。补阴药药性多甘寒滋腻，脾胃虚弱，痰湿内阻，腹满便溏者不宜使用。

常用制作补阳药膳的有：益智仁、韭子、鹿茸、蛤蚧、巴戟天、淫羊藿、补骨脂、菟丝子、沙苑子、杜仲、虫夏草、仙茅、海狗肾、海马、肉苁蓉、锁阳、续断、核桃仁、紫河车。该类药材的特点是能够扶助人体的阳气，补肾阳。补阳药药性多温燥易伤阴，阴虚火旺者不宜使用。

（九）收涩药膳药材的选择

使用收涩药的目的是固表止汗，敛肺涩肠，固精缩尿。

常用制作收涩药膳的有：莲子、芡实、覆盆子、肉豆蔻、乌梅、金樱子、五味子、诃子、山茱萸、鸡冠花、浮小麦、石榴皮、桑螵蛸、海螵蛸。

（十）其他药膳药材的选择

可根据需要选用配制各种药膳，大多数可用于妇科、心脑血管等疾病的药膳材料。

止血药：槐花、小蓟、白茅根、侧柏叶、三七、茜草、白及、地榆、苎麻根、降香、仙鹤草、紫珠、艾叶。

活血祛瘀药：桃仁、川芎、姜黄、丹参、牛膝、红花、益母草、泽兰、骨碎补、郁金、鸡血藤、王不留行、月季花、凌霄花、血竭、苏木、刘寄奴。

平肝息风药：牡蛎、蝮蛇、天麻、石决明、刺蒺藜、罗布麻、珍珠母、羚羊角、地龙、钩藤。

消食药：山楂、莱菔子、鸡内金。

泻下药：郁李仁、火麻仁。

开窍药：苏合香、石菖蒲。

解毒杀虫止痒药：蛇床子、蜂房。

第二节　常用于烹调药膳的中药材

下面把除了药食两用以外的，常用于烹调药膳的中药材选择132种将性味与功效予以介绍，其中有60种是卫生部公布的可用于保健食品的中药。

1. 桂枝

性味归经：性温，味辛、甘。归心、肺、膀胱经。

功效应用：具有发汗解肌，温通经脉，助阳化气的功效。用于治疗风寒感冒，寒凝血滞的痛证，痰饮，蓄水证，心悸等。

药膳配制参考：用于配制温通经脉，助阳化气的药膳；可做汤，煮粥，煮糊，配药茶；可直接或取汤剂用于烹饪药膳；为食品香料。

本品辛温助热，易伤阴动血，凡温热病及阴虚火旺、血热妄行等证，均当忌用。孕妇以及月经过多者忌用。

2. 荆芥

性味归经：性微温，味辛。归肺、肝经。

功效应用：具有发表散风，透疹消疮，炒炭止血的功效。用于治疗外感表证，麻疹不透、风疹瘙痒，疮疡初起兼有表证，吐衄下血等。

药膳配制参考：用于配制发表散风的药膳；可做汤，煮粥，煮糊，配药茶；可取汤剂用于烹饪药膳。

3. 辛夷

性味归经：性温，味辛。归肺、胃经。

功效应用：具有发散风寒，宣通鼻窍的功效。用于治疗风寒头痛，鼻渊头痛等。

药膳配制参考：用于配制发散风寒，通鼻窍的药膳；可做汤，炖品；可直接或取汤剂用于烹饪药膳。

阴虚火旺者忌服。

4. 胡荽

性味归经：性温，味辛。归肺、胃经。

功效应用：具有发汗透疹，消食下气，醒脾和中的功效。用于麻疹初期，透出不畅及食物积滞、胃口不开、脱肛等。

药膳配制参考：可直接用于食疗及饮食调味。为食品香料。

热毒壅盛疹出不透者忌服。

5. 木贼

性味归经：性平，味甘、苦。归肺、肝经。

功效应用：具有疏散风热，明目退翳的功效。用于治疗风热目赤，翳障多泪，便血痔血等。

药膳配制参考：用于配制疏散风热、明目退翳或配合它药烹饪各类药膳；可做汤，煮粥，煮糊，配药茶；可取汤剂用于烹饪药膳。

6. 苦丁茶

性味归经：性大寒，味苦、甘。归肝、肺、胃经。

功效应用：具有散风热，清头目，除烦渴的功效。用于治疗风热头痛；齿痛；目赤；聤耳；口疮；热病烦渴；泄泻；痢疾等。

药膳配制参考：用于配制散风热，清头目的药膳；可做汤，煮粥，配药茶；可直接或取汤剂烹饪药膳。

7. 柴胡

性味归经：性微寒，味苦、辛。归肝、胆经。

功效应用：具有疏散退热，疏肝解郁，升阳举陷的功效。用于治疗感冒发热、寒热往来，肝郁气滞，月经不调，胸肋胀痛，气虚下陷，久泻脱肛等。

药膳配制参考：用于配制和解退热，疏肝解郁，升阳举陷的药膳；可做汤，煮粥，煮糊，配药茶；可取汤剂用于烹饪药膳。

肝阳上亢，阴虚火旺及气机上逆者忌用或慎用。

8. 生地黄

性味归经：性寒，味甘、苦。归心、肝、肺经。

功效应用：具有清热凉血，养阴生津的功效。用于治疗热入营血，口干舌绛；血热妄行，斑疹吐衄；津伤口渴，内热消渴等。

药膳配制参考：用于配制清热凉血或配合它药烹饪各类药膳；可做汤，煮粥，煮糊；可取汤剂用于烹饪药膳。

脾胃湿滞腹满便溏者，不宜使用。

生地与萝卜、葱白、韭白、薤白相克。

9. 玄参

性味归经：性寒，味苦、甘、咸。归肺、胃、肾经。

功效应用：具有清热凉血，泻火解毒，滋阴的功效。用于治疗温邪入营，内陷心包，温毒发斑，热病伤阴、舌绛烦渴、津伤便秘、骨蒸劳嗽、目赤、咽痛、瘰疬、白喉、痈肿疮毒等。

药膳配制参考：用于配制清热凉血，泻火解毒，滋阴或配合它药烹饪各类药膳；可做汤，煮粥，煮糊，配药茶；可取汤剂用于烹饪药膳。

玄参不宜与藜芦（中药十八反）、黄芪、干姜、大枣、山茱萸同用（《本草经集注》）。

10. 牡丹皮

性味归经：性微寒，味苦、辛。归心、肝、肾经。

功效应用：具有清热凉血，活血散瘀的功效。用于治疗斑疹吐衄，温邪伤阴，阴虚发热，血滞经闭，痛经癥瘕，跌打损伤，痈肿疮毒，肠痈腹痛等。

药膳配制参考：用于配制清热凉血，活血散瘀或配合它药烹饪各类药膳；可做汤，煮粥，煮糊，配药茶；可取汤剂用于烹饪药膳。

血虚有寒，月经过多及孕妇不宜用。

11. 土茯苓

性味归经：性平，味甘、淡。归肝、胃经。

功效应用：具有解毒除湿，通利关节的功效。用于治疗湿热疮毒，梅毒，淋浊，带下，湿热疮毒等。

药膳配制参考：可配合其他药材配制解毒除湿的药膳；可做汤；可取汤剂用于烹饪药膳。

土茯苓忌铁器；服时忌茶；肝肾阴虚者慎服。

12. 赤芍

性味归经：性微寒，味苦。归肝经。

功效应用：具有清热凉血，散瘀止痛的功效。用于治疗热入营血，斑疹吐衄；经闭癥瘕，跌打损伤，痈肿疮毒；目赤翳障等。

药膳配制参考：用于配制清热凉血，散瘀止痛的药膳；可做汤，配药茶；可取汤剂用于烹饪药膳。

血寒经闭不宜用。反藜芦（中药十八反）。

13. 天花粉

性味归经：性微寒，味甘、微苦。归肺、胃经。

功效应用：具有清热生津，清肺润燥，解毒消痈的功效。用于治疗热病伤津口渴，肺热燥咳，热毒炽盛的疮肿等。

药膳配制参考：用于配制清热生津，清肺润燥，解毒消肿或配合它药烹饪各类药膳；可做汤，煮粥，煮糊；可取汤剂用于烹饪药膳。

不宜与乌头类药材同用（中药十八反），孕妇禁用。

14. 夏枯草

性味归经：性寒，味苦、辛。归肝、胆经。

功效应用：具有清肝火，解郁结的功效。用于治疗目赤肿痛，头痛眩晕，瘰疬瘿瘤等。现代用于高血压病属肝热、阳亢之证者。

药膳配制参考：用于配制清肝火，解郁结或配合它药烹饪各类药膳；可做汤，煮粥，煮糊，配药茶；可取汤剂用于烹饪药膳。

脾胃虚弱者慎用。

15. 谷精草

性味归经：性平，味甘。归肝、胃经。

功效应用：具有疏散风热，明目退翳的功效。用于治疗目赤翳障，风热齿痛等。

药膳配制参考：用于配制疏散风热，明目退翳的药膳；可做汤，煮粥，煮糊，配药茶；可取汤剂用于烹饪药膳。

阴虚血亏目疾者不宜用。

16. 连翘

性味归经：性微寒，味苦。归肺、心、胆经。

功效应用：具有清热解毒，解痈散结，疏散风热的功效。用于治疗外感风寒，温病初起；痈肿疮毒，瘰疬痰核，热淋涩痛等。

药膳配制参考：用于配制清热解毒，解痈散结，疏散风热或配合它药烹饪各类药膳；可做汤，煮粥，煮糊，配药茶；可取汤剂用于烹饪药膳。

脾胃虚寒及气虚发热，痈疽已溃、脓稀色淡者不宜用。

17. 红藤

性味归经：性平，味苦。归大肠经。

功效应用：具有清热解毒，活血止痛的功效。用于治疗肠痈腹痛，热毒疮疡，跌打损伤，经闭痛经，风湿痹痛等。

药膳配制参考：用于配制清热解毒，活血止痛的药膳；可做汤，煮粥，煮糊；可取汤剂用于烹饪药膳。

孕妇不宜多服。

18. 败酱草

性味归经：性微寒，味辛、苦。归胃、大肠、肝经。

功效应用：具有清热解毒，消痈排脓，祛瘀止痛的功效。用于肠痈腹痛，肺痈吐脓，痈肿疮毒，产后瘀阻腹痛等。

药膳配制参考：用于配制清热解毒，凉血、活血排脓或配合它药烹饪各类药膳；可做馅，煮汤，配药茶、蒜泥凉拌；取鲜品或干品汤剂用于烹饪药膳。

脾胃虚弱，食少泄泻者忌服。

19. 青蒿

性味归经：性寒，味苦、辛。归肝、胆、肾经。

功效应用：具有清虚热，除骨蒸，解暑，截疟的功效。用于治疗温邪伤阴，夜热早凉，阴虚发热，劳热骨蒸，感受暑邪，发热头痛口渴，疟疾寒热等。

药膳配制参考：用于配制清虚热，解暑或配合它药烹饪各类药膳；可做汤，配药茶；可直接或取汤剂用于烹饪药膳。

脾胃虚弱，肠滑泄泻者忌服。

20. 半边莲

性味归经：性寒，味甘、淡。归心、肺、小肠经。

功效应用：具有清热解毒，利水消肿的功效。用于治疗疔疮毒痈，乳痈肿痛，蛇虫咬伤，腹胀水肿，黄疸尿少等。

药膳配制参考：用于配制清热解毒，利水消肿或配合它药烹饪各类药膳；可做汤，煮粥，煮糊，配药茶；可取汤剂用于烹饪药膳。

虚证水肿忌用。

21. 白花蛇舌草

性味归经：性寒，味微苦、甘。归胃、大肠、小肠经。

功效应用：具有清热解毒，利湿通淋的功效。用于治疗痈肿疮毒，咽喉肿痛，毒蛇咬伤，热淋涩痛等。

药膳配制参考：用于配制清热解毒或配合它药烹饪各类药膳；可做汤，煮糊，配药茶；可取汤剂用于烹饪药膳。

阴疽及脾胃虚寒者忌用。

22. 绿豆

性味归经：性寒，味甘。归心、胃经。

功效应用：具有清热解毒，消暑利尿的功效。用于治疗痈肿疮毒，暑热烦渴，药食中毒等。

药膳配制参考：用于配制清热解毒，消暑利尿或配合它药烹饪各类药膳；可做汤，煮粥，煮糊，点心和面类主食；可将豆炖烂连同汤一起做汤，煮粥，煮糊，或把豆搅成浆做点心或主食。

脾胃虚寒者忌单味使用。

23. 知母

性味归经：性寒，味苦、甘。归肺、胃、肾经。

功效应用：具有清热泻火，滋阴润燥的功效。用于治疗热病烦渴，肺热咳嗽，阴虚燥咳，骨蒸潮热，阴虚消渴，肠燥便秘等。

药膳配制参考：用于配制清热泻火，滋阴润燥或配合它药烹饪各类药膳；可做汤，炖品，煮粥，煮糊，配药茶；可直接或取汤剂用于烹饪药膳。

脾虚便溏者不宜单味使用。

24. 白豆蔻

性味归经：性温，味辛。归肺、脾、胃经。

功效应用：具有化湿行气，温中止呕的功效。用于治疗湿滞中焦及脾胃气滞的脘腹胀满、不思饮食，呕吐等。

药膳配制参考：用于配制化湿行气，温中止呕或配合它药烹饪各类药膳；可做汤，煮粥，煮糊，配药茶；可研碎或取汤剂用于烹饪药膳。为食品香料。

25. 车前草

性味归经：性寒，味甘。归肺、肝、肾经。

功效应用：清热利尿，凉血解毒。主热结膀胱，小便不利，淋浊带下，暑湿泻痢，衄血，尿血，肝热目赤，咽喉肿痛，痈肿疮毒。

26. 桑枝

性味归经：性平，味苦。归肝经。

功效应用：具有祛风通络，利关节的功效。用于治疗风湿痹痛，四肢拘挛，水肿等。

药膳配制参考：用于配制祛风通络，利关节的药膳；可做汤，煮粥，煮糊，配药茶、酿酒；可取汤剂用于烹饪药膳。

27. 佩兰

性味归经：性平，味辛。归脾、胃、肺经。

功效应用：具有解暑，化湿的功效。用于治疗湿滞中焦证，外感暑湿或温湿初起等。

药膳配制参考：用于配制解暑化湿或配合它药烹饪各类药膳；可做汤，煮粥，配药茶；可取汤剂用于烹饪药膳。

28. 苍术

性味归经：性温，味苦、辛。归脾、胃经。

功效应用：具有燥湿健脾，祛风湿的功效。用于治疗湿滞中焦证，风湿痹痛，外感风寒夹湿之表证，夜盲症，眼目昏涩等。

　　药膳配制参考：用于配制燥湿健脾，祛风湿或配合它药烹饪各类药膳；可做汤，配药茶、酿酒；可取汤剂用于烹饪药膳。

29. 厚朴

　　性味归经：性温，味苦、辛。归脾、胃、肺、大肠经。

　　功效应用：具有行气，燥湿，消积，平喘的功效。用于治疗湿阻中焦，气滞不利所致的脘闷腹胀，腹痛或呕逆；肠胃积滞，脘腹胀满，大便秘结；痰饮喘咳等。

　　药膳配制参考：用于配制行气消积或配合它药烹饪各类药膳；可做汤，煮粥；可取汤剂用于烹饪药膳。

30. 草豆蔻

　　性味归经：性温，味辛。归脾、胃经。

　　功效应用：具有燥湿行气，温中止呕的功效。用于治疗寒湿中阻，脾胃气滞证，寒凝湿郁，脾虚久泻等。

　　药膳配制参考：用于配制燥湿行气，温中止呕或配合它药烹饪各类药膳；可做汤，炖品，煮粥，配药茶，酿酒；可研碎或取汤剂用于烹饪药膳。为食品香料。

31. 通草

　　性味归经：性微寒，味甘、淡。归肺、胃经。

　　功效应用：具有清热利湿，通气下乳。用于治疗湿热之小便不利，淋沥涩痛，产后乳汁不下或不畅等。

　　药膳配制参考：用于配制清热利湿，通气下乳的药膳；可做汤，炖品，煮粥，配药茶；可直接或取汤剂用于烹饪药膳。

32. 茵陈蒿

　　性味归经：性微寒，味苦。归胃、肝、胆、脾经。

　　功效应用：具有清利湿热，利胆退黄的功效。用于治疗黄疸，湿温，湿疹，湿疮等。

　　药膳配制参考：用于配制清利湿热，利胆退黄的药膳；可做汤，炖品，煮粥，配药茶；可直接或取汤剂用于烹饪药膳。

33. 路路通

性味归经：性平，味辛、苦。归肝、胃、膀胱经。

功效应用：具有祛风活络，利水，下乳的功效。用于治疗风湿痹痛，肢体麻木，四肢拘挛，水肿、小便不利，乳汁不通、乳房胀痛，风疹瘙痒等。

药膳配制参考：用于配制祛风活络，下乳的药膳；可做汤，炖品，煮粥；可取汤剂用于烹饪药膳。

34. 秦艽

性味归经：性微寒，味辛、苦。归胃、肝、胆经。

功效应用：具有祛风湿，止痹痛，退虚热，清湿热的功效。用于治疗风湿痹痛，筋脉拘挛及手足不遂，骨蒸潮热，湿热黄疸等。

药膳配制参考：用于配制祛风湿，止痹痛，退虚热或配合它药烹饪各类药膳；可做汤，炖品，煮粥；可取汤剂用于烹饪药膳。

35. 丝瓜络

性味归经：性平，味甘。归肺、肝、胃经。

功效应用：具有祛风通络，解毒化痰的功效。用于治疗胸胁痛，风湿痹痛，乳痈，胸痹等。

药膳配制参考：用于配制祛风通络，解毒化痰的药膳；可做汤，炖品，煮粥；可取汤剂用于烹饪药膳。

36. 桑寄生

性味归经：性平，味苦、甘。归肝、肾经。

功效应用：具有祛风湿，益肝肾，强筋骨，安胎的功效。用于治疗风湿痹痛、腰膝酸痛，胎漏下血、胎动不安等。

药膳配制参考：用于配制祛风湿，益肝肾，强筋骨，安胎或配合它药烹饪各类药膳；可做汤，炖品，煮粥，酿酒；可取汤剂用于烹饪药膳。

37. 狗脊

性味归经：性温，味苦、甘。归肝、肾经。

功效应用：具有祛风湿，补肝肾，强腰膝的功效。用于治疗风湿痹痛，腰痛脊强，不能俯仰，足膝软弱，肾气不固之遗尿，白带过多等。

　　药膳配制参考：用于配制祛风湿，补肝肾，强腰膝的药膳；可做汤，炖品，煮粥，酿酒；可取汤剂用于烹饪药膳。

38. 猪苓

　　性味归经：性平，味甘、淡。归肾、膀胱经。

　　功效应用：具有利水渗湿的功效。用于治疗小便不利，水肿、泄泻，淋浊等。

　　药膳配制参考：用于配制利水渗湿的药膳；可做汤，炖品，煮；可取汤剂用于药膳。

　　无水湿者忌用。

39. 瞿麦

　　性味归经：性寒，味苦。归心、小肠、膀胱经。

　　功效应用：具有利尿通淋，活血通经的功效。用于治疗湿热淋证，血热瘀阻之经闭或月经不调等症。

　　药膳配制参考：用于配制利尿通淋的药膳；可做汤，煮粥，煮糊，配药茶；可取汤剂或鲜嫩草用于烹饪药膳。

　　孕妇忌服。

40. 萹蓄

　　性味归经：性微寒，味苦。归膀胱经。

　　功效应用：具有利尿通淋，杀虫止痒的功效。用于治疗湿热淋证，虫积腹痛，湿疹阴痒等。

　　药膳配制参考：用于配制利尿通淋的药膳；可做汤，煮粥，煮糊，配药茶；可取汤剂或鲜嫩草用于烹饪药膳。

41. 金钱草

　　性味归经：性微寒，味甘、淡。归肝、胆、肾、膀胱经。

　　功效应用：具有除湿退黄，利尿通淋，解毒消肿的功效。用于治疗湿热黄疸，石淋热淋，恶疮肿毒，毒蛇咬伤等。

　　药膳配制参考：用于配制除湿退黄，利尿通淋，解毒消肿的药膳；可做汤，煮粥，煮糊，配药茶；可取汤剂用于烹饪药膳。

42. 灯心草

性味归经：性微寒，味甘、淡。归心、肺、小肠经。

功效应用：具有利水通淋，清心除烦的功效。用于治疗小便不利，淋沥涩痛，心烦不寐，小儿夜啼，惊痫等。

药膳配制参考：用于配制利水通淋，清心除烦的药膳；可做汤，煮粥，配药茶；可取汤剂用于烹饪药膳。

43. 垂盆草

性味归经：性凉，味甘、淡、微酸。归心、肝、胆、小肠经。

功效应用：具有利湿退黄，清热解毒的功效。用于治疗湿热黄疸，痈疮毒肿，毒蛇咬伤，烫火伤等。

药膳配制参考：用于配制利湿退黄，清热解毒的药膳；可做汤，煮粥，煮糊，配药茶；可取汤剂用于烹饪药膳。

44. 豨莶草

性味归经：性寒，味苦、辛。归肝、肾经。

功效应用：具有祛风湿，通经活络，清热解毒的功效。用于治疗风湿痹痛，骨节疼痛，四肢麻木，脚弱无力，疮疡肿毒，湿疹瘙痒等。

药膳配制参考：用于配制祛风湿，通经活络的药膳；可酿酒；可取汤剂用于烹饪药膳。

45. 荜澄茄（山苍子）

性味归经：性温，味辛。归脾、胃、肾、膀胱经。

功效应用：具有温中散寒，行气止痛的功效。用于治疗胃寒脘腹冷痛，呕吐，呃逆，寒疝腹痛等。

附：山苍子根

功效应用：用于治疗胃寒呕逆，脘腹冷痛，寒疝腹痛，寒湿郁滞，小便浑浊等。

药膳配制参考：用于配制温中散寒，行气止痛或配合它药烹饪各类药膳；可做汤，煮粥，煮糊，配药茶，酿酒，红烧肉类香料，火锅香料；荜澄茄可研碎或取汤剂用于烹饪药膳；山苍子根可直接用于食疗及饮食调味。为食品香料。

46. 附子

性味归经： 性热，味辛、甘，有毒。归心、肾、脾经。

功效应用： 具有回阳救逆，助阳补火，散寒止痛的功效。用于治疗亡阳证，虚寒性的阳痿宫冷、脘腹冷痛、泄泻、水肿、寒痹等。

药膳配制参考： 用于配制散寒止痛的药膳；可煮粥，酿酒；可取汤剂用于烹饪药膳。凡阴虚阳亢及孕妇忌用。反半夏、瓜蒌、贝母、白蔹、白及（出自中药十八反）。

47. 玫瑰花

性味归经： 性温，味甘、微苦。归肝、脾经。

功效应用： 具有行气解郁，活血止痛的功效。用于治疗肝胃气滞证，月经不调，经前乳房胀痛，跌扑伤痛等。

药膳配制参考： 用于配制行气解郁，活血止痛的药膳；可做汤，煮粥，配药茶，酿酒，可点缀炒盘和点心；可取汤剂用于烹饪药膳，待药膳成型后用花点缀，或取全花配药茶；为食品香料。

48. 木香

性味归经： 性温，味辛、苦。归脾、胃、大肠、胆、三焦经。

功效应用： 具有行气止痛的功效。用于治疗脾胃气滞证，泻痢里急后重，腹痛胁痛，黄疸等。

药膳配制参考： 用于配制行气止痛的药膳；可做汤，配药茶，酿酒，红烧肉类香料，火锅香料；可取汤剂或饮片用于烹饪药膳，为食品香料。

49. 绿萼梅

性味归经： 性平，味酸、涩。归肝、胃、肺经。

功效应用： 具有疏肝和胃，理气化痰的功效。用于治疗肝胃气滞之胁肋胀痛、脘腹痞痛、嗳气纳呆，梅核气证等。

药膳配制参考： 用于配制舒肝和胃，理气化痰的药膳；可做汤，煮粥，配药茶，酿酒；可取汤剂用于烹饪药膳，或取全花配药茶。

50. 沉香

性味归经：性温，味辛、苦。归脾、胃、肾经。

功效应用：具有行气止痛，温中止呕，纳气平喘的功效。用于治疗胸腹胀痛，胃寒呕吐，虚喘证等。

药膳配制参考：用于配制行气止痛，温中止呕，纳气平喘的药膳；可做汤，煮粥，配药茶，酿酒；可取汤剂用于烹饪药膳，也可研成碎片用做调味品和配制药茶；为食品香料。

51. 檀香

性味归经：性温，味辛。归脾、胃、肺经。

功效应用：具有行气止痛，散寒调中的功效。用于治疗胸腹冷痛，胃脘寒痛，呕吐食少等。

药膳配制参考：用于配制行气止痛的药膳；可做汤，煮粥，煮糊，配药茶、酿酒；可研碎或取汤剂用于烹饪药膳。为食品香料。

52. 大腹皮

性味归经：性微温，味辛。归脾、胃、大肠、小肠经。

功效应用：具有行气导滞，利水消肿的功效。用于治疗胃肠气滞、水肿脚气等。

药膳配制参考：用于配制行气导滞，利水消肿的药膳；可做汤，煮粥；可取汤剂用于烹饪药膳。

53. 甘松

性味归经：性温，味辛、甘。归脾、胃经。

功效应用：具有行气止痛，开郁醒脾的功效。用于治疗寒凝气滞之脘腹胀痛、不思饮食，思虑伤脾、气机郁滞之胸闷、腹胀、不思饮食等。

药膳配制参考：用于配制行气止痛，开郁醒脾或配合它药烹饪各类药膳；可做汤，煮粥，煮糊，配药茶；可取汤剂用于烹饪药膳。

54. 川贝母

性味归经：性微寒，味甘、苦。归肺、心经。

功效应用：具有清热化痰，润肺止咳，散结消肿的功效。用于治疗虚劳咳嗽，肺热燥咳，肺痈，瘰疬疮肿，乳痈等。

药膳配制参考：用于配制清热化痰，润肺止咳，散结消肿或配合它药烹饪各类药膳；可做汤，煮粥，煮糊，配药茶，点心和面类主食；可研粉或取汤剂用于烹饪药膳。

川贝母反乌头（中药十八反）。

55. 浙贝母

性味归经：性寒，味苦。归肺、心经。

功效应用：具有清热化痰，开郁散结的功效。用于治疗风热、燥热、痰热咳嗽，瘰疬，瘿瘤，痈疡疮毒，肺痈等。

药膳配制参考：用于配制清热化痰，开郁散结或配合它药烹饪各类药膳；可做汤，煮粥，煮糊，点心和面类主食；可研粉或取汤剂用于烹饪药膳。

浙贝母反乌头（中药十八反）。

56. 竹茹

性味归经：性微寒，味甘。归肺、胃经。

功效应用：具有清热化痰，除烦止呕，凉血止血的功效。用于治疗痰热所致的咳嗽或心烦不眠等，胃热呕吐，吐血、衄血、崩漏等。

药膳配制参考：用于配制清热化痰，除烦止呕的药膳；可做汤，煮粥；可取汤剂用于烹饪药膳。

57. 桑白皮

性味归经：性寒，味甘。归肺经。

功效应用：具有泻肺平喘，利水消肿的功效。用于治疗肺热咳嗽，水肿如风水、皮水等。

药膳配制参考：用于配制泻肺平喘，利水消肿的药膳；可做汤，煮粥；可取汤剂用于烹饪药膳。

58. 白芥子

性味归经：性温，味辛。归肺、胃经。

功效应用：具有温肺化痰，利气散结的功效。用于治疗寒痰喘咳，悬饮，阴疽流注痰阻经络关节之肢体麻木，关节肿痛等。

肺虚久咳及阴虚火旺者，有消化道溃疡、出血者及皮肤过敏者忌用。用量不宜过大，过量易导致胃肠炎，产生腹痛、腹泻。

药膳配制参考：用于配制祛痰消肿的药膳；可做汤，煮粥，煮糊；可取汤或研为细末用于烹饪药膳。

59. 瓜蒌

性味归经：性微寒，味甘、微苦。归肺、胃、大肠经。

功效应用：具有清热化痰，宽胸散结，润肠通便的功效。用于治疗痰热咳喘，胸痹、结胸，肺痈、肠痈、乳痈，肠燥便秘等。

药膳配制参考：用于配制清热化痰，宽胸散结，润肠通便的药膳；可做汤，煮粥，煮糊；可取汤剂用于烹饪药膳。

脾虚便溏及湿痰，寒痰者忌用。反乌头(中药十八反)。

60. 竹沥

性味归经：性寒，味甘。归心、肺、肝经。

功效应用：具有清热化痰，定惊利窍的功效。用于治疗痰热咳嗽，中风痰迷、惊痫癫狂等。

药膳配制参考：用于配制清热化痰的药膳；可做汤，炖品，煮粥，煮糊；可取汤剂或鲜品用于烹饪药膳。

寒痰及便溏者忌用。

61. 天竺黄

性味归经：性寒，味甘。归心、肝经。

功效应用：具有清热化痰，清心定惊的功效。用于治疗小儿惊风，中风癫痫，热病神昏等心肝经痰热证等。近代有用治白内障者。

药膳配制参考：用于配制清热化痰，清心定惊的药膳；可做汤，煮粥，煮糊，配药茶；可研粉或取汤剂用于烹饪药膳。

62. 海藻

性味归经：性寒，味咸。归肝、肾经。

功效应用：具有消痰软坚，利水消肿的功效。用于治疗瘿瘤、瘰疬、睾丸肿痛，脚气浮肿及水肿等。

　　药膳配制参考：用于配制消痰软坚，利水消肿的药膳；可做汤，煮粥，煮糊；可取汤剂用于烹饪药膳。

　　反甘草（中药十八反）。

63. 百部

　　性味归经：性微温，味甘、苦。归肺经。

　　功效应用：具有润肺止咳，杀虫的功效。用于治疗新久咳嗽，肺痨咳嗽，百日咳，蛲虫，阴道滴虫，疥癣等。

　　药膳配制参考：用于配制润肺的药膳；可做汤，配药茶；可取汤剂用于烹饪药膳。

64. 紫菀

　　性味归经：性温，味苦、甘、辛。归肺经。

　　功效应用：具有润肺化痰止咳的功效。用于治疗咳嗽有痰，肺痈、肺萎及小便不通等。

　　药膳配制参考：用于配制润肺的药膳；可做汤，配药茶；可取汤剂用于烹饪药膳。

65. 款冬花

　　性味归经：性温，味辛、微苦。归肺经。

　　功效应用：具有润肺止咳化痰的功效。用于治疗多种咳嗽等。

　　药膳配制参考：用于配制润肺止咳化痰的药膳；可做汤，煮粥，煮糊，配药茶；可取汤剂用于烹饪药膳，也可取蜜制的全花用于配药茶。

66. 枇杷叶

　　性味归经：性微寒，味苦。归肺、胃经。

　　功效应用：具有清肺化痰止咳，降逆止呕的功效。用于治疗肺热咳嗽，胃热呕吐、呃逆，热病口渴及消渴等。

　　药膳配制参考：用于配制清肺化痰，降逆止呕的药膳；可做汤，煮粥，配药茶；可取汤剂用于烹饪药膳。

67. 柏子仁

性味归经：性平，味甘。归心、肾、大肠经。

功效应用：具有养心安神，润肠通便的功效。用于治疗心悸失眠，肠燥便秘等。

药膳配制参考：用于配制养心安神，润肠通便的药膳；可煮粥，煮糊，配药茶；可取汤剂用于烹饪药膳。

便溏及多痰者可煮粥服用。

68. 远志

性味归经：性微温，味苦、辛。归心、肾、肺经。

功效应用：具有宁心安神，祛痰开窍，消散痈肿的功效。用于治疗惊悸、失眠健忘，痰阻心窍、癫痫发狂，咳嗽痰多，痈疽疮毒、乳房肿痛等。

药膳配制参考：用于配制宁心安神的药膳；可做汤，煮粥，配药茶，酿酒；可取汤剂用于烹饪药膳。

有胃炎及胃溃疡者慎用。

69. 合欢皮

性味归经：性平，味甘。归心、肝经。

功效应用：具有安神解郁，活血消肿的功效。用于治疗忿怒忧郁，烦躁不眠，跌打骨折，血瘀肿痛，痈疽疮毒等。

药膳配制参考：用于配制安神的药膳；可做汤，煮粥，煮糊，配药茶；可取汤剂用于烹饪药膳。

70. 夜交藤

性味归经：性平，味甘。归心、肝经。

功效应用：具有能养心安神，祛风通络的功效。用于治疗虚烦不眠、多梦，血虚身痛，风湿痹痛，皮肤痒疹等证。

药膳配制参考：用于配制养心安神、祛风通络的药膳；可做汤，煮粥，煮糊，酿酒；可取汤剂用于烹饪药膳。

71. 党参

性味归经：性平，味甘。归脾、肺经。

功效应用：具有健脾补肺，益气，养血，生津的功效。用于治疗中气不足的体虚倦怠、食少便溏，气津两伤的气短口渴及气血双亏的面色萎黄，头晕心悸等。

药膳配制参考：用于配制健脾补肺或配合它药烹饪各类药膳；可做汤，煮粥，煮糊，配药茶、酿酒、点心和面类主食；可直接或取汤剂用于烹饪药膳。

党参不宜与藜芦同用（中药十八反）。

72. 人参

性味归经：性微温，味甘、微苦。归脾、肺、心经。

功效应用：具有大补元气，健脾益肺，养血生津，安神的功效。用于治疗大病、久病、失血、脱液所致元气欲脱，脉微欲绝；脾气不足之倦怠乏力，食少便溏；肺气虚弱之短气喘促，脉虚自汗；热病气津两伤，身热口渴，消渴；气血两虚的心悸、失眠、健忘等。

药膳配制参考：用于配制健脾益肺及其他药膳；可做汤，煮粥，煮糊，配药茶；可直接或取汤剂用于烹饪药膳。

人参不宜与茶同服，反藜芦（中药十八反），畏五灵脂（中药十九畏）。

73. 人参叶

性味归经：性寒，味苦、甘。归肺、胃经。

功效应用：具有补气，益肺，祛暑，生津的功效。用于治疗气虚咳嗽，暑热烦躁，津伤口渴，头目不清，四肢倦乏等。

药膳配制参考：用于配制补气，益肺，祛暑的药膳；可做汤，煮粥，煮糊，配药茶；可直接或取汤剂用于烹饪药膳。

不宜与藜芦同用。

74. 西洋参

性味归经：性寒，味甘、微苦。归心、肺、肾经。

功效应用：具有补气养阴，清火生津的功效。用于治疗热病气阴两伤，烦倦，口渴；阴虚火旺的喘咳痰血证等。

药膳配制参考：配制药膳同人参。

不宜与藜芦同用（出自中药十八反）。忌饮茶，与萝卜同食。

75. 太子参

性味归经：性平，味甘、微苦。归脾、肺经。

功效应用：具有补益脾肺，益气生津的功效。用于治疗脾气虚弱、胃阴不足的食少倦怠，气虚津伤的肺虚燥咳及心悸不眠、虚热汗多等。

药膳配制参考：用于配制补益脾肺或配合它药烹饪各类药膳；可做汤，煮粥，煮糊，配药茶、酿酒、点心和面类主食；可研粉或取汤剂用于烹饪药膳。

表实邪盛者不宜用。

76. 黄芪

性味归经：性微温，味甘。归脾、肺经。

功效应用：具有补气升阳，固表止汗，行水消肿，托疮生肌的功效。用于治疗脾胃气虚及中气下陷诸证，肺气虚及表虚自汗、气虚外感诸证，气虚水湿失运的浮肿、小便不利，气血不足、疮疡内陷的脓成不溃或溃久不敛等。

药膳配制参考：用于配制补气升阳，固表止汗，行水消肿，托毒生肌或配合它药烹饪各类药膳；可做汤，煮粥，煮糊，配药茶，酿酒，点心和面类主食；可直接或取汤剂用于烹饪药膳。

黄芪恶白鲜皮（徐之才《药对》），反藜芦，畏五灵脂（《本草汇纂》）。

77. 白术

性味归经：性温，味苦、甘。归脾、胃经。

功效应用：具有健脾益气，燥湿利水，固表止汗，安胎的功效。用于治疗脾胃气虚，运化无力，食少便溏，脘腹胀痛；脾虚水停而为痰饮，水肿，小便不利；脾虚气弱，肌表不固而汗多、胎动不安等。

药膳配制参考：用于配制健脾益气，燥湿利水，固表止汗，安胎或配合它药烹饪各类药膳；可做汤，煮粥，煮糊，酿酒；可取汤剂用于烹饪药膳。

白术畏雀肉、桃子、李子（《外台》）。

78. 红景天

性味归经：性平，味甘、苦。归肺、心经。

功效应用：具有益气活血，通脉平喘的功效。用于治疗气虚血瘀，胸痹心痛，中风偏瘫，倦怠气喘等。

药膳配制参考：用于配制益气活血，通脉平喘的药膳；可做汤，煮粥，煮糊，配药茶；可取汤剂用于烹饪药膳。

79. 灵芝

性味归经：性平，味甘、苦。归心、肺、肝、脾经。

功效应用：具有养心安神，补肺益气，滋肝健脾的功效。用于治疗虚劳体弱，神疲乏力，心悸失眠，头目昏晕，久咳气喘，白细胞减少，食少纳呆等症。还可用于防治各种癌症，长期食用有提高免疫力，延年益寿的效果。

药膳配制参考：用于配制养心安神，补肺益气，滋肝健脾或配合它药烹饪各类药膳；可做汤，煮粥，煮糊，配药茶、酿酒、点心和面类主食；可取汤剂或孢子用于烹饪药膳，现在已有味不苦的灵芝，用于烹调各种肉食药膳使其口味更鲜美，也可直接用做配制药茶。

80. 当归

性味归经：性温，味甘、辛。入心、肝、脾经。

功效应用：具有补血活血，调经止痛，润肠通便的功效。用于治疗心肝血虚，面色萎黄，眩晕心悸；月经不调、经闭、痛经；虚寒腹痛、风湿痹痛、跌扑损伤，肠燥便秘，痈疽疮疡，久咳气喘等。

药膳配制参考：用于配制补血活血，调经止痛或配合它药烹饪各类药膳；可做汤，煮粥，煮糊，配药茶、酿酒；可直接或取汤剂用于烹饪药膳。

畏菖蒲、海藻、牡蒙（《本草经集注》）。

81. 熟地黄

性味归经：性微温，味甘。归肝、肾经。

功效应用：具有补血滋阴，益髓填精的功效。用于治疗血虚萎黄、眩晕、心悸失眠、崩漏、经不调，肾阴不足的潮热骨蒸、盗汗、遗精、消渴，肝肾精血亏虚的腰膝酸软、眩晕耳鸣、须发早白等。

药膳配制参考：用于配制补血养阴或配合它药烹饪各类药膳；可做汤，煮粥，煮糊，酿酒，蜜饯；可直接或取汤剂用于烹饪药膳。

熟地忌萝卜、葱白、韭白、薤白等。（《本草品汇精要》）

熟地忌莱菔、葱、蒜、诸血。（《要药分剂》）

82. 何首乌

性味归经：制首乌性微温，味甘、涩。归肝、肾经。生何首乌性平，味甘、苦。归心、肝、大肠经。

功效应用：制何首乌具有补肝肾，益精血的功效；生何首乌具有润肠通便，祛风解毒，截疟的功效。用于治疗肝肾精血不足的腰膝酸软、遗精耳鸣、须发早白，血虚而见头晕目眩、心悸失眠等症，体虚久疟、肠燥便秘等。

药膳配制参考：用于配制补肝肾，益精血的药膳；可做汤，煮粥，煮糊，酿酒，点心和面类主食；可取制首乌汤剂用于烹饪药膳。

何首乌忌猪肉、血、无鳞鱼（《何首乌传》）、葱、蒜（《本草纲目》），恶萝卜（《宝庆本草折衷》）。

83. 白芍

性味归经：性微寒，味苦、酸。归肝、脾经。

功效应用：具有养血调经，敛阴止汗，平肝止痛的功效。用于治疗血虚和阴虚有热的月经不调、崩漏，肝阴不足，肝气不舒或肝阳偏亢的眩晕、头痛、胁肋疼痛、脘腹疼痛、四肢挛痛，阴虚盗汗及营卫不和的表虚自汗证等。

药膳配制参考：用于配制养血敛阴平肝或配合它药烹饪各类药膳；可做汤，煮粥，配药茶；可直接或取汤剂用于烹饪药膳。

白芍恶石斛、芒硝；畏硝石、鳖甲、小蓟（《本草经集注》）；反藜芦（中药十八反）。

84. 麦冬

性味归经：性微寒，味甘、微苦。归肺、胃、心经。

功效应用：具有滋阴润肺，益胃生津，清心除烦的功效。用于治疗肺阴不足燥热的干咳、劳热咳嗽，胃阴虚或热伤胃阴、口渴咽干、大便秘结，心烦不眠、舌绛而干等。

药膳配制参考：用于配制滋阴润肺，益胃生津，清心除烦或配合它药烹饪各类药膳；可做汤，煮粥，煮糊，配药茶；可直接或取汤剂用于烹饪药膳。

麦冬与款冬、苦瓠、苦参相克（《本草经集注》）。

85. 沙参

性味归经：性微寒，味甘、微苦。归肺、胃经。

功效应用：具有养阴清肺，益胃生津的功效。用于治疗燥伤肺阴之干咳痰少、咽干鼻燥，肺痨阴虚之久咳、咳血，热伤胃阴之口渴舌干，食欲不振等。

药膳配制参考：用于配制养阴清肺，益胃生津或配合它药烹饪各类药膳；可做汤，煮粥，煮糊，配药茶；可直接或取汤剂用于烹饪药膳。

南沙参反藜芦（中药十八反）、恶防己（《本草纲目》）。

86. 鳖

性味归经：鳖，性寒，归肝、肾经。

功效应用：滋阴潜阳，软坚散结。用于治疗阴虚发热，阴虚阳亢，阴虚风动，癥瘕积聚，疟母等。

药膳配制参考：由于鳖甲价格较人工饲养活龟鳖价格更贵，建议用活鳖配制各种药膳，可用中药煎剂与鳖肉煲汤，或取煲汤煮粥，或用中药煎剂红烧鳖肉等。

有明显寒热证状的虚寒、阳虚等证不可服食。

87. 天冬

性味归经：性寒，味甘、苦。归肺、肾经。

功效应用：具有养阴润燥，清火，生津的功效。用于治疗阴虚肺热的燥咳或劳嗽咳血；肾阴不足，阴虚火旺的潮热盗汗、遗精，内热消渴，肠燥便秘等。

药膳配制参考：用于配制养阴润燥，清火生津的药膳；可做汤，煮粥，煮糊，配药茶；可取汤剂用于烹饪药膳。

88. 石斛

性味归经：性微寒，味甘。归胃、肾经。

功效应用：具有滋阴清热，养胃生津，养肝明目，强筋骨的功效。用于治疗热病伤津，低热烦渴，口燥咽干，舌红少苔；胃阴不足，口渴咽干，舌红少苔，食少呕逆，胃脘嘈杂、隐痛或灼痛等。

附：铁皮石斛

性味归经：性平，味甘。归胃、肾、肺经。

功效应用：具有滋阴清热，补益脾胃，生津止渴的功效。用于治疗热病伤津，口渴舌燥，病后虚热，胃病，干呕，舌光少苔等。

药膳配制参考：用于配制滋阴清热，补益脾胃或配合它药烹饪各类药膳；可煲汤，煮粥，煮糊，配药茶；可直接用于煲汤，也可取久煎汤剂用于煮粥和煮糊，也可将鲜品铁皮石斛加适量冷水用搅拌机搅拌成浆用于烹饪药膳或配茶饮。

89. 金线莲

性味归经：性凉，味甘。归肾、心、肺三经。

功效应用：具有清热凉血，除湿解毒，平衡阴阳，扶正固本，阴阳互补，生津养颜，调和气血、五脏，养寿延年的功效。用于治疗肺热咳嗽，肺结核咯血，尿血，小儿惊风，破伤风，肾炎水肿，风湿痹痛，跌打损伤，毒蛇咬伤，支气管炎，膀胱炎，糖尿病，血尿，急慢性肝炎，风湿性关节炎，肿瘤等。

药膳配制参考：用于配制清热凉血解毒或配合它药烹饪各类药膳；可做汤，煮粥，配药茶、包饺子（做馅）；鲜品或干品取汤剂用于烹饪药膳；目前金线莲煲水鸭母、金线莲炖鲍鱼已成为酒店名菜。

90. 墨旱莲

性味归经：性寒，味甘、酸。归肾、肝经。

功效应用：具有补肝肾阴，凉血止血的功效。用于治疗肝肾阴虚的头晕目眩、须发早白、遗精耳鸣、腰膝酸软，阴虚血热的咳血吐血、衄血、尿血、便血、崩漏等。

药膳配制参考：用于配制补肝肾，凉血的药膳；可做汤，煮粥；可取汤剂用于烹饪药膳。

91. 女贞子

性味归经：性凉，味苦、甘。归肝、肾经。

功效应用：具有补肝肾阴，乌须明目的功效。用于治疗肝肾阴虚的腰酸耳鸣，须发早白，目暗不明，阴虚发热，视力减退等。

药膳配制参考：用于配制补肝肾的药膳；可做汤，煮粥，药糊，药茶，药酒；可取汤剂或用浸膏烹饪药膳。

92. 鹿茸

性味归经：性温，味甘、咸。归肾、肝经。

功效应用：具有壮肾阳，补精髓，强筋骨，调冲任，托疮毒的功效。用于治疗肾阳不足、精血亏虚的阳痿早泄，宫寒不孕，头晕耳聋，腰膝酸痛，肢冷神疲；肝肾精血不足的筋骨萎软、小儿发育不良、囟门过期不合、齿迟、行迟，冲任虚寒、带脉不固的崩漏不止、带下过多，疮疡久溃不敛、脓出清晰或阴疽内陷不起等。

药膳配制参考：用于配制壮肾阳，补精髓，强筋骨或配合它药烹饪各类药膳；可做汤，煮粥，煮糊，配药茶、酿酒；可研粉或直接用于烹饪药膳。

从小剂量开始，缓缓增加，不宜骤用大量，以免阳升风动，头晕目赤，或助火动血，而致鼻衄。凡阴虚阳亢，血分有热，胃火盛或肺有痰热，以及外感热病者，均应忌单味服用。

93. 蛤蚧

性味归经：性平，味咸。归肺、肾经。

功效应用：具有助肾阳，益精血，补肺气，定喘嗽的功效。用于治疗肺肾两虚，肾气不纳的虚喘久嗽；肾阳不足、精血亏虚的阳痿等。

药膳配制参考：用于配制助肾阳，益精血，补肺气，定喘嗽的药膳；可煲汤，煮粥，药酒，点心和面点主食；可将去头足及鳞片的蛤蚧切片后用慢火煎煮，取汤剂用于烹饪药膳，或将去头足及鳞片的蛤蚧，用黄酒洗净烘干研粉用于烹饪药膳，也可将去头足及鳞片的蛤蚧用少量黄酒浸软后沥干蒸熟，继续用黄酒浸泡，15日后饮服。用蛤蚧做成点心和面点主食主要是去除腥味，便于长期服食。

94. 巴戟天

性味归经：性微温，味甘、辛。归肾、肝经。

功效应用：具有补肾阳，强筋骨，祛风湿的功效。用于治疗肾阳虚的阳痿，不孕，月经不调，少腹冷痛；肝肾不足的筋骨痿软，腰膝疼痛，或风湿久痹等。

药膳配制参考：用于配制补肾阳，强筋骨，祛风湿的药膳；可煲汤，煮粥，配药茶、酿酒；可取汤剂用于烹饪药膳。

95. 淫羊藿

性味归经：性温，味甘、辛。归肝、肾经。

功效应用：具有温肾壮阳，强筋骨，祛风湿的功效。用于治疗肾阳虚的阳痿、不孕、尿频，肝肾不足的筋骨痹痛、风湿拘挛麻木等。现代用于治疗肾阳虚的喘咳及妇女更年期的高血压。

药膳配制参考：用于配制壮肾阳，强筋骨，祛风湿的药膳；可做汤，炖品，煮粥，煮糊，配药茶，酿酒；可直接或取汤剂用于烹饪药膳。

96. 补骨脂

性味归经：性温，味辛、苦。归肾、脾经。

功效应用：具有补肾助阳，固精缩尿，纳气平喘，暖脾止泻的功效。用于治疗肾阳不足，命门火衰，腰膝冷痛，阳痿，遗精，尿频；脾肾阳虚泄泻，肾不纳气的虚喘，白癜风等证。

药膳配制参考：用于配制补肾助阳，固精缩尿，纳气平喘，暖脾止泻的药膳；可做汤，炖品，酿酒；可取汤剂用于烹饪药膳。

97. 菟丝子

性味归经：性温，味甘。归肝、肾、脾经。

功效应用：具有补肾固精，养肝明目，止泻，安胎的功效。用于治疗肾虚腰痛，阳痿遗精，尿频，带下；肝肾不足，目失所养而致目昏目暗，视力减退之症；脾肾虚泻，肝肾不足的胎动不安，肾虚消渴等。

药膳配制参考：用于配制补肾益精，养肝明目，止泻，安胎的药膳；可做汤，煮粥，煮糊；可取汤剂用于烹饪药膳。

98. 杜仲

性味归经：性温，味甘。归肝、肾经。

功效应用：具有补肝肾，强筋骨，安胎的功效。用于治疗肝肾不足的腰膝酸痛，阳痿，下肢痿软，尿频；肝肾亏虚、下肢虚冷的胎动不安，妊娠下血，习惯性流产等。现代用于高血压。

药膳配制参考：用于配制补肝肾，强筋骨，安胎或配合它药烹饪各类药膳；可做咸汤，煮咸粥，煮糊，酿酒；可取汤剂用于烹饪药膳。

99. 冬虫夏草

性味归经：性平，味甘。归肺、肾经。

功效应用：具有补肺平喘，益肾壮阳，止血化痰的功效。用于治疗肺虚或肺肾两虚之久咳，劳嗽痰血；肾虚腰痛，阳痿遗精；病后体虚不复、自汗畏寒等。

药膳配制参考：用于配制补肺平喘，益肾壮阳，止血化痰或配合它药烹饪各类药膳；可做汤，炖品，煮粥，煮糊，配药茶，酿酒，包饺子（做馅），点心和面类主食；可研粉或直接用于烹饪药膳。

100. 仙茅

性味归经：性热，味辛，有毒。归肝、肾、脾经。

功效应用：具有温肾壮阳，强筋骨，祛寒湿的功效。用于治疗肾阳不足，命门火衰的阳痿精冷、遗尿尿频；肾虚腰膝痿软，筋骨冷痛或寒湿久痹；脾肾阳虚的脘腹冷痛，泄泻等。

药膳配制参考：用于配制温肾壮阳，强筋骨，祛寒湿的药膳；可做汤，煮粥，酿酒；可取汤剂用于烹饪药膳。

101. 海马

性味归经：性温，味甘、咸。归肾、肝经。

功效应用：具有温肾壮阳，活血散结，消肿止痛的功效。用于治疗肾阳虚衰的阳痿精少，宫冷不孕，腰膝酸软，遗尿尿频；癥瘕积聚及跌打损伤等。

药膳配制参考：用于配制温肾壮阳，散结消肿或配合它药烹饪各类药膳；可做汤，煮粥，酿酒；可直接或取汤剂用于烹饪。

102. 肉苁蓉

性味归经：性温，味甘、咸。归肾、大肠经。

功效应用：具有补肾阳，益精血，润肠通便的功效。用于治疗肾阳不足、精血亏损的阳痿，不孕，筋骨无力，腰膝酸软；肠燥便秘等。

药膳配制参考：用于配制补肾阳，益精血，润肠通便或配合它药烹饪各类药膳；可做汤，煮粥；可取汤剂用于烹饪药膳。

103. 续断

性味归经：性微温，味苦、甘、辛。归肝、肾经。

功效应用：具有补肝肾，强筋骨，止血安胎，疗伤续骨的功效。用于治疗肝肾不足，腰痛脚弱，风湿痹痛及跌扑创伤、骨折、肿瘤等；肝肾虚弱，冲任失调的胎动欲坠或崩漏经多等。

药膳配制参考：用于配制补肝肾，强筋骨，止血安胎，疗伤续骨或配合它药烹饪各类药膳；可做汤，炖品，酿酒；可取汤剂用于烹饪药膳。

104. 紫河车

性味归经：性温，味甘、咸。归心、肺、肾经。

功效应用：具有温肾益精，益气养血的功效。用于治疗肾气不足，精血虚亏的不孕，阳痿遗精，腰酸耳鸣；肺肾两虚的喘嗽；气血不足，萎黄消瘦产后乳少等。

药膳配制参考：用于配制温肾益精，养气养血或配合它药烹饪各类药膳；可做汤，酿酒；可研粉或取汤剂用于烹饪药膳。

105. 金樱子

性味归经：性平，味酸、涩。归肾、膀胱、大肠经。

功效应用：具有固精缩尿，涩肠止泻的功效。用于治疗遗精，滑精，遗尿，尿频，带下，久泻，久痢等。

药膳配制参考：用于配制固精缩尿，涩肠止泻的药膳；可做汤，炖品；可取汤剂用于烹饪药膳。

106. 五味子

性味归经：性温，味酸、甘。归肺、心、肾经。

功效应用：具有敛肺滋肾，生津敛汗，涩精止泻，宁心安神的功效。用于治疗久咳虚喘，尿频遗尿，久泻不止，自汗、盗汗，心悸、失眠、多梦，津伤口渴及消渴等。

药膳配制参考：用于配制收敛固涩，益气生津，补肾，宁心安神的药膳；可做汤，煮粥，酿酒；可取汤剂用于烹饪药膳。

107. 山茱萸

性味归经：性微温，味酸、涩。归肝、肾经。

功效应用：具有补益肝肾，收敛固涩的功效。用于治疗肝肾亏虚，头晕目眩，腰膝酸软，阳痿；遗精、遗尿；崩漏下血及月经过多；大汗不止，体虚欲脱等。

药膳配制参考：用于配制补益肝肾或配合它药烹饪各类药膳；可做汤煮粥，

煮糊，配药茶，酿酒；可直接或取汤剂用于烹饪药膳。

素有湿热，小便淋涩者，不宜应用。

108. 鸡冠花

性味归经：性凉，味甘、涩。归肝、大肠经。

功效应用：具有收敛止血，止带，止痢的功效。用于治疗吐血，崩漏，便血，痔血，赤白带下，久痢不止等。

药膳配制参考：用于配制收敛止血，止带，止痢的药膳；可做汤煮粥，煮糊；可取汤剂用于烹饪药膳。

109. 浮小麦

性味归经：性凉，味甘。归心经。

功效应用：具有敛汗，益气，除热的功效。用于治疗盗汗，自汗，骨蒸劳热等。

药膳配制参考：用于配制敛汗，益气，除热的药膳；可做汤，煮粥，点心和面类主食；可研粉或直接用于烹饪药膳。

表邪汗出者忌用。

110. 海螵蛸

性味归经：性温，味咸、涩。归肝、肾经。

功效应用：具有收敛止血，固精止带，制酸止痛，收湿敛疮的功效。用于治疗遗精，带下，崩漏下血，吐血，便血及创伤出血，胃痛吐酸，湿疮，湿疹，溃疡不敛等。

药膳配制参考：用于配制收敛止血，固精止带，制酸止痛的药膳；可煲汤，煮粥；可直接或取汤剂用于烹饪药膳。

111. 侧柏叶

性味归经：性微寒，味苦、涩。归肺、肝、大肠经。

功效应用：具有凉血止血，化痰止咳的功效。用于治疗各种出血证，如吐血、咯血、衄血、便血、崩漏、尿血，尤以血热者为宜；咳嗽，对肺热咳嗽有痰者尤宜；还可治烫伤及脱发等。

药膳配制参考：用于配制凉血止血，化痰止咳的药膳；可做汤，配药糊，药茶，酿酒；可取汤剂或研粉用于烹饪药膳。

112. 三七

性味归经：性温，味甘、微苦。归肝、胃经。

功效应用：具有化瘀止血，活血止痛的功效。用于治疗多种内外出血症，尤以有瘀者为宜；跌打损伤，瘀滞疼痛等。

药膳配制参考：用于配制化瘀止血，活血止痛或配合它药烹饪各类药膳；可做汤，煮粥，煮糊，配药茶、酿酒；可研粉或直接用于烹饪药膳。

113. 白及

性味归经：性寒，味苦、甘、涩、寒。归肺、胃、肝经。

功效应用：具有收敛止血，消肿生肌的功效。用于治疗内外出血诸症如咯血、吐血、衄血、便血及外伤出血；用于痈疮，烫伤及手足皲裂，肛裂等。

药膳配制参考：用于配制收敛止血，消肿生肌的药膳；可煮粥，煮糊；可研粉或取汤剂用于烹饪药膳。

反乌头（出自中药十八反）。

114. 苎麻根

性味归经：性寒，味甘。归肝、心经。

功效应用：具有凉血止血，安胎，解毒的功效。用于治疗血热出血如咯血、吐血、衄血、便血、崩漏、紫癜等及外伤出血诸；崩漏下血，胎动不安，热毒痈肿、丹毒及淋病等。

药膳配制参考：用于配制凉血止血，安胎的药膳；可做汤，煮粥，煮糊；可取汤剂用于烹饪药膳。

115. 降香

性味归经：性温，味辛。归肝、脾经。

功效应用：具有化瘀止血，理气止痛的功效。用于治疗瘀滞性出血证，血瘀气滞之胸胁心腹疼痛及跌扑损伤瘀肿疼痛等。

药膳配制参考：用于配制化瘀止血，理气止痛或配合它药烹饪各类药膳；可做汤，煮粥，煮糊，配药茶、酿酒；可研碎用于烹饪药膳。可为食品香料。

116. 仙鹤草

性味归经：性平，味苦、涩。归肺、肝、脾经。

功效应用：具有收敛止血，补虚，消积，止痢，杀虫的功效。用于治疗咯血、吐血、衄血、便血、崩漏等多种出血证，泻痢，脱力疲劳、神倦乏力、面色萎黄等。

药膳配制参考：用于配制收敛止血的药膳；可做汤，煮粥，煮糊；可取汤剂用于烹饪药膳。

117. 紫珠

性味归经：性凉，味苦、涩。归肺、肝、胃经。

功效应用：具有收敛止血、清热解毒的功效。用于治疗各种内外出血诸证，烧烫伤及热毒疮疡等。

药膳配制参考：用于配制收敛止血的药膳；可做汤煮粥，煮糊；可取汤剂用于烹饪药膳。

118. 艾叶

性味归经：性温，味辛、苦。归脾、肝、肾经。

功效应用：具有温经止血、散寒调经、安胎的功效。用于治疗虚寒出血，尤宜于崩漏；下焦虚寒或寒客胞宫所致的月经不调、痛经、宫冷不孕、胎动不安，胎漏下血等。

药膳配制参考：用于配制温经止血，散寒止痛，安胎的药膳；可做汤，做粿，煮粥，煮糊，配药茶；鲜品焯后或取干品汤剂用于烹饪药膳。是中药防腐剂，对豆腐干的防腐保藏效果好；为食品香料。

119. 川芎

性味归经：性温，味辛。归肝、胆、心包经。

功效应用：具有活血行气、祛风止痛的功效。用于治疗血瘀气滞的痛证，头痛，风湿痹痛等。

药膳配制参考：用于配制活血行气，祛风止痛或配合它药烹饪各类药膳；可做汤，炖品；可直接或取汤剂用于烹饪药膳。

月经过多、孕妇及出血性疾病慎用；阴虚火旺者不用。

120. 丹参

性味归经：性微寒，味苦。归心、肝经。

功效应用：具有活血调经，安神，凉血消痈的功效。用于治疗瘀血之心胸、脘腹疼痛、癥瘕积聚、风湿痹痛，妇女月经不调、痛经、闭经、产后瘀滞腹痛，疮疡痈肿，热病烦躁神昏及杂病心悸失眠等。

药膳配制参考：用于配制活血祛瘀，养血安神，凉血消肿或配合它药烹饪各类药膳；可做汤，炖品，煮粥，煮糊，配药茶，酿酒；可直接或取汤剂用于烹饪药膳。

反藜芦（中药十八反）。

121. 牛膝

性味归经：性平，味苦、甘、酸。归肝、肾经。

功效应用：具有活血通经，补肝肾，强筋骨，引火（血）下行，利水通淋的功效。用于治疗瘀血阻滞的经闭、痛经、月经不调、产后腹痛及跌打伤痛；肾虚腰痛及久痹腰膝酸痛乏力，淋证，水肿，小便不利，头痛、眩晕、吐血、衄血等火热上炎、阴虚火旺之证等。

药膳配制参考：用于配制活血通经，补肝肾，强筋骨或配合它药烹饪各类药膳；可做汤，炖品，配药茶，酿酒；可直接或取汤剂用于烹饪药膳。

孕妇及月经过多者忌用。

122. 红花

性味归经：性温，味辛。归心、肝经。

功效应用：具有活血通经，祛瘀止痛的功效。用于治疗血滞经闭，痛经，产后瘀滞腹痛；癥瘕积聚，心腹瘀痛及跌打损伤，血脉闭塞紫肿疼痛；斑疹色暗，热郁血瘀证等。

药膳配制参考：用于配制活血通经，祛瘀止痛的药膳；可做汤，煮粥，煮糊，酿酒；可用布包或取汤剂用于烹饪药膳。

红花别名草红花、红蓝花、刺红花，是菊科一年生草本植物红花的干燥花。

番红花别名藏红花、西红花，是鸢尾科多年生草本植物番红花的柱头，性甘、微寒，归心、肝经。功能活血化瘀通经，与红花相似，但力量较强，又兼凉血解毒之功。

孕妇忌服，有出血倾向者不宜多用。

123. 益母草

性味归经：性微寒，味苦、辛。归肝、心、膀胱经。

功效应用：具有活血调经，利水消肿的功效。用于治疗血滞经闭，痛经，经行不畅，产后瘀滞腹痛、恶露不尽；水肿，小便不利；跌打损伤，疮痈肿毒，皮肤痒疹等。

　　药膳配制参考：用于配制活血调经，利水消肿的药膳；可做汤，炒盘，配药茶，酿酒，包饺子（做馅），蒜泥凉拌；鲜品焯后或取干品汤剂用于烹饪药膳。

　　孕妇忌服，血虚无瘀者慎用。

124. 郁金

　　性味归经：性寒，味辛、苦。归心、肝、胆经。

　　功效应用：具有行气活血止痛，解郁清心，利胆退黄，凉血的功效。用于治疗气滞血瘀的胸、胁、腹痛；热病神昏，癫痫痰闭；肝胆湿热证；吐血、衄血及妇女倒经等气火上逆之出血证等。现代用于治疗胆结石。

　　药膳配制参考：用于配制行气止痛，解郁清心的药膳；可做汤，炖品，配药糊，酿酒；可取汤剂或研粉用醋（或酒）烹饪药膳。

125. 鸡血藤

　　性味归经：性温，味苦、甘。归肝经。

　　功效应用：具有行血补血，调经，舒筋活络的功效。用于治疗风湿痹痛及手足麻木，肢体瘫痪，血虚萎黄；月经不调、经行不畅、痛经、血虚经闭，白细胞减少等。

　　药膳配制参考：用于配制行血补血，调经，舒筋活络的药膳；可做汤，炖品，酿酒；可取汤剂用于烹饪药膳。

126. 王不留行

　　性味归经：性平，味苦。归肝、胃经。

　　功效应用：具有活血通经，下乳，消痈，利尿通淋的功效。用于治疗血瘀痛经、经闭，产后乳汁不下及乳痈，热淋，血淋，石淋等。

　　药膳配制参考：用于配制活血通经，下乳，消痈，利尿通淋的药膳；可做汤，炖品；可取汤剂用于烹饪药膳。

　　孕妇慎用。

127. 月季花

　　性味归经：性平，味甘、淡、微苦。归肝经。

　　功效应用：具有活血调经，解郁，消肿的功效。用于治疗肝气郁结而致月经不调、痛经、闭经及胸腹胀痛，跌打损伤，血瘀肿痛及痈疽肿毒，瘰疬等。

药膳配制参考：用于配制活血调经的药膳；可做汤，煮粥，配药茶；取汤剂用于烹饪药膳，取全花用于配药茶。

用量不宜过大。孕妇当慎用。

128. 苏木

性味归经：性平，味甘、咸、辛。归心、肝经。

功效应用：具有活血疗伤，祛瘀通经的功效。用于治疗跌打损伤，骨折伤筋，瘀滞肿痛；妇科血瘀经闭、痛经、产后瘀滞腹痛、心腹瘀痛、痈肿疮毒等。

药膳配制参考：用于配制活血疗伤，祛瘀止痛或配合它药烹饪各类药膳；可做汤，煮粥，配药茶，酿酒；可切碎片或取汤剂用于烹饪药膳。可为食品香料。

129. 天麻

性味归经：性平，味甘。归肝经。

功效应用：具有平抑肝阳，息风止痉，祛风通络的功效。用于治疗肝风内动、惊痫抽搐，头痛、眩晕，肢麻痉挛抽搐、风湿痹痛等。

药膳配制参考：用于配制平肝祛风止痛或配合它药烹饪各类药膳；可做汤，炖品，煮粥，配药茶；可直接入药烹饪药膳。

130. 罗布麻

性味归经：性凉，味苦、甘。归肝经。

功效应用：具有清热，平抑肝阳，利尿的功效。用于治疗头晕目眩，小便不利，水肿等。现代用于高血压病，慢性充血性心力衰竭，高血脂。

药膳配制参考：用于配制防治高血压药茶。

131. 地龙

性味归经：性寒，味咸。归肝、脾、膀胱经。

功效应用：具有清热息风，平喘，利尿，通络的功效。用于治疗高热惊痫，癫狂，气虚血滞，半身不遂，肺热哮喘，痹症，热结膀胱，小便不利或尿闭不通等。近年来用于治原发性高血压、腮腺炎、丹毒及精神病。

药膳配制参考：可用姜、葱炒焙熟研粉用于配制药糊。

132. 钩藤

性味归经：性微寒，味甘。归肝、心包经。

功效应用：具有清热平肝，息风止痉的功效。用于治疗肝风内动，惊痫抽搐，头痛，眩晕等。

药膳配制参考：用于配制清热平肝的药膳；可做汤，煮粥，配药茶；可取汤剂用于烹饪药膳。

附：中药十八反歌诀、中药十九畏歌诀

中药十八反歌诀

本草明言十八反，半蒌贝蔹及攻乌，
藻戟遂芫俱战草，诸参辛芍叛藜芦。

译释：乌头反贝母、瓜蒌（天花粉）、半夏、白蔹、白及；甘草反甘遂、大戟、海藻、芫花；藜芦反人参、沙参、丹参、玄参、细辛、芍药。

中药十九畏歌诀

硫黄原是火中精，朴硝一见便相争，
水银莫与砒霜见，狼毒最怕密陀僧，
巴豆性烈最为上，偏与牵牛不顺情，
丁香莫与郁金见，牙硝难合京三棱，
川乌草乌不顺犀，人参最怕五灵脂，
官桂善能调冷气，若逢石脂便相欺。
大凡修合看顺逆，炮爁炙煿莫相宜。

译释：硫黄畏朴硝，水银畏砒霜，狼毒畏密陀僧，巴豆畏牵牛，丁香畏郁金，牙硝畏三棱，川乌、草乌畏犀角，人参畏五灵脂，官桂畏赤石脂。

第十一章 常见食材性味与功效

大自然赐予我们人类丰富的物质，其中包括食物（食材）。我们依靠日常饮食，供应身体必需的营养物质，以维持生命。食材由于有各自的性能作用，也在影响着我们身体平衡和生理功能。每个人都有各自的饮食习惯，如果所摄入的食材对人体产生的作用是有利的，日积月累，人的体质就好，身体健康；如果所摄入的食材对人体产生的作用是不利的，从量变到质变，人就会感到不舒服或患病。由此看来，食材的作用并不亚于药材的作用，因为食物天天都在摄入，总量大，对人体健康影响也大。而药材一般不会经常服食，只有在有病时才会用药材调理，反而对人体伤害要少些。因此正确合理地调配饮食，搭建适合每个人身体条件的饮食平衡构架是很重要的，要做到这一点，建议大家对我们每日三餐的食材多加关注，了解一些食材的性味与食疗作用。

在本节选择介绍135种食材，分为6类：畜类、水产类、五谷杂粮类、蔬菜类、菌菇类、辅料类。

一. 畜类

本节只介绍家养的禽畜。根据《黄帝内经》关于"五畜为益"的理论，结合现代营养学来解释，畜类食品含有较高的能量，较多的蛋白质，丰富的脂类物质，足量而平衡的B族维生素和微量元素。在"五谷为养"的基础上，适当进食畜类食材，对强壮身体很有好处。花椒有助暖作用，还能解毒，在烹调畜类食材膳食时，在畜肉类食材中放些花椒，可增香去毒。禽类食材中建议放点蒜，可使肉香好吃，同时助消化，防止腹泻，还能提味。烹调给老人或儿童食用的畜类食材膳食中，适当放点山楂同煮，不仅味道更鲜美，还可起到消肉食积滞的作用。畜类食材卤制时适当用些孜然，可起到理气开胃、驱风止痛的作用。

还可以根据各人的体质加入不同的中药药材进行烹调，如体虚的人用些补益药材，以发挥肉类食材的补益作用；实证、热证的人选择一些滋阴去火、清热解毒药材，以减少畜类食材中某些成分对人体的伤害。很多气味芳香的中药都是食材防腐杀菌剂，用于畜类食材烹饪既能除腥膻、增香味，还可以使烹饪出来的菜肴具有相应的功效且不容易变质；有的畜类食材单味不适合某些体质或疾病患者食用，但如果用于配药膳或者两种及两种以上食材搭配时就有可能出现不同的效果，如在本章节羊肉注意项下有"牙痛、口舌生疮者不宜单味服食"，但是民间却有用绿豆炖羊肉治疗虚火上炎引起的牙痛、口舌生疮，效果很好。畜类食材好吃，但进食的数量要控制，质量一定要好。

　　本节选择比较常见的禽畜类食材予以介绍。

1. 鸡肉

　　性微温，味甘。具有温中补脾，益气养血，补肾益精的功效。对虚损羸瘦，病后体弱乏力；脾胃虚弱，食少反胃，腹泻；气血不足，头晕心悸，或产后乳汁缺乏；肾虚所致的小便频数，遗精，耳鸣耳聋，月经不调；脾虚水肿；疮疡久不愈合等，配合适当的药材可以起到很好的辅助治疗和调理营养作用。

　　药膳配制参考：根据各种体质，选择不同的药材配制各种补益药膳。推荐用于烹饪骨质疏松患者的相关药膳。烹饪方法有：取药材或其汤剂煲汤，或取药材的浓汤剂焖煮，或取药材的浓汤剂爆炒，或取新鲜草药、可直接食用的药材混合做主食的馅，或取药材的汤剂烹饪滑肉汤，或用芳香中药卤制：如海马煲鸡汤、八珍焖煮鸡肉、黄精爆炒鸡丁、鸡肉饺子（或包子）、卤鸡爪、草根斩鸡等。

　　注意：实证、热证或邪毒未清者不宜服鸡肉。

2. 鸭肉

　　性微凉，味甘、咸。具有补阴益血，清虚热，利水的功效。对虚劳骨蒸发热，咳嗽痰少，咽喉干燥；血虚或阴虚阳亢，头晕头痛；水肿，小便不利等，配备适当的药材可以起到很好的辅助治疗和调理营养作用。

　　药膳配制参考：根据各种体质，选择不同的药材配制各种补益药膳。烹饪方法有：取药材或其汤剂煲汤，或取药材的浓汤剂焖煮，或取药材的浓汤剂爆炒，或取药材的汤剂烹饪滑肉汤，或用芳香中药卤制；如金线莲炖水母鸭、八珍番鸭，鸭肉饺子（或包子），卤鸭爪或鸭翅等。

3. 鹅肉

性平，味甘。具有益气补虚、和胃止渴、止咳化痰，解铅毒等功效。对身体虚弱，营养不良，脾虚气弱，津液不上承，口渴少津等症有辅助治疗作用；对治疗急慢性气管炎、慢性肾炎、老年浮肿、肺气肿、哮喘痰壅等，配备适当的药材可以起到很好的辅助治疗和调理营养作用。

药膳配制参考：根据各种体质，选择不同的药材配制各种补益药膳；烹饪办法有：取药材或其汤剂煲汤，或取药材的浓汤剂焖煮，或取药材的浓汤剂爆炒，或用芳香中药卤制；如沙参玉竹鹅肉汤、黄芪党参焖鹅肉等。

注意：湿热内蕴、皮肤疮毒、瘙痒症、痼疾者忌食，高血压病、高脂血症、动脉硬化之人应少食。

4. 牛肉

性平，味甘。具有补脾胃，益气血，强筋骨的功效。对虚损羸弱，消渴，脾虚不运，痞积，水肿，腰膝酸软等症有辅助治疗作用。

牛筋：性平，味甘。具有补肝强肾、续筋伤的功效。对血虚、骨折患者有辅助治疗作用。

牛肚：性平，味甘。具有补虚、益脾胃的功效；对病后虚羸，气血不足有辅助治疗作用。

药膳配制参考：根据各种体质，选择不同的药材配制各种补益药膳。烹饪方法有：取药材或其汤剂煲汤，或取药材的浓汤剂焖煮，或取药材的浓汤剂爆炒，或取新鲜草药、可直接食用的药材混合做主食的馅，或取药材的汤剂烹饪滑肉汤；或用芳香中药卤制；如罗宋汤，杜仲焖牛筋，八珍爆炒牛肉片，参芪牛肉滑汤，卤牛肉、卤牛筋、卤牛肚等。

5. 猪肉

性平，味甘、咸。具有补肾养血，滋阴润燥的功效。对热病伤津，消渴羸瘦，肾虚体弱，产后血虚，燥咳，便秘有辅助治疗作用，还可以补虚、滋阴、润燥、润肌肤，利二便和止消渴。

猪蹄：味甘、咸，性平。具有补血、通乳、托疮的功效。对产后乳少，痈疽，疮毒等症有辅助治疗作用。

猪肚：性温，味甘。具有补虚损，健脾胃的功效。对虚劳羸弱，泄泻，下痢，消渴，小便频数，小儿疳积有辅助治疗作用。

猪膀胱:性平，味甘、咸。具有清热利湿，益脾补肾等功效。对气血虚损、身体瘦弱者有辅助治疗作用。

药膳配制参考：根据各种体质，选择不同的药材配制各种补益药膳；烹饪办法有：取药材或其汤剂煲汤，或取药材的浓汤剂焖煮，或取药材的浓汤剂爆炒，或取新鲜草药、可直接食用的药材混合做主食的馅，或取药材的汤剂做滑肉汤；或用芳香中药卤制；如灵芝煲上排汤，穿山甲炖五花肉，苦刺炖五花肉，益智覆盆煲猪小肚，车前草煲上排汤，黄豆煲猪蹄，山苍子根煮猪蹄、牛捻子煮猪蹄，八珍红烧排骨，莲子猪肚蒸盘，八珍焖猪蹄，参芪瘦肉滑汤，杜仲焖牛筋，卤猪肉、卤猪蹄，卤猪肚等。

注意：湿热偏重、痰湿偏盛，舌苔厚腻之人，少食猪肉。

6. 羊肉

性温，味甘。具有补血益气，温中暖肾的功效。对气血不足，虚劳羸瘦；脾胃虚冷，腹痛，食少或欲呕，肾阳虚衰，腰膝酸软，尿频，阳痿有辅助治疗作用。

羊肚：性温，味甘。具有补虚健胃的功效。对虚劳不足、手足烦热、尿频多汗等症有辅助治疗作用。

药膳配制参考：根据各种体质，选择不同的药材配制各种补益药膳。可选用补气类药材配制提高免疫力的药膳，可选用清热解毒类药材配制调理有虚火上炎症状的药膳。烹饪办法有：取药材或其汤剂煲汤，或取药材的浓汤剂或中药香料焖煮，用于煮羊肉的生姜不要去皮，也可以用孜然同煮羊肉。福州有谚语"小暑吃羊肉"，适合阳虚体质者；福州有"羊肉炖萝卜"的服食习惯，具有补中健胃的功效；"当归黄芪羊肉"在全国很多地方都流行。

注意：发热、牙痛、口舌生疮、咳吐黄痰等上火症状者，不宜单味服食。

7. 兔肉

性凉，味甘。具有补中益气、凉血解毒、清热止渴等功效。可健脾、凉血、解热毒、通利大肠。

药膳配制参考：可选用补气类药材用于配制补益、提高免疫力的药膳，可选用补肾益阴类药材用于配制治疗糖尿病的药膳。烹饪方法有：取药材或其汤剂煲汤，或取药材的浓汤剂焖煮，或取药材的浓汤剂爆炒。如参芪煲兔肉，枸杞炖兔肉，八珍焖兔肉，黄精沙参红烧兔肉。

注意：孕妇及经期女性、有明显阳虚证状的女子、脾胃虚寒者不宜单味服食。

8. 鸽肉

性平，味甘、咸。具有滋肾益气、祛风解毒、益精血、暖腰膝、利小便等作用；常食可健脑补神，提高记忆力。可延年益寿，降低血压，调整人体血糖。产后食用有较全面的补益作用，可增加乳汁，养颜美容，并使皮肤洁白细嫩。

药膳配制参考：可选用补气类或补阴类或补血药药材用于配制补益、提高免疫力、治疗糖尿病的药膳。烹饪方法有：取药材或其汤剂煲汤，或取药材的浓汤剂焖煮，或取药材的浓汤剂爆炒，或用芳香中药卤制。如金线莲炖鸽、山药炖鸽、八珍焖鸽、黄芪焖鸽、卤鸽等。

注意：孕妇忌食。

9. 蛋类

鸡蛋：性平，味甘。具有补肺养血、滋阴润燥的功效。用于气血不足、热病烦渴、胎动不安等，是扶助正气的常用食品。能补阴益血，除烦安神，补脾和胃。用于血虚所致的乳汁减少，或眩晕，夜盲；病后体虚，营养不良；阴血不足，失眠烦躁，心悸；肺胃阴伤，失音咽痛，或呕逆等。

鹌鹑蛋：性平，味甘。具有补益气血、强身健脑、丰肌泽肤等功效。对贫血、营养不良、神经衰弱、月经不调、高血压、支气管炎、血管硬化等患者具有调补作用；对有贫血、月经不调、产后女性，其调补、养颜、美肤功用尤为显著。

鹅蛋：性微温，味甘。可补中益气，适用于在寒冷的节气里补益身体，防御寒冷气候对人体的侵袭。

鸭蛋：性凉，味甘。具有滋阴清肺的作用，适用于病后体虚、燥热咳嗽、咽干喉痛、高血压、腹泻痢疾等患者食用。

蛋类药膳配制参考：根据各种体质，选择不同的药材配制各种补益药膳，蛋类可用于烹调平补剂、清补剂和温补剂，具有工艺简单，口感好的特点，特别适合烹饪汤、羹类药膳。烹饪方法有：取药材汤剂炖蛋，或取药材的汤剂煮汤蛋，或取新鲜草药煎蛋，或取药材的浓汤剂适当加面粉炒蛋或煎蛋饼，制作各种药膳主食面条，可增加柔韧性，配制蛋类药膳可根据所用药材情况适当用些牛奶，口感会更好。如天麻川芎炖蛋、枸杞蛋汤、艾叶煎蛋、八珍虾皮炒蛋、鹿茸韭菜蛋面、灵芝蛋面等。

注意：肾病的人慎食蛋。有发热患者少食鹅蛋。

10. 动物肝脏

大都性温，味甘。具有补肝明目，养颜美肤补血的功效。可用于防治夜盲症，干眼症及角膜软化症等，对血虚萎黄、夜盲、目赤、浮肿、脚气等症选择服食有辅助治疗作用。

药膳配制参考：选择不同的药材配制各种药膳。烹饪方法有：取药材或其汤剂煮汤，或取药材的浓汤剂爆炒、酱烧、卤制、煮粥（烹饪前将肝血洗净，用适量牛乳浸泡5分钟除异味）；如叶下珠炖鸭肝，桑菊猪肝汤，枸菊爆炒猪肝，菠菜炒猪肝，胡萝卜炒猪肝，荷叶蒸猪肝，首乌黄精卤羊肝，各种肝粥，卤肝等。

注意：①动物肝药膳摄入应适量，每周食用两次，每次动物肝50～80g；②高胆固醇血症、肝病、高血压和冠心病患者应少食。

二、水产类

水产类食材分淡水类和咸水类，在本节中主要介绍鱼类，少量贝壳类及其他类。鱼类的营养价值高，且易为人体消化吸收，鱼类肉质细嫩鲜美，贝壳类食材含蛋白质、钙质、铁质等营养素，因此鱼类和贝壳类很适合患者、中、老年人和儿童食用。鱼类和贝壳类各种食材都具有不同的药用、保健的功效，常食鱼类、贝壳类可延年益寿。考究我国药膳史，介绍用禽兽类食材配制药膳的多，用水产类食材配制药膳的较少，因此开展水产类的药膳研究，既有现实的创新意义，又有一定的长远价值，同时通过药膳的配制，还可减少食用水产类食材引发过敏的几率。

在水产类食物烹调时，要适当放点姜、葱、紫苏等中药材。姜是水产类食物烹调时最佳辅料，按中医理论，姜是助阳之品，有活血、祛寒、除湿、发汗、利胆、健胃止呕、辟腥臭、消水肿之功，恰好可与水产类食材海鲜腥味大，性寒的特性互相取长补短。福州水产类食材丰富，家里适当备些中药材是很有必要的，如生姜、紫苏可缓和寒性，薄荷、石菖蒲、佩兰、当归、川芎等可解腥味，有的可助消化，有的还能抗过敏。葱对贝类有很好的提鲜作用。水产类食材好吃，但吃的量较多时，应避免与含维生素C的食材同吃，正在服用含维生素C药物期间，应忌食水产类食材。

1. 青鱼

性平，味甘。具有补脾化湿，益肾祛风的功效。对脾虚湿盛，脚气水肿，脚弱无力，烦闷湿痹等；或肝肾阴虚，头晕目眩，步履不稳，腰腿酸软，疲倦乏力，未老先衰等症有辅助治疗作用。

2. 草鱼

性温，味甘。具有暖胃和中，平降肝阳，祛风，治痹，截疟，益肠明目的功效。对虚劳，肝阳上亢，高血压，头痛，久疟等症状有辅助治疗作用。

3. 鲢鱼

味甘，性温。具有温中益气的功效。对脾虚气弱，少气乏力，或脾胃虚寒，饮食减少等症有辅助治疗作用。

4. 鲫鱼

性微温，味甘。具有补脾开胃，利水除湿的功效。对脾胃虚弱，食少乏力，呕吐或腹泻；脾虚水肿，小便不利；气血虚弱，乳汁减少；便血，痔疮出血等症有辅助治疗作用。

5. 鲤鱼

性平，味甘。具有补脾健胃，利水消肿，通乳，清热解毒，止嗽下气的功效。对各种水肿，腹胀，少尿，黄疸，乳汁不通等有辅助治疗作用。

注意： 阳亢及疮疡者慎用。

6. 鲮鱼

性甘、平、微温。具有健筋骨，活血行气，逐水利湿的功效。对肌肉疼痛，热结膀胱，小便不利，黄疸，水臌等有辅助治疗作用。

7. 桂鱼

性平，味甘。具有补气血、益脾胃的功效。对气血虚，体质弱，肠风下血，肺结核等症有辅助治疗作用。

注意：有哮喘、咯血的患者不宜食用；寒湿盛者不宜食用。

8. 银鱼

性平，味甘。具有润肺止咳、补益脾胃，宣肺利水的功效。对脾胃虚弱、肺虚咳嗽、虚劳，高脂血症等有辅助治疗作用。

9. 泥鳅

性平，味甘。具有补益脾肾，利水，解毒的功效。对脾虚泻痢，热病口渴，消渴，小儿盗汗，水肿，小便不利，阳事不举，病毒性肝炎，痔疮，疔疮，皮肤瘙痒等症有辅助治疗作用。

注意：阴虚火旺者忌单味服食。

10. 鲶鱼

性温、味甘。具有补气、滋阴、催乳、开胃、利小便之功效。对体弱虚损，营养不良，小便不利水肿，妇女产后乳汁不足等症有辅助治疗作用。

11. 鲈鱼

性平，味甘。具有益脾胃，补肝肾，安胎的功效。对脾胃虚弱，食少体倦或气血不足，伤口久不愈合，脾虚水肿，肝肾不足，筋骨不健，胎动不安等症有辅助治疗作用。

注意：患有皮肤病疮疡者忌食。

12. 黄鳝

性温，味甘。具有补益气血，强筋骨，除风湿，止血的功效。对气血不足，虚羸瘦弱；产后恶露不尽，或出血而气虚血亏；风寒湿痹，肢体酸痛，腰腿无力等症有辅助治疗作用。

注意：患有瘙痒性皮肤病忌单味服食。

13. 黄花鱼

性平，味甘。健脾益气，开胃消食。对脾胃虚弱，少食腹泻，或营养不良、脾虚水肿等症有辅助治疗作用。

14. 带鱼

性平，味甘。具有补虚解毒止血的功效。对病后体虚，产后乳汁不足，疮疖痈肿，外伤出血等症有辅助治疗作用。

15. 鲳鱼

性平，味甘。具有益气养血、舒筋健骨的功效。对消化不良、贫血、筋骨酸痛、四肢麻木等症有辅助治疗作用。

16. 鲅鱼

性温，味甘。具有补气、止咳的功效。对体弱咳喘贫血、早衰、营养不良、产后虚弱和神经衰弱等症有一定辅助治疗作用。

17. 石斑鱼

性平，味甘。具有健脾益胃、解毒杀虫的功效。对消化不良、痢疾、消渴、痞积、脱肛、肠痈等症有一定辅助治疗作用。

18. 鳕鱼

性平，味甘。具有活血止痛，通便的功效。对跌打骨折，外伤出血，便秘等症有一定辅助治疗作用。

19. 鱼胶

性平，味甘。具有补肾益精，滋养筋脉、止血、散瘀、消肿的功效。对肾虚滑精、产后风痉、破伤风、吐血、血崩、创伤出血、痔疮等症有辅助治疗作用。

注意：鱼胶味厚滋腻，纳呆痰多、舌苔厚腻者忌单味服食。

鱼类药膳配制参考：选择不同的药材配制各种补益药膳。烹饪方法有：取药材或其汤剂煮鱼汤，或取中药研粉与鱼肉混合做鱼丸，或取新鲜草药与肉类食材混合做鱼丸的馅，或取药材或其浓汤剂清蒸、红烧、煮粥；如天麻鱼头煲（草鱼），赤小豆鲤鱼汤，牛蒡鲤鱼汤，百合贝母蒸桂鱼（鳜鱼），大枣桂鱼粥，牡蛎陈皮鲈鱼汤，扁豆白术鲈鱼汤，黄芪鲈鱼粥，赤小豆鲫鱼汤，砂仁蒸鲫鱼，黄芪鲫鱼粥，泥鳅玉米丝瓜汤，归芍佛手黄鳝煲，豆沙鲶鱼丸，川贝银鱼蒸蛋，参芪黄花鱼汤，丹参山楂红烧鲳鱼，当归爆炒鲅鱼，田七烤鳕鱼，鳗鱼丸（金线莲为馅或为汤），田鸡炖鱼胶，枸杞核桃炒鱼胶等（烹饪药膳前将鱼胶洗净，用适量酒或牛乳浸泡5分钟除异味）。

20. 田鸡

性凉，味咸。具补元气治脾虚的功效。对阴虚牙痛，腰痛及久痢，低蛋白血症，精力不足，产后缺乳，肝硬化腹水和神经衰弱者有辅助治疗作用。

药膳配制参考：根据各种体质，选择不同的药材配制各种补益药膳。烹饪方法有：取药材或其汤剂煲汤，或取药材的浓汤剂焖煮，或取药材的浓汤剂爆炒；如金线莲炖田鸡，桑白地骨焖田鸡饭，虫草花炖田鸡，枸杞红焖田鸡肉，福州民间有用太子参和淮山炖田鸡小孩学步时服食，增体力。

注意：田鸡肉一定要煮熟透，儿童食用应去皮煮食。

21. 虾

性微温，味甘、咸。虾种类很多，包括淡水虾，海虾，都具有补肾壮阳，下乳汁，益脾胃的功效。由于虾富含磷、钙，对小儿、孕妇尤有补益的功效。对肾虚阳痿；产后气血不足，乳汁不下等症有辅助治疗作用。

药膳配制参考：选择不同的药材，配制各种药膳。烹饪方法有：取药材或其汤剂煮虾，或取药材清蒸虾，或取药材浓汤炒虾，或取药材与

虾用酒共煮，或取药材浓汤作虾酱，或取药材汤剂煮虾仁粥，或取药材研粉做虾丸；如王不留行海虾汤，韭菜炒鲜虾，归芎蒸虾，当归枸杞酒煮虾，参芪黄豆虾酱，芡实虾仁粥，鹿茸虾丸，核桃薏米虾丸等。

注意：过敏体质，患有皮肤疥癣者慎单味食服；民间有食虾2小时内忌饮茶的说法，供参考。

22. 螃蟹

性寒，味咸。具有清热解毒，补骨填髓，活筋接骨，活血祛瘀，利湿退黄，利肢节，滋肝阴，充胃液的功效。对瘀血，黄疸，腰腿酸痛和风湿性关节炎等症

有辅助治疗作用。

药膳配制参考：选择不同的药材配制各种药膳。烹饪方法有：取药材或其汤剂煮螃蟹，或取药材清蒸螃蟹，或取药材浓汤炒螃蟹；如生地黄精螃蟹汤，当归清蒸螃蟹，鹿茸螃蟹抱蛋等。

注意：不与柿子同吃；体质过敏的人慎食；有高胆固醇、高嘌呤，痛风患者食用时应自我节制，患有感冒、肝炎、心血管疾病的人不宜食蟹。

23. 鲍鱼

性平，味甘、咸。具有滋阴清热，补肝明目的功效。对肝肾阴虚，视物昏暗，骨蒸劳热，咳嗽等症有辅助治疗作用。

药膳配制参考：选择不同的药材配制各种药膳。烹饪方法有：取药材或其汤剂煮鲍鱼汤，或取药材炖鲍鱼；如鲍鱼石斛汤，二冬炖鲍鱼(天冬与麦冬)，枸杞菊花炖鲍鱼。

注意：痛风患者少食。

24. 海参

性微寒，味甘、咸。具有补肾益精，养血润燥，止血的功效。经常食用可延缓衰老，提高免疫力，增强记忆力，抗疲劳。对精血亏损，虚弱劳怯，阳痿，肠燥便秘，肺虚咳嗽咯血，肠风便血，外伤出血等症有辅助治疗作用。

药膳配制参考：选择不同的药材配制各种药膳。烹饪方法有：取药材或其汤剂煮鲍鱼海参汤，或取药材炖海参；如人参炖海参，灵芝海参。补肾益精、养血补气。

注意：有出血兼有瘀滞及湿邪阻滞的患者忌单味服食。

25. 海蜇

性平，味甘、咸。具有清热化痰，消积，润肠，降血压的功效。对阴虚肺燥，痰热咳嗽、喘息，痰核，头昏头胀，头痛、瘰疬，食积痞胀，大便燥结等症有辅助治疗作用。

药膳配制参考：选择不同的药材配制各种药膳。烹饪方法有：取药材或其浓汤剂凉拌海蜇，或取药材浓汤剂爆炒海蜇，或取药材炖海蜇；如稻香陈薄荷凉拌海蜇，八珍爆炒双脆，川贝炖海蜇等。

注意：脾胃虚寒患者忌单味服食。

26. 蛏

性微寒，味甘、咸。具有滋阴清热，催乳，利尿的功效。对产后虚损，乳汁不下，阴虚津少，烦热口渴，湿热水肿，小便不利等症有辅助治疗作用。

药膳配制参考：选择不同的药材配制各种药膳；烹饪办法有：取药材或其浓汤剂煮蛏汤，或取药材浓汤剂炖蛏，或取药材汤剂煮蛏肉粥；如沙参麦冬炖蛏汤，山药滑蛏汤，当归枸杞炖蛏，参芪炖蛏，赤小豆蛏粥。

27. 蚌

性微寒，味甘、咸。具有滋阴养肝，明目，清热的功效。对肝肾阴虚，烦热消渴；眼目昏花，眩晕有辅助治疗作用。

　药膳配制参考：选择不同的药材配制各种药膳。烹饪方法有：取药材或其浓汤剂炖或煮蚌汤，或取药材浓汤剂爆蚌蛤，或取药材汤剂煮蚌肉粥；如枸杞炖蚌，金线莲煮蚌汤，夏枯草蚌肉汤，参芪香菇爆炒蚌，石斛蚌肉粥。

注意：脾虚便溏腹泻者不宜。

28. 蛤蜊

性寒，味咸。具有滋阴润燥，利尿消肿，软坚散结的功效。对肝肾阴虚，烦热盗汗消渴，瘿瘤，瘰疬或痞块，水肿，小便不利，痔疮、痰积等症有辅助治疗作用。

　药膳配制参考：选择不同的药材配制各种药膳。烹饪方法有：取药材或其浓汤剂煮蛤汤，或取药材浓汤剂爆炒蛤，或取药材汤剂煮蛤肉粥；如麦冬地骨蛤蜊汤，丝瓜蛤蜊汤，蛤蜊薏仁养颜汤，车前草蛤蜊汤，参芪爆炒蛤，薏米蛤肉粥。

29. 田螺

性凉，味甘、咸。具有清热止渴，利尿通淋，明目，退黄的功效。对消渴喜饮，水肿，小便不利，热淋，目赤热痛，黄疸等症有辅助治疗作用。

　药膳配制参考：选择不同的药材配制各种药膳。烹饪方法有：取药材或其浓汤剂煮田螺汤或煮粥，或取药材浓汤剂爆炒螺肉；如车前草煮田螺汤，杞菊煮田螺，田鸡黄爆炒螺肉，石橄榄煮田螺，扁豆田螺粥。

注意：脾胃虚寒，风寒感冒期，女子行经及产后忌食。

30. 扇贝

性寒，味甘、咸。具有滋阴补肾、和胃调中的功效。对头昏目眩、咽干口渴、虚痨咯血、甲状腺肿大、支气管炎、脾胃虚弱等症，高胆固醇、高血脂、高血压等症有辅助治疗作用。

药膳配制参考：选择不同的药材配制各种药膳。烹饪方法有：取药材或其浓汤剂炖扇贝，或取药材浓汤剂爆炒扇贝，或取药材汤剂煮扇贝粥；如天麻炖扇贝，菊花瓣煮扇贝汤，莲子扇贝粥。

31. 蚬子

性寒，味甘、咸，入胃经。具有清热利湿、解毒解酒的功效。对消渴、黄疸、湿毒脚气、疔疮痈肿、饮食中毒等有辅助治疗作用。

药膳配制参考：选择不同的药材配制各种药膳。烹饪方法有：取药材或其浓汤剂煮蚬子汤，或取药材浓汤剂爆炒蚬子，或取药材汤剂煮蚬肉粥；如金线莲煲蚬子汤，黄芪爆炒蚬子，芡实蚬肉粥。

三、五谷杂粮类

五谷是粮食作物的统称，是指谷类、豆菽类、薯类。在习惯上把米和面粉以外的粮食称作杂粮，目前五谷食材是作为主食还是菜肴已经没有严格区分。《黄帝内经》把"五谷"定位在"为养"。千百年来，谷类都是我们中国人的主食，《中国居民膳食指南》第一条就是"食物多样，谷类为主"。现代研究发现，全谷类食品所含的非水溶性纤维能够改善人体对胰岛素的利用状况，从而有助于预防2型糖尿病，如燕麦、豆类。五谷杂粮都是果实类，其外皮含有丰富的蛋白质、维生素B和矿物质，胚芽则含有丰富的脂肪酸和蛋白质，为人体提供特殊的营养保健作用，能够维持机体健康。粗细粮其实没有严格的区分定义，习惯上细粮是指经过精加工的大米、白面等，相对于粗粮来说，含有较高的碳水化合物，容易消化。粗粮泛指加工简单的全谷和豆类，碳水化合物含量比精粮低，全谷是指有完整的胚乳、麸皮和胚芽三种成分组成，保存了许多细粮中没有的营养。谷类还是天然的补脾胃之品，因而出现许多养生保健粥，就是取谷类补脾胃功效，与药材搭配更益显效，这与现代营养学食物互补原理相符合。豆类中的干品有较多品种与谷类食材一起烹饪成主食；而豆类中的鲜品与薯类中的马铃薯、山药、芋更多用于烹饪菜肴。

从药膳食疗角度来讲，多种谷粮配合吃，可以避免久吃一种谷粮出现偏性。谷粮的"四气五味"不如中药那样明显，如粳米、玉米性平；大麦、荞麦、粟米、薏米性凉；绿豆性寒；燕麦、糯米性温，调配可适当注意。

值得提倡的是，适量进食粗粮对人体有益，但粗细粮进食比例需因人而异。两岁以下的婴幼儿尽量避免摄入含有过多膳食纤维的粗粮，两岁以上儿童可适当挑选一些粗粮作为副食，主食不提倡安排太多粗粮，以免影响身体发育。成年人每人每天最好能吃50g以上的粗粮。老年人每日可吃100g左右的粗粮；营养不良、消化不良的老人则要减少粗粮的比例；高血压、高血糖、高脂血症患者、便秘患者，尤其是肥胖患者可增加粗粮的比例。

这里选择介绍了谷类7种，豆菽类4种，薯类3种。扁豆、赤小豆、苡米、山药在"药食两用"章节中已介绍，没有列入；木薯由于食用方法不当会引起中毒，因此也不列入。

1. 大米

性温或平，味甘。大米可分为籼米(如红米)、粳米(如珍珠米)和糯米。具有补中益气，健脾养胃，和五脏，通血脉，聪耳明目，止烦，止渴，止泻的功效。

注意：糖尿病患者应控制食量。

2. 小米

性凉，味甘。具有健脾和胃、补益虚损，和中益肾，除热，解毒的功效。对脾胃虚弱、反胃呕吐、消渴、泄泻等症有辅助治疗作用。

3. 大麦

性凉，味甘。具有健脾消食，除热止渴，利小便的功效。对脾胃虚弱，食积饱满、胀闷，烦热口渴，小便不利等症有辅助治疗作用。

4. 小麦

性平，味甘。具有养心益脾，和五脏，调经络，除烦止渴，利小便的功效。对妇女脏躁、精神不安，烦热消渴口干，小便不利等症辅助治疗作用。

5. 燕麦

性平，味甘，归肝、脾、胃经。具有益肝和胃之功效。对肝胃不和所致食少、纳差、大便不畅，体虚自汗、盗汗或肺结核，高血压，高血脂，高血糖，动脉硬化等症有辅助治疗作用。

6. 荞麦

性凉，味甘。具有健胃消积、收敛止汗的功效。对脾虚食滞，湿热下注，体虚出汗等症有辅助治疗作用。

注意：荞麦不易消化，不宜多食。

7. 玉米

性平，味甘。具有调胃益肺，清热宁心，去湿利胆，延缓衰老的功能。对脾胃虚弱，食欲不振，饮食减少，水湿停滞，小便不利或水肿，高血脂等有辅助治疗作用。

8. 高粱

性温，味甘、涩。具有益脾温中，涩肠止泻的功效。对脾胃虚弱，消化不良，下痢及小便湿热不利等症有辅助治疗作用。

9. 黑豆

性微寒，味甘。具有补肾益阴，健脾利湿，除热解毒的功效。对肾虚阴亏，消渴多饮，小便频数；肝肾阴虚，头晕目眩，视物昏暗，或须发早白，脚气水肿等症有辅助治疗作用。

10. 黄豆

性平，味甘。具有健脾利湿，益血补虚，解毒的功效。对脾虚气弱，消瘦少食，或贫血、营养不良；湿痹拘挛，或水肿、小便不利，寻常疣，更年期骨质疏松等症有辅助治疗作用。

11. 绿豆

性寒，味甘。具有清热解毒，消暑的功效。对暑热烦渴，疮毒痈肿等症有辅助治疗作用。可解附子、巴豆及部分食物农药中毒。

12. 红豆

性平、偏凉，味甘。具有清热解毒，健脾益胃，利尿消肿，理气除烦等功效。对小便不利，脾虚水肿，脚气等症有辅助治疗作用。红豆能软化心脏血管；有畏冷、低血压、容易疲倦等现象的人可常吃红豆。红豆还有健胃生津、祛湿益气、补血、促进血液循环、强化体力、增强抵抗力的效果。哺乳期妇女多食红豆，可促进乳汁的分泌。

13. 马铃薯

性平，味甘。具有补脾益气，缓急止痛，通利大便的功效。对脾胃虚弱，消化不良；肠胃不和，脘腹作痛；大便不利等症有辅助治疗作用。

注意：忌食发青和发芽的马铃薯(马铃薯储存时如果暴露在光线下，会变绿，同时有毒物质会增加；发芽马铃薯芽眼部分变紫也会使有毒物质积累，容易发生中毒事件，食用时要注意)。

14. 甘薯

性平，味甘。有白、黄、紫色不同品种。熟食补脾益气，宽肠通便；生食生津止渴。对脾虚气弱，大便秘结；肺胃有热，口渴咽干等症有辅助治疗作用。

注意：胃酸多者不宜多食；不与香蕉、柿子同食。

15. 芋

性平，味甘、辛。具有补气养肾、健脾胃的功效。对肿块，痰核，瘰疬，便秘等症有辅助治疗作用。

注意：胃酸多者不宜多食；与柿子不宜在短时间内同时食用；痰多、过敏性体质(荨麻疹、湿疹、哮喘、过敏性鼻炎)者、小儿食滞、胃纳欠佳者应少食；不与香蕉同食。

芋有天南星科和薯蓣科之分，都可供粮用或菜用。薯蓣科芋称槟榔芋，淀粉含量高，芋肉有乳白色带紫红色槟榔花纹。

五谷杂粮的推荐药膳：选择不同的药材或不同品种的五谷杂粮配制各种药膳。烹饪方法有：取药材或不同品种的五谷杂粮调配药膳主食粥、馒头、面条、糕点、五谷豆浆，或挑选五谷杂粮作为调配药膳的勾芡淀粉、赋形剂等，或取补气益血，养肝滋肾的药材调配老年人大众化食用的点心类药膳，或取调理脾胃的药材调配儿童个性化调理体质药糊。

四、蔬菜类

《黄帝内经》中的"五菜为充"。古代的五菜是指葵、韭、藿、薤、葱，从"葵甘、韭酸、藿咸、薤苦、葱辛"的性味理论，可以看出五菜应该是泛指各种蔬菜。"五菜为充"在不同的时代有不同的意义，古代在食物短缺闹饥荒时，蔬菜就作为重要的食材，充实人体的胃，使人产生饱腹感，消除饥饿感，蔬菜的作用是作为食材的补充，起到充饥的作用；现代生活中，蔬菜在我们的餐桌上是不可缺的食材，除了补充维生素、膳食纤维和矿物质外，还有因食用过量的含蛋白质、脂肪的食物，食用蔬菜可帮助消化和排毒。

蔬菜含有丰富的维生素、纤维素、糖类、淀粉、钙、磷、铁、无机盐以及锌、硒、碘等微量元素。但现代营养学的理论认为，蔬菜的营养成分不全面，人体所需要的蛋白质、脂肪、碳水化合物等宏量元素，不能从蔬菜中得到满足，所以，蔬菜的作用是作为食材的补充。食用蔬菜可以营养人体、充实脏气，滋润燥热，使体内各种营养素更完善，更充实。由于蔬菜大部分是新鲜食用，水分多，维生素多，特别是纤维素多，可以补充动物类食品、五谷杂粮等所缺乏和不足的成分。蔬菜不但是平衡膳食中不可缺少的组成部分，也是防治疾病的重要食材。这是现代营养学对《黄帝内经》"五菜为充"一个新的全面的理论解释。如糖尿病患者多吃蔬菜既可以增加食材的总量，又可以通过增加高纤维素饮食改善血糖状态，还有利于减肥。

值得一提的是，在日常饮食中，蔬菜摄入量的比重不应过大，有的人为了减肥以蔬菜为主食，反而会造成人体热能不足、营养不良。

下面介绍常见的蔬菜28种，把蔬菜类中可生吃的瓜果归到水果中单列一章予以介绍，把本应属于蔬菜类的菌菇由于营养与功效的独特也单列到下一节。

1. 苦瓜

性寒，味苦。具有清热祛暑，明目解毒，降压降糖，利尿凉血，缓解疲劳的功效。对中暑、暑热烦渴、暑疖、痱子过多、目赤肿痛、痈肿丹毒、烧烫伤、少尿等病症有辅助治疗作用。

注意：脾胃虚寒者慎用；孕妇忌食。

2. 冬瓜

性微寒，味甘、淡。具有清热化痰，除烦止渴，利尿消肿的功效。对痰热喘咳，热病烦渴或消渴，水肿，小便不利等症有辅助治疗作用。

现代研究用于治疗肥胖病。

注意：脾胃虚寒、肾脏虚寒、久病滑泄、阳虚肢冷者忌食。

3. 南瓜

性温，味甘甜。具有补中益气，化痰排脓，驱蛔虫的功效。对脾虚气弱或营养不良，肺痈咯脓痰，蛔虫病，妊娠水肿，高血压、糖尿病等症有一定的食疗作用。

现代研究表明，南瓜有防癌功效，并能帮助肝、肾功能的恢复，增强肝、肾细胞的再生能力。

注意：不可与羊肉同食。

4. 葫芦瓜

性寒，味甘。具有清热利尿，除烦止渴，润肺止咳，消肿散结的功效。对水肿腹水，烦热口渴，疮毒，黄疸，淋病，痈肿等症有一定的食疗作用。

5. 丝瓜

性凉，味甘。具有清暑凉血，解毒通便，祛风化痰，润肌美容，通经络，行血脉，下乳汁，调理月经等功效。对治疗热病身热烦渴，痰喘咳嗽，肠风痔漏，崩漏，带下，血淋，疔疮痈肿，妇女乳汁不下等症有一定的食疗作用。

附：丝瓜络

性平，味甘。可清热化痰，通经活络。

6. 西葫芦

性寒，味甘。具有清热利尿，除烦止渴，润肺止咳，消肿散结的功效。对水肿腹胀、烦渴、疮毒以及肾炎、肝硬化腹水等症有一定的食疗作用。

现代研究表明，西葫芦含有一种干扰素的诱生剂，可刺激机体产生干扰素，提高免疫力，发挥抗病毒和抗肿瘤的作用。

7. 茄子

性凉，味甘。具有清热止血，消肿止痛的功效。对热毒痈疮，皮肤溃疡，口舌生疮，痔疮下血，便血，衄血等症有一定的食疗作用。

现代研究用于防治色斑、老年斑。

注意： 脾胃虚寒、哮喘者、体弱、便溏者不宜多吃；忌与墨鱼、蟹同食。

8. 甘蓝

性平，味甘。具有缓急止痛，益脾胃的功效。对胃及十二指肠溃疡，上腹胀气疼痛，嗜睡，脘腹拘急疼痛等症有一定的食疗作用。

现代研究用于防治膀胱癌。

9. 小白菜

性平，味甘。具有清热除烦，行气祛瘀，消肿散结，通利胃肠等功效。对肺热咳嗽、身热、口渴、胸闷、心烦、食少便秘、腹胀等症有一定的食疗作用。

10. 芥菜

性温，味辛。具有宣肺豁痰，温中利气的功效。对寒饮内盛，咳嗽痰滞，胸膈满闷，耳目失聪，牙龈肿痛，寒积腹痛，便秘等症有一定的食疗作用。

11. 菠菜

性凉，味甘、辛。具有补血止血，利五脏，通血脉，止渴润肠，滋阴平肝，助消化的功效。对高血压，头痛，目眩，风火赤眼，糖尿病，便秘等症有一定的食疗作用。

注意：可带根食用；肾炎、肾结石患者食用应用"焯"烹法；脾虚便溏者不宜多食；不与豆腐同煮。

12. 空心菜

性平，味甘。具有清热凉血，利尿，润肠通便，清热解毒，利湿止血等功效。对鼻衄，便秘，淋浊，便血，痔疮，痈肿，折伤，蛇虫咬伤，肺结核等症有一定的食疗作用。

13. 苋菜

性凉，味微甘。具有清热解毒，利尿除湿，通利大便的功效。对痢疾便血或湿热腹胀，热淋、小便短赤，老人大便难等症有一定的食疗作用。

注意：苋菜性寒凉，脾虚便溏或慢性腹泻，阳虚阴盛体质者，不宜食用；不宜与甲鱼、龟肉同食；不与韭菜同食。

14. 大白菜

性平、微寒，味甘。具有清热解毒除烦，养胃生津止渴，利尿通便功效。对烦热口渴，小便或大便不利，感冒发热或痰热咳嗽等症有一定的食疗作用。

15. 莴苣

性凉，味甘。具有利五脏，通经脉，清胃热，利尿的功效。对小便不利、尿血、乳汁不通等症有一定的食疗作用。

16. 紫背天葵

性凉，味甘、微酸。具清热解毒、润肺止咳、散瘀消肿、生津止渴的功效。对外感高热、中暑发热，肺热咳嗽，伤风声嘶，痈肿疮毒，跌打肿痛等症有一定的食疗作用。

注意：用"焯"烹法；紫背天葵的植物有多种，作为食用的紫背天葵学名叫紫背菜，为菊科三七草属多年生草本植物。

17. 茭白

性寒，味甘。具有解热毒，除烦渴，利二便的功效。对烦热，消渴，二便不通，黄疸，痢疾，热淋，目赤，乳汁不下，疮疡等症有一定的食疗作用。

注意：尿路结石或尿中草酸盐类结晶较多者，不宜多食；不宜与豆腐同食。

18. 白萝卜

性凉，味甘、辛。具有清热生津，凉血止血，下气宽中，消食化滞，开胃健脾，顺气化痰的功效。对腹胀积食，腹痛，咳嗽，痰多等症有一定的食疗作用。

注意：忌与人参同食；与胡萝卜同煮时，应待胡萝卜熟后再放入。

19. 胡萝卜

性平，味甘。具有健脾消食，润肠通便，杀虫，行气化滞，明目等功效。对消化不良，食积胀满，或大便热结，肝虚目暗，夜盲或小儿疳疾目昏，小儿麻疹发热，百日咳等症有一定的食疗作用。

现代研究用于老年性心血管疾患、癌症的防治。

注意：与白萝卜同煮时，应先炒熟后再放入白萝卜；炒胡萝卜不放醋，用油烹调。

20. 竹笋

性寒，味甘、微苦。具有化痰下气，清热除烦，通利二便的功效。对热痰咳嗽，胸膈不利；心胃有热，烦热口渴；小便不利，大便不畅等症有一定的食疗作用。

注意：患有胃溃疡、胃出血、肾炎、肝硬化、肠炎、低钙、骨质疏松者不宜多吃；竹笋品种很多，按季节分为春笋、夏笋、冬笋，按品种分为甜笋(毛竹笋)、麻笋、绿笋、苦笋等。

21. 黄花菜

性凉，味甘。具有止血、消炎、清热、利湿、消食、明目、安神等功效。对吐血、大便带血、小便不通、失眠、乳汁不下等症有一定的食疗作用。

注意：鲜黄花菜（含秋水仙碱）用冷水浸泡2小时或用开水焯后，再用中火慢炒，炒熟炒透再放调料。

22. 芹菜

性凉，味辛、甘。具有清热平肝，利小便，止血，健胃的功效。对肝经有热，肝阳上亢，烦热不安，眩晕；热淋，尿浊，小便不利或尿血，月经先期，胃热呕逆，饮食减少等症有一定的食疗作用。

现代研究用于辅助治疗高血压病、乳糜尿等。

注意：可带根食用；脾胃虚寒、肠滑不固者、血压偏低者、婚育期男士应少吃芹菜；不宜与甲鱼同食。

23. 韭菜

性温，味辛。具有补肾益胃，散瘀行滞，行气血，止汗固涩，止呃逆的功效。对阳痿、早泄、遗精、多尿、腹中冷痛、胃中虚热、泄泻、白浊、经闭、白带、腰膝痛和产后出血等症有一定的食疗作用。

注意：可带根食用；阳亢、内热、疮疡、目疾患者均忌食；不与菠菜同食；大叶韭性味与功效可参考韭菜。

24. 辣椒

性热，味辛。具有温中健胃，散寒燥湿，发汗的功效。对脾胃虚寒，食欲不振，腹部有冷感，寒湿郁滞，少食苔腻，身体困倦，肢体酸痛，感冒风寒，恶寒无汗等症有一定的食疗作用。

注意：对胃及十二指肠溃疡，急性胃炎，肺结核以及痔疮或眼部疾病患者忌用。

25. 大葱

性温，味辛。具有通阳活血，驱虫解毒，发汗解表的功效。对风寒感冒轻症，痈肿疮毒，寒凝腹痛，小便不利及感冒，风寒，头痛，阴寒腹痛，虫积内阻，痢疾等症有一定的食疗作用。

注意：患有胃肠道疾病特别是溃疡病的人不宜多食；葱对汗腺刺激作用较强，有腋臭的人在夏季应慎食；表虚、多汗者也应忌食。

26. 洋葱

性温，味甘、微辛。具有润肠，理气和胃，健脾进食，发散风寒，温中通阳，消食化滞，提神健体，散瘀解毒的功效。对外感风寒无汗，鼻塞，食积纳呆，宿食不消，高血压，高血脂，痢疾等症有一定的食疗作用。

注意：凡有皮肤瘙痒者少吃；热病患者应慎食。

27. 大蒜

性温，味辛。具有温中消食，行滞气，暖脾胃，解毒，杀虫的功效。对饮食积滞，脘腹冷痛，水肿胀满，泄泻，痢疾，疟疾，百日咳，痈疽肿毒，白秃癣疮，蛇虫咬伤以及钩虫，蛲虫等症有一定的食疗作用。

大蒜在民间有很多谚语，"大蒜是个宝，抗癌效果好"，"只要三瓣蒜，痢疾好一半"，"蒜敷涌泉穴，能止鼻出血"，"糖醋大蒜汤，降压是秘方"，"蒜拌黄瓜吃，能治高血脂"，反映了大蒜的食疗作用之大。

注意：肺、胃有热，血虚目昏，以及狐臭患者均忌用。

28. 芫荽

性温，味辛。具有发汗透疹，消食下气，醒脾和中的功效。对麻疹初期，疹出不畅及食物积滞，胃口不开，脱肛等症有一定的食疗作用。

注意：患口臭、狐臭、严重龋齿、胃溃疡、生疮者少吃；麻疹已透或虽未透出而热毒壅滞者不宜食用。

蔬菜类推荐药膳：蔬菜是烹饪药膳的主要食材，根据各种药膳需要选择适宜的蔬菜。常用的烹饪方法有：炒菜；做包子、饺子、鱼丸等食品的馅；做蔬菜面：如南瓜面、菠菜面、胡萝卜面、芹菜面；蒸或炖：如冬瓜、南瓜、大白菜、茭白、白萝卜、黄花菜；凉拌：如莴苣、白萝卜、芹菜、芫荽等；焯后凉拌：苦瓜、小白菜、菠菜、空心菜、苋菜、莴苣、紫背天葵等；加药汁或水榨成菜汁或菜浆或菜泥，可直接饮用，也可做主食或做糕点的添加剂，也可做勾芡调色或煮汤：如冬瓜、南瓜、葫芦瓜、芫荽、丝瓜、西葫芦、菠菜、空心菜、莴苣、白萝卜、胡萝卜、芹菜、竹笋、黄花菜、大蒜、芫荽等；兼有调味作用：如黄花菜、芹菜、韭菜、辣椒、大葱、洋葱、大蒜、芫荽等；兼有点缀作用：如甘蓝、小白菜、胡萝卜、黄花菜、辣椒、芹菜、芫荽等。

五、菌菇类

菌菇类是普通家庭餐桌上的高级保健食品，富含人体必须的多种氨基酸，以及对人体新陈代谢有非常重要作用的维生素、矿物质和微量元素。它含脂肪量低、营养丰富、香气沁脾、味道鲜美，具有益脾和胃、理气化痰、排毒减肥、美容润肤、降压降脂、抗肿瘤、提高人体免疫力等全面的营养保健作用。由于菌菇类的有益成分不需特殊提取，只需经过烹饪食用即可作用于人体，并且与别的食物一起烹饪会"美味补给"，因此，菌菇类被国内外医学界公认为"绿色食品"、"健康食品"。用菌菇类烹饪菜肴，建议适当放点生姜、葱、蒜头，可提味。菌菇菜肴烹饪前先用盐水浸泡并洗涤干净，沥干后备用；干品先用清水洗净，浸泡至软，再与其他食材或药材按程序烹饪。菌菇类菜肴大部分人群均可食用，在一个家庭中，可根据成员体质情况和口味，选择多种菌菇作为家庭必备菜肴品种，交替烹饪食用，巧妙地把药膳食疗养生保健的健康课题提升到家庭餐桌工程来落实，让全家人在日益丰富的家庭餐桌食谱中享受温馨，在不断调整家人口味中品味美食，在改善伙食促进食欲中获得健康，使菌菇类食品把家人养生保健的实质予以提升优化！本节介绍的常食菌菇除有特殊交代外，一般指干品。

1. 猴头菇

猴头菇性平，味甘。具有健脾调胃，益肾补精，防治消化科肿瘤的功效。对食少便溏、胃及十二指肠溃疡、神经衰弱、眩晕、阳痿、食道癌、胃癌等症有一定的食疗作用。

烹饪：可单味也可与肉类、海鲜、蔬菜瓜果等食材或药材同煮，可炖，可炒，可煲汤，可做凉菜，可泡茶。

2. 红菇

红菇性温，味甘。具有滋阴、补肾、润肺、活血、健脑、养颜的功效。对腰腿酸痛、手足麻木、筋骨不适、四肢抽搐、贫血、水肿、营养不良、产妇出血过多及癌症等有一定的食疗作用。民间有用红菇治疗各种溃疡病；推荐为妇女坐月子滋补健身食品和急性脊髓视神经症的食疗品种。

烹饪：红菇干品可单味也可与肉类、海鲜、蔬菜瓜果等食材或药材同煮，可炖，可炒，可煲汤，可泡茶。

注意：红菇至今无法进行人工栽培，生在山中有可能被蛇虫毒污染，鲜菇煮食时应同时置以米粒，如果米粒呈蓝色，则菇有毒，弃之勿食。

3. 姬松茸

姬松茸性平，味甘。具有健脑、调整血脂、益肾、抗肿瘤、增强人体免疫力的功效。经常食用，对高血脂、高血糖、高胆固醇、动脉硬化等有一定的食疗作用，较多应用于防治肿瘤。

烹饪：可单味也可与肉类、海鲜、蔬菜瓜果等食材或药材同煮，可炖，可炒，可煲汤，可泡茶。

4. 茶树菇

茶树菇性平，甘温。具有补肾健脾、提高人体免疫力、抗衰老、美容的功效。对肾虚尿频、水肿气喘、风湿、小儿低热尿床、肥胖症、癌症患者有一定的食疗作用，可作为防治心血管人群保健食品。

烹饪：可单味也可与肉类、海鲜、蔬菜瓜果等食材或药材同煮，可炖，可炒，可煲汤，可凉拌。

5. 鸡腿菇

鸡腿菇性平，味甘。具有益脾胃、增食欲、养心神、抗癌的功效。对高血糖、痔疮患者有一定的食疗作用，用于防治肿瘤是较理想的膳食。

烹饪：可单味也可与肉类海鲜、蔬菜瓜果等食材或药材同煮，可炖，可炒，可煲汤，可凉拌，涮火锅。

6. 杏鲍菇

杏鲍菇性温，味甘。具有降血脂，降胆固醇，润肠胃，美容，抗肿瘤的功效。对高血脂、高胆固醇、癌症等有一定的食疗作用。

烹饪：可单味也可与肉类、海鲜、蔬菜瓜果等食材或药材同煮，可炖，可炒，可煲汤，可做凉菜，可泡茶。

7. 香菇

香菇性平，味甘。因其独特的菇香，所以称为"香菇"。具有补肝肾，健脾胃，益气血，益智安神，美容养颜，化痰理气，益胃和中，解毒，抗肿瘤，托痘疹的功效。经常食用，对食欲不振、身体虚弱、抵抗力低下、高血脂、高血压、动脉硬化、糖尿病、肾炎患者以及防治肿瘤均有一定的食疗作用。

烹饪：可单味也可与肉类、海鲜、蔬菜瓜果等食材或药材同煮，可炖，可炒，可煲汤，可煮酱，涮火锅，研粉可做香料。

8. 草菇

草菇性寒、味甘、微咸。具有补脾益气，解毒护肝，增加乳汁，增强人体免疫力等功效。经常食用能促进人体新陈代谢，提高机体免疫力，增强抗病能力。其解毒作用是通过与有害物质结合，形成代谢产物，随小便排出。草菇蛋白质能够减慢人体对碳水化合物的吸收，因此是糖尿病患者的良好食品。

烹饪：可单味也可与肉类、海鲜、蔬菜瓜果等食材或药材同煮，可炖，可炒，可煲汤，可凉拌，涮火锅。

注意：脾胃虚寒者不宜多食；寒性哮喘患者忌食。

9. 凤尾菇

凤尾菇性平，味甘。具有补中益气、降脂、降压、降胆固醇、抗癌的功效。对肥胖、高血压、高血脂、冠心病、糖尿病、癌症人群有一定的食疗作用。

烹饪：可单味也可与肉类、海鲜、蔬菜瓜果等食材或药材同煮，可炖，可炒，可煲汤，可凉拌，涮火锅。

10. 金针菇

金针菇性平，味甘。具有补肝，益肠健胃，益智，抗癌的功效。对肝炎、胃肠炎、胃溃疡、癌症等有一定的食疗作用，可作为老人防治心脑血管疾病，儿童健脑增强记忆的保健食品。

烹饪：新鲜金针菇应在开水中焯过，在冷水中浸泡后烹饪。可单味也可与肉类、海鲜、蔬菜瓜果等食材或药材同煮，可炖，可炒，可煲汤，可凉拌。

11. 黑木耳

黑木耳性平，味甘。具有益气补血，凉血止血，涩肠，补脑强志，养容驻颜等功效。经常食用对气虚或血热所致腹泻、崩漏、尿血、齿龈疼痛、脱肛、便血、心脑血管疾病、结石症患者以及防治缺铁性贫血等均有一定的食疗作用。很适合作为矿工、冶金工人、纺织工、理发师的职业保健食品。

烹饪：可单味也可与肉类、海鲜、蔬菜瓜果等食材或药材同煮，可炖，可炒，可煲汤，可做凉菜，可煮酱。

注意：有出血性疾病者及孕妇不宜多吃；烹饪前浸泡干木耳要换水3~5遍。

12. 白木耳

白木耳性平，味甘。具有滋阴润肺，益气清肠，解毒保肝，增强人体的免疫力的功效。对阴虚火旺、老年慢性支气管炎、肺源性心脏病、免疫力低下、体质虚弱、内火旺盛、虚痨、肺热咳嗽、肺燥干咳、大便秘结等患者有一定的食疗作用。是阴虚火旺患者的较好补品，是女性较理想的养颜美容食品，对儿童生长发育十分有益。

烹饪：可单味也可与肉类、海鲜、蔬菜瓜果等食材或药材同煮，可炖，可炒，可煲汤，可凉拌。

注意：外感风寒、出血症患者慎用。白木耳泡发后应去掉未发开呈淡黄色的部分

13. 虫草花

虫草花性平，味甘。具有补肝肾、益精髓、止咳化痰的功效。对眩晕耳鸣、健忘不寐、腰膝酸软、阳痿早泄、久咳虚喘等有一定的食疗作用。

烹饪：可单味也可与肉类、海鲜、蔬菜瓜果等食材或药材同煮，可炖，可炒，可煲汤，可凉拌，由于颜色鲜艳也可作为点缀食材。

14. 竹荪

竹荪性平，味甘。具有滋补强壮、益气补脑、宁神健体，养胃护肝的功效。对失眠、高血压、高血脂、高胆固醇、肿瘤以及患有肝炎、肺虚热咳、气虚胃炎等人群有一定的食疗作用，是肥胖人群的食疗佳品。

烹饪：可单味也可与肉类、海鲜、蔬菜瓜果等食材或药材同煮，可炖，可煲汤，可凉拌。竹荪具有特异的防腐功能，用竹荪烹调的菜肴可多日不变馊。

注意：干品烹制前应先用淡盐水泡发，并剪去菌盖(封闭的一端)，否则会有怪味。注意不要放在日光直射的地方和高温潮湿的地方，开封时请尽快食用。

15. 双孢蘑菇

双孢蘑菇性平，味甘。具有消食和胃，养心安神等功效。经常食用，对失眠、高血压、高血脂等患者以及防治肿瘤均有一定的食疗作用。

烹饪：可单味也可与肉类、海鲜、蔬菜瓜果等食材或药材同煮，可炖，可炒，可煲汤。

16. 大球盖菇

大球盖菇性平，味甘。具有促进消化、润肠通便、调节人体生理平衡的功效。经常食用对精神疲劳、冠心病、动脉硬化、口腔和皮肤疾病有一定的食疗作用。

烹饪：可单味也可与肉类、海鲜、蔬菜瓜果等食材或药材同煮，可炖，可炒，可煲汤。

17. 毛木耳

毛木耳性平，味甘。具有清肺益气，补血活血，止血止痛等功效。经常食用，对气虚血亏，四肢搐搦，肺虚咳嗽，咯血，吐血，衄血，崩漏，高血压病，便秘等有一定的食疗作用。很适合作为纺织和矿山工人的职业保健食品。

烹饪：可单味也可与肉类、海鲜、蔬菜瓜果等食材或药材同煮，可炖，可炒，可煲汤，可做凉菜，可泡茶。

18. 鲍鱼菇

鲍鱼菇性微温，味甘。具有补脾养胃，驱风散寒，舒筋活络抗肿瘤的功效。对肝炎、胃炎、十二指肠溃疡、腰腿疼痛、筋络不舒、手足麻木等均有一定的食疗作用，可作为防治癌症的保健食品。

烹饪：可单味也可与肉类、海鲜、蔬菜瓜果等食材或药材同煮，可炖，可炒，可煲汤，可泡茶。

19. 白灵菇

白灵菇性平，味甘。具有养胃健脾，补肾健骨，补心益脑等功效。对患有脾胃病、心血管病、儿童佝偻病、软骨病、中老年骨质疏松等疾病人群有一定的食疗作用。

烹饪：可单味也可与肉类、海鲜、蔬菜瓜果等食材或药材同煮，可炖，可炒，可煲汤。

20. 元蘑菇

元蘑菇性平，味甘。具有舒筋活络、强筋壮骨的功能。对患有腰腿疼痛、手足麻木、筋络不舒等人群有·定的食疗作用。

烹饪：可单味也可与肉类、海鲜、蔬菜瓜果等食材或药材同煮，可炖，可炒，可煲汤，可凉拌。

21. 羊肚菌

羊肚菌性寒、味甘。具有益肠胃、助消化、化痰理气、补肾壮阳、补脑提神、抑制肿瘤等功效。对于患有胃肠疾病，气滞多痰，阳痿早泄疾病有一定的食疗作用，可作为妇女、脑力工作者保健食品。

烹饪：可单味也可与肉类、海鲜、蔬菜瓜果等食材或药材同煮，可炖，可炒，可煲汤，可凉拌。

22. 猪肚菇

猪肚菇性平、味甘。具有补肾气、健脾胃、降压、抗癌的功能。肾气虚尿频、脾气弱水肿、高血压等患者有一定的食疗作用，可作为防治消化科肿瘤的保健食品。

烹饪：可单味也可与肉类、海鲜、蔬菜瓜果等食材或药材同煮，可炖，可炒，可煲汤，可凉拌，涮火锅。

23. 海鲜菇

海鲜菇性寒、味甘。具有抗癌防癌，提高免疫力，防衰老，抗辐射的功效。经常食用对防治肿瘤，增强免疫力，养颜美容有一定的食疗作用，可作为辐射职业人员保护性职业膳食之品。

烹饪：可单味也可与肉类、海鲜、蔬菜瓜果等食材或药材同煮，可炖，可炒，可煲汤，可凉拌，涮火锅。

24. 蒙古口蘑

蒙古口蘑性平，味甘。具有润肠益气、散血热、解表化痰等功效。对癌症、心血管系统疾病、肥胖、便秘、糖尿病、肝炎、肺结核患者有一定的食疗作用。

烹饪：可单味也可与肉类、海鲜、蔬菜瓜果等食材或药材同煮，可炖，可炒，可煲汤，可凉拌，涮火锅。

25. 秀珍菇

秀珍菇性平，味甘。具有安神、补虚的功效。对中老年人、孕妇、营养不良、肾虚腰脚无力、失眠人群均有一定的食疗作用。

烹饪：可单味也可与肉类、海鲜、蔬菜瓜果等食材或药材同煮，可炖，可炒，可煲汤，可凉拌，涮火锅。

26. 平菇

平菇性平，味甘。具有抗肿瘤、改善人体新陈代谢等功效。对肝炎、慢性胃炎、胃和十二指肠溃疡、软骨病、高血压及体弱人群均有一定的食疗作用。是调理妇女更年期综合征较理想的膳食。

烹饪：可单味也可与肉类、海鲜、蔬菜瓜果等食材或药材同煮，可炖，可炒，可煲汤，可凉拌，涮火锅。

27. 榆黄蘑

榆黄蘑具有调节代谢、滋补强身的功效。对患有高血压、高胆固醇、虚弱萎症（肌萎）、痢疾的人群有一定的食疗作用。可推荐作为老年人心血管疾病患者和肥胖症患者的保健食品。

烹饪：可单味也可与肉类、海鲜、蔬菜瓜果等食材或药材同煮，可炖，可炒，可煲汤，可凉拌，涮火锅。

28. 灰树花

灰树花性平，味甘。具有降血压、降糖，利水护肝，抗衰老，增强记忆力等功效。对癌症、免疫力低下、肝病、糖尿病、高血压、肥胖、水肿、脚气病、小便不利等症患者有一定的食疗作用。是儿童较理想的保健食品。

烹饪：可单味也可与肉类海鲜、蔬菜瓜果等食材或药材同煮，可炖，可炒，可煲汤。

29. 蛹虫草

蛹虫草性平，味甘。具有益气、护肝、补肾、安神的功效。对失眠、高血压、肝、肾、心、脑疾患者群有一定的食疗作用。

烹饪：可单味也可与肉类、海鲜、蔬菜瓜果等食材或药材同煮，可炖，可煲汤，可泡茶。

30. 松口蘑

松口蘑性温，味甘。具有调节代谢、养颜健肤、抗辐射的功效。对糖尿病、电脑工作者、妇女、癌症患者等人群有一定的食疗作用，是老年人理想的保健食品。

烹饪：可单味也可与肉类、海鲜、蔬菜瓜果等食材或药材同煮，可炖，可炒，可煲汤，可泡茶。

31. 黄伞菇

黄伞菇性平，味甘。具有降脂降压，降糖消渴，提高免疫力，恢复脑力的功效。对免疫力低下、记忆力下降、高血糖、糖尿病、心悸等症患者有一定的食疗作用。可作为骨质疏松患者的保健食品。

烹饪：可单味也可与肉类海鲜、蔬菜瓜果等食材或药材同煮，可炖，可煲汤，可泡茶。

菌菇类推荐药膳：菌菇是烹饪药膳很好的食材，可根据各种药膳需要选择适宜的菌菇。常用的烹饪方法有：炒；做包子、饺子、鱼丸等食品的陷；与肉或水产食材同蒸或同炖或同煮；有的菌菇浸泡后加药汁榨成汁或浆或泥，可直接作为茶饮原料；可做主食或糕点的添加剂；可磨粉作为调味；也可作为勾芡辅料；很多菌菇还兼有点缀菜肴的作用；有的菌菇可与中药一起作为菇酱供定量食用或餐桌上小蝶蘸料。

六、常用辅料

由于药膳既要充饥解渴，还要补充营养、预防疾病、调节体质，因此用于烹饪药膳的辅料应强调安全、天然、营养、绿色、健康、保健。

调味食材和药材：能增加药膳菜肴的味，能增进菜品质量，促进用膳者食欲的辅助食材。指平时使用的调味剂和鲜味剂，如盐、酱油、醋、味精、糖、蜂蜜、牛奶、菌菇食材等，在这里不一一介绍。建议几种有利于健康的调味方法：烹饪新鲜肉、水产和蔬菜，为突出天然的鲜美滋味，调味不应过量；烹饪腥膻气味较重的食材时，调味可以重些；对于多味菜，先分清味的主次，恰到好处地调味；尽量采用加热后再调味的办法；不需加热的食材如蔬菜类、水果类尽量用凉拌法。

调色食材和药材：是指能增加药膳菜肴的色，让药膳产品美观以满足用膳者的视觉需要的辅助食材。要把药膳做的既色彩斑斓又不滥用添加剂，推荐使用拼色法，尽量不用染色法，充分应用好药材和食材的自然颜色，如可供染色的药材和食材有红姑、红曲、虫草花、红花、灵芝、孢子粉、栀子、红茶；可供拼色的药材和食材有胡萝卜、南瓜、绿色青菜、绿豆、红豆、黑豆、玉米、红枣、枸杞、黑木耳、山药、白萝卜、芡实、莲子等。还有很多水果也是天然的调色食材。

辛香食材和药材：用于改善食物的味道并具有去腥、除膻、解腻、增香、增鲜等作用的产品，还有刺激食欲，促进消化等食疗作用。如大茴香、小茴香、花椒、丁香、肉桂(桂皮、香叶)、当归、川芎、荜茇、白芷、紫苏、石菖蒲、陈皮、甘松、山柰、高良姜、木香、砂仁、草果、草豆蔻、白豆蔻、肉豆蔻、辣椒、大蒜、芥末、姜、罗勒、孜然、茶叶等。辛香食材与药材一般对于阳虚、畏寒、脾胃虚弱、湿重者适用。在应用时要在中医指导下因人而异，不宜过量。如对于气虚之人，可选择补气的辛香料，而少用或不用理气的香料；血虚之人，可选择补血的辛香料更为合理。辛香食材和药材大部分都在有关章节中予以介绍，本章节挑选7味补充介绍。

食用油：用于烹饪药膳的食用油提倡多样化，以多种油脂交替或混合食用为好。用于烹饪药膳的食用油应选择低脂肪、低热量、低胆固醇，提倡"素食"烹饪观点。烹饪时油不宜加热至冒烟，油炸要选择耐高温的油，重复使用油炸次数不超过3次，不把油烧焦，使用后油瓶应拧紧盖子，避免阳光直射。下面选择性质较为稳定的7种常用食用油予以介绍。

1. 荜茇

性温，味辛。具有温中散寒，温胃暖肾，止痛的功效。对胃寒腹泻呕吐，肾寒、心源性水肿，寒性头疼牙疼等有一定的食疗作用。

2. 甘松

性温，味辛。具有理气止痛、开郁醒脾的功效。对胸腹胀痛、胃痛呕吐、食欲不振、消化不良等有一定的食疗作用。

3. 山柰

性温、味辛。具有温中化湿、行气止痛的功效。对急性肠胃炎，消化不良，腹痛泄泻，胃寒疼痛，牙痛，风湿性关节炎，跌打损伤等有一定的食疗作用。

4. 草果

性温、味辛。具有燥湿健脾、祛痰温中、逐寒抗疟疾的功效。对痰饮痞满，脘腹冷痛，反胃，呕吐，泻痢，食积，疟疾等有一定的食疗作用。

5. 草蔻

性温，味辛，涩。具有燥湿祛寒，除痰截疟，健脾暖胃。对心腹冷痛、胸腹胀满、痰饮积滞、消化不良、呕吐腹泻、疟疾等有一定的食疗作用。

6. 罗勒

性温、味辛。具有驱寒止痛，化痰止咳，美容的功效。对感冒咳嗽、鼻塞头痛、胃痉挛疼痛、风湿肌肉疼痛，经期延迟痛经，产后乳汁不足，晕车晕船等有一定的食疗作用。

7. 孜然

性温、味辛。具有醒脑通脉，祛寒除湿，理气开胃，驱风止痛的功效。对消化不良，胃寒疼痛、肾虚便频等有一定的食疗作用。

8. 茶叶（红茶、绿茶）

品种繁多，用于烹调药膳主要取红茶与绿茶。

红茶：性温，味甘。具有散寒，温阳，暖胃的功效。对促进消化，利尿、消除水肿，降血糖，降血压，预防心血管疾病、预防感冒等有一定的食疗作用。虚寒体质的人适用。

绿茶：性微寒，味甘、苦。具有清热，解毒，利尿的功效。对延缓衰老、预防癌症、降血脂、降血压，预防心血管疾病，预防感冒、龋齿及消除口臭等有一定的食疗作用。内热体质的人适用。

9. 玉米油

对降低胆固醇的含量，增强人体肌肉、心脏和血管系统的功能，提高机体的抵抗力有一定的食疗效果。

10. 茶油

具有祛风、消炎、消肿、止痛的功效，对烫伤和烧伤，动脉硬化，预防产后肥胖，增加母乳，促进子宫恢复有一定的食疗效果。

11. 橄榄油

对动脉硬化及其并发症、高血压、心脏病、心力衰竭、肾衰竭、脑出血、胆囊炎、胆结石、糖尿病患者有一定的食疗作用。

12. 红花籽油

具有预防动脉硬化、高胆固醇血症和高脂血症的作用，对促进新生组织生长，受伤组织的修复有一定的食疗效果。

13. 花生油

对降低胆固醇，预防动脉硬化和冠心病，改善人脑的记忆力，延缓脑功能衰退有一定的食疗效果。

14. 葵花籽油

对降低胆固醇，预防血管硬化和冠心病有一定的效果。

15. 小麦胚芽油

对延缓衰老，预防脑中风、心肌梗死、心脏病、肺气肿，提高人体免疫力，提高生育能力，减缓色素沉淀、保护皮肤水分有一定的食疗效果。其中含有的微量元素对促进儿童生长发育有重要作用。

16. 核桃油

对健脑益智，增加记忆力，促进钙吸收，润肠滋肺有一定的食疗效果。

17. 米酒(黄酒)

性大热，味苦、甘、辛。具有温寒补虚的功效。可以促进食欲、帮助消化、提神解乏，促进血液循环，适量饮用有润肤作用。

18. 桂花酱

性温，味甜。具有温中散寒，暖胃止痛的功效。适宜胃寒疼痛、嗳气胀满、口臭牙痛、慢性支气管炎、痰饮喘咳之人食用。

19. 饴糖

性温，味甘。具有补中缓急，润肺止咳的功效。适宜中虚里急，脘腹疼痛，肺虚干咳少痰等人食用。

20. 其他辅料食材（淀粉、面点酵母、酒曲）

淀粉：可选用面粉，或在五谷杂粮中可选择使用，可用于药膳赋形剂、勾芡、主食等。

面点酵母：用于制作药膳主食馒头和包子的发酵剂，改善药膳主食馒头的风味作用，使馒头中所含的营养成分增加。

酒曲：用于酿制养生酒。经过酿制的养生酒少有药味，单独喝既具有酒香，又有酸、甜的口味。用于烹饪药膳有除腥膻味、提鲜增香的作用。

第十二章　常见水果性味与食疗作用

　　"五果为助"出自《黄帝内经》，五果原指枣、李、栗、杏、桃，《灵枢·五味》说："枣甘、李酸、栗咸、杏苦、桃辛。"由此看来，五果是果类中五种性味的代表，可以引申泛指果类。

　　"遍尝百果能成仙"是一句脍炙人口的谚语，说明果类既滋养又治病，是平衡饮食中不可缺少的辅助食品。果类大多可以生吃，维生素及微量元素不易损失，吃水果比吃其他食品更易获得营养成分，补充水分，维持骨骼、肌肉、血管的正常功能；果类含有丰富的葡萄糖、果糖、蔗糖，相对于其他食材来说更能直接被人体吸收，产生热量，提高抵抗力，增强体质；果类含有各种有机酸，能刺激消化液分泌，有助于消化食物，

　　食用过多肉类及油腻食物后食用水果，有的水果中还含有蛋白质分解酵素可以分解蛋白质以助消化；果类含有较多的矿物质，有助于维护体内酸碱平衡；果类含有纤维素、半纤维素、果胶，能促进肠蠕动，有助于体内废物及有毒物质的排泄，具有很好的美容养颜的功效；果类有些营养成分是其他食物所缺乏的，持续、多品种的食用水果，有助于人体保持营养比较全面的状况。

　　根据《黄帝内经》对果类"为助"的定位，果类在药膳食疗中的作用是很重要的。五颜六色的水果，按性味可分为寒凉类、温热类、甘平类，在补充人体各种营养的同时，还兼有不同的功效，寒凉类的水果兼有清热、解毒、泻火的作用，温热类水果兼有温中除寒的作用，甘平类水果兼有滋补调和的作用。有的水果可做成药膳，如木瓜炖雪蛤、芡实番茄、香蕉粥等，发挥着药膳食疗的作用。有的水果不需做成药膳，只要搭配适当，就可起到防治疾病、养生保健作用，如每个人可以选择食用一定性味与功效的水果，来纠正或调整自己体质偏颇。由于每个人的饮食、起居、生活习惯都是动态的，因此吃水果要经常更换不同的品种，做到量少而品种多，比例适当，以满足体内各种营养需求，同时还能促进人体的新陈代谢。

为了更好地从果类中吸收营养成分，对防治疾病、保健养生起到助益的妙用，现对食用水果要讲究卫生、适时、适量、对症等具体内容予以分述如下：

（1）卫生

忌食已腐烂的水果；需要连皮食用的水果一定要冲洗干净，因为果皮中残留有保鲜剂、催熟剂、农药等；吃水果后要及时漱口，以防龋齿；用于削或切水果的刀和砧板要专用干净；难以洗净的如草莓、桑葚等要在流水中洗净后再食用。

（2）适时

吃水果宜在饭后2小时或饭前1小时，忌饭后立即吃水果，很多人认为，饭后吃水果可助消化，其实不然，饭后立即吃水果，不但不会助消化，反而会造成胀气和便秘；也可以在每天上午9～10点，下午3～4点或是睡觉前2小时进食水果；糖尿病患者在血糖稳定的前提下，每日可在两餐之间摄取一次水果；服药前后1～2小时尽量不吃水果，因为多数水果含柠檬酸和苹果酸，会改变人体肠道中的酸碱环境，进而间接影响到药物作用。

（3）适量

每日进食1～3次水果均可，过量食用水果，有的会导致果糖过多使人体缺铜，从而导致血液中胆固醇增高，引起冠心病；过量食用苹果，会使钾与钠比例悬殊，导致心脏、肾脏疾患；有的果品性寒或性温，多食可能诱发一些疾病。糖尿病患者在血糖稳定的前提下选择低量糖型或中等量糖型的水果，对不同品种的每日进食总量进行控制。

每日食用水果最好多个品种，每个品种少量，使营养成分比例适当，保持体内营养素平衡。

（4）对症

发烧患者建议选西瓜、梨、柑橘、猕猴桃、香蕉、草莓等具有生津解渴，清热解毒功效，同时富含钾、维生素C、水分较多的水果；腹泻患者宜选择杨梅、葡萄、石榴、苹果等具有收敛作用的水果；肝病患者可选择苹果、柑橘、葡萄、梨、椰子等，肝病兼有脾胃虚寒泄泻者宜吃龙眼、荔枝、山楂、大枣等具补血养肝，解毒利尿的水果；心血管及中风的患者宜吃西瓜、香蕉、橘子、木瓜、猕猴桃等帮助消化、润肠通便的水果，保持大便通畅；呼吸道感染患者宜多吃梨、枇杷、柚子、杏等化痰、润肺、止咳的水果；糖尿病患者在血糖控制较稳定的情况下，选用西瓜、草莓、李子、樱桃、桃、菠萝、杏、柚子等含糖量相对较低的水果，如血糖控制不稳定，宜选用黄瓜、西红柿等代替水果食用；肾病患者吃水果要谨慎，要根据肾功能和综合病情在医生的指导下严格选择适合的水果；哺乳期妇女每天选择多种中性水果，有利于产后调养和恢复，还可以提高乳汁质量。总之，每个人可根据自己体质或病情按医嘱选择各种水果。

食用水果除了要注意以上几点，还要提醒大家要了解吃水果容易出现类似"不良反应"的现象。有人吃了较多的芒果或菠萝会过敏，口唇发麻、红肿，严重者全身皮疹；柿子吃多了会有"结石"现象，这主要与柿子中含鞣酸多有关，特别是为防涩喷洒石膏钙化的柿子，吃多了有的人会造成肠道梗阻；苹果、番石榴具有"收敛"作用，吃多了会便秘，如苹果中富含的鞣酸，与蛋白质结合会生成具有收敛性的鞣酸蛋白质，有便秘的人食用后会使肠蠕动减慢，从而延长粪便在肠道内滞留时间，容易形成便秘；哺乳期妇女吃的水果性太热、太凉都易导致宝宝造成便秘、腹泻或过敏等。如果吃水果出现"不良反应"的现象，应立即停止食用该水果，如果症状比较严重，就应该及时到医院就诊。

为了帮助大家一起了解水果的性味，让水果为我们平衡饮食起到杠杆的作用，本节收集了54种水果，有仁果类、核果类、浆果类、柑橘类、什果类、坚果类。其中有几种虽然是非果类的，由于食用方法、性味功效与水果比较接近，为了便于应用，也将其列在本章中予以介绍，如可生吃的瓜果等，有的果类品种已在药材中介绍的如梅、枣、橄榄、桑椹、白果、龙眼、余甘子等，本章不再重复介绍。

1. 苹果

性凉，味甘。具有益胃，生津，除烦，醒酒的功效。对津少口渴，脾虚泄泻，食后腹胀，饮酒过度者有一定的食疗作用。

注意：溃疡性结肠炎的患者尽量少食；白细胞减少症的患者、前列腺肥大的患者不宜生吃苹果。

2. 梨

性寒，味甘。生食具有清热解毒、生津润燥、清心降火的功效。对邪热伤阴，口渴心烦，或热病后期有一定的食疗作用；煎水或加蜜熬膏，有清热润肺、化痰止咳的功效，对阴虚肺燥的咳嗽、咽干音哑、喘促气急、大便秘结等症有一定的食疗作用。

注意：①对体弱、慢性肠炎、胃寒病忌食生梨，糖尿病患者少食；②梨含果酸多，不宜与碱性药同用，如氨茶碱、小苏打等；

3. 海棠果

性平，味甘、微酸。具有生津止渴，健脾止泻的功效。对消化不良，食积腹胀，肠炎泄泻以及痔疮等症有一定的食疗作用。

注意：胃溃疡及胃酸过多患者慎食。

4. 枇杷

性平，味甘、酸。具有润肺止咳、和胃止渴、利尿清热的功效。对痰多胸闷，久咳不愈，阴虚肺燥，咯血，咽干口渴，气失和降，干呕，食欲不振等症有一定的食疗作用。

注意：脾虚泄泻、糖尿病患者忌食。

5. 柿子

性寒，味甘、涩。具有润肺化痰，涩肠健脾，清热止血，解酒降压的功效。对肺痨咳嗽日久不愈，咳嗽痰多、虚劳咯血、热病烦渴，口干心烦、久痢、小儿秋泻等症有一定的食疗作用；取将成熟的鲜柿，捣泥取果汁加蜜调服，治疗甲状腺肿有一定疗效。

注意：①不可空腹吃柿子；②患有缺铁性贫血和正在服用铁剂的患者忌吃柿子；③不与含高蛋白的蟹、鱼、虾等食品一起吃，因为柿子含鞣酸，含高蛋白的蟹、鱼、虾在鞣酸的作用下，易凝固成块，形成胃柿石；④患有慢性胃炎、消化不良，胃大部切除术后的患者，不宜食柿子。

6. 樱桃

性温，味甘、微酸。具有补中益气、祛风湿的功效。对病后体虚气弱，气短心悸，倦怠食少，咽干口渴，及风湿腰腿疼痛，关节屈伸不利等症有一定的食疗作用。

注意：热性病及虚热咳嗽者忌食；有溃疡症状、上火者慎食；含钾量高的肾病盛者慎食。

7. 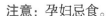桃

性温，味甘、酸。具有生津润肠、活血消积、丰肌美肤的功效。对胃阴不足，口中干渴，肠道燥热，便秘等症有一定的食疗作用。

注意：内热偏盛、易生疮疖的人，不宜多食；婴幼儿慎食；多病体虚的患者以及胃肠功能弱的患者不宜食用。

8. 李

性平、味甘、酸。具有生津止渴、清肝除热、利水的功能。对阴虚内热，骨蒸潮热，消渴引饮，肝胆湿热，腹水，小便不利等病症有一定的食疗作用。

9. 杏

性微温，味酸。具有止渴生津，清热去毒的功效。对营养肌肤，清肺排毒有一定的食疗作用。

注意：孕妇忌食。

10. 荔枝

性温，味甘、酸。具有生津，益血，理气，止痛的功效。对烦渴，呃逆，胃痛，瘰疬，疔肿，牙痛，外伤出血者有一定的食疗作用。

注意：不宜空腹食用；阴虚火旺和糖尿患者慎食。

11. 红毛丹

性温，味甘。具有润肤养颜，清热解毒，增强人体免疫力的功效。对泄泻下痢，腹寒不适，头晕，低血压、舌头炎症有一定的食疗作用。

注意：小孩食用时应把果核和果肉紧密相连的膜剔除干净，因为那层膜难以消化且伤胃。

12. 芒果

性凉，味甘、酸。具有益胃止呕，解渴利尿的功效。对食欲不振，消化不良，晕眩呕吐，咽痛音哑，咳嗽痰多，气喘等症有一定的食疗作用。

注意： 过敏体质、皮肤病患者慎食；肿瘤患者不食。

13. 香蕉

性寒，味甘、涩。具有清热润肠，利尿消肿，安胎的功效。对痔疮出血、因燥热而致胎动不安、烦渴、便秘、酒醉、口渴、发热、皮肤生疮，高血压及心血管患者有一定的食疗作用。

注意： 胃酸过多、下痢患者不宜多食；用于助消化宜饭后食，其他用途可饭前食。

14. 莲雾

性寒，味甘。具有润肺止咳化痰，解热利尿、宁心安神、凉血收敛的功效。对肺燥咳嗽、呃逆不止、痔疮出血、胃腹胀满、肠炎痢疾、小便不利、糖尿病等症有一定的食疗作用。

注意： 有利尿的作用，尿频者不宜多食。

15. 火龙果

性平，味甘。具有护胃助消化，润肺止咳，美肤养颜，排毒减肥的功效。对咳嗽、气喘、便秘等症，预防大肠癌有一定的食疗作用。

注意： 尽量餐后食用；女性体质虚冷者，不宜吃太多火龙果；糖尿患者不宜多吃，因为火龙果的果肉中含糖高，由于是以天然葡萄糖存在， 口感不甜可能误导成低糖水果；火龙果内层的粉红色果皮——花青素是非常珍贵的营养物质，强抗氧化剂，能多方面维护人体的健康，不要丢弃。

16. 菠萝

性微寒，味甘、微酸。具有清暑解渴，消食止泻，利小便的功效。对伤暑身热烦渴、腹中痞闷、消化不良、小便不利、头昏眼花等症有一定的食疗作用。

注意： 菠萝去皮切片，用淡盐水浸泡半小时，用凉开水冲洗去咸味，食用；有过敏体质者慎食；糖尿病患者少食。

17. 葡萄

性平，味甘、酸。具有补益气血、益肝肾、生津液、强筋骨、安胎气的功效。对久病肝肾阴虚，心悸盗汗，咳嗽，腰腿酸痛，筋骨无力，气短乏力，面浮肢肿等症有一定的食疗作用。

注意：糖尿病、便秘、脾胃虚寒者少食。

18. 杨桃

性寒，味甘。具有消滞固精，祛风止痛，利水解毒的功效。对内脏积热便秘，肺热咽喉疼痛、胃热食欲不振，口舌生疮及皮肤病等有一定的食疗作用。

注意：脾胃虚寒或有腹泻的人宜少食

19. 猕猴桃

性寒，味酸。具有清热止渴，和胃降逆，利尿通淋的功效。对热病烦渴，热壅反胃呕逆，食欲减退，湿热小便不利，石淋等有一定的食疗作用。

注意：脾胃虚寒者不宜食用。猕猴桃能防止致癌物亚硝胺在人体内生成，因此在吃烧烤食物时，可搭配食用猕猴桃。

20. 石榴

性温，味甘、酸、涩。具有生津止渴，收敛固涩，止泻止血的功效。对咽喉燥渴，赤白痢腹痛，崩中带下，漏精脱肛，高血压，动脉硬化者有一定的食疗作用。

注意：便秘、尿道炎、实热积滞者不宜食用。

21. 人参果

性温，味甘。具有强心补肾，生津止渴，补脾健胃，调经活血的功效。对神经衰弱、失眠头昏、烦躁口渴、不思饮食、月经疼痛等症有一定的食疗作用。

22. 椰子

性平，味甘。具有补虚生津，益气祛风，消疳杀虫，利水消肿的功效。对暑热口渴，津液不足，小儿疳积，绦虫、姜片虫病，小便不利，水肿有一定的食疗作用。

注意：支气管炎，妇女经期不宜食用。

23. 槟榔

性温，味苦、辛。具有驱虫消积，下气行水，截疟的功效。对虫积绦疾，食滞不消，脘腹胀痛，泻痢后重，大便秘结，疝气，脚气，水肿，疟疾，醉酒有一定的食疗作用。

注意：本品缓泻，且易耗气，故脾虚便溏、气虚下陷者及孕妇慎食。

24. 榴莲

性热，味辛、甘。具有滋补脾肾、活血散瘀、利胆退黄、杀虫止痒的功效。对虚寒体弱，痛经，须发早白，黄疸，疥癣，皮肤瘙痒等症有一定的食疗作用。

注意：热性体质、咽痛咳嗽、感冒、阴虚体质者不宜食用。

25. 百香果

性平，味酸甜。具有祛风清咽、提神醒酒、降脂降压、美容养颜等功效。对咽喉肿痛，音哑、醉酒、动脉硬化，高血脂，高血压、青春痘、痔疮等症有一定的食疗作用。

26. 番木瓜

性甘，味平。具有健胃消食、滋补催乳、润肤养颜的功效。对脾胃虚弱，食欲不振，乳汁缺少，湿疹，肥胖患者有一定的食疗作。

注意：孕妇、过敏体质者慎食。

27. 桑椹

性寒，味甘。具有补血滋阴，生津止渴，润肠通便的功效。对阴血不足而致的头晕目眩，耳鸣心悸，烦躁失眠，腰膝酸软，须发早白，消渴口干，大便干结等症有一定的食疗作用。

28. 草莓

性凉，味甘、酸。具有润肺生津止渴，健脾，清热解暑，利尿的功效。对风热咳嗽，口舌糜烂，咽喉肿毒，便秘，高血压等症有一定的食疗作用。

注意：痰湿内盛、肠滑泄泻、尿路结石患者不宜多食；草莓不易清洗，可用淡盐水浸泡后用流水冲洗。

29. 甘蔗

性寒，味甘。具有清热解毒、生津止渴、和胃止呕、滋阴润燥的功效。对口干舌燥，津液不足，小便不利，大便燥结，高热烦渴等症有一定的食疗作用。

注意：脾胃虚寒、脘腹寒疼者不宜食用；霉变甘蔗可致中毒。

30. 无花果

性平，味甘。具有润肺止咳，清热润肠的功效。对咳喘，咽喉肿痛，便秘，痔疮，色盲等症有一定的食疗作用。

注意：脂肪肝、脑血管出血患者，不宜食用；大便溏薄者不宜生食。

31. 橙

性凉，味酸。具有健脾开胃，降气宽胸，和中止呕，解酒及鱼鳖毒的功效。对恶心食少，胸闷脘胀，咳嗽咯痰，咽干口渴，鱼蟹中毒，醉酒等症有一定的食疗作用。

注意：胃溃疡、胃酸多者少食。

32. 柠檬

性平，味甘、酸。具有化痰止咳，生津，健脾的功效。对支气管炎、百日咳、中暑烦渴、食欲不振、视疲劳、孕妇胃气不和、噫气等症有一定的食疗作用。

注意：胃溃疡、胃酸分泌过多，患有龋齿者慎食；糖尿病患者少食。

33. 橘子

性寒，味甘、酸。具有清热化痰，生津止渴的功效。对急慢性支气管炎、老年咳嗽气喘、津液不足、消化不良、伤酒烦渴、慢性胃炎等症有一定的食疗作用。

34. 柑

性凉，味甘、酸。具有生津止渴，润燥，和胃，利尿，醒酒的功效。对胸热烦满、气滞食积、消化不良，咳嗽多痰，酒毒烦热，咽喉疼痛，小便不利等症有一定的食疗作用。

注意：脾肾虚寒者不宜多食。

35. 金橘

性温，味甘。具有理气化痰，疏肝解郁，消食止渴，降脂降压的功效。对感冒、高血脂，胸闷郁结，不思饮食，伤食饱满，醉酒口渴，急慢性气管炎，肝炎，胆囊炎，高血压，血管硬化等症有一定的食疗作用。

注意：脾弱气虚、齿龈肿痛者忌食。

36. 柚子

性寒，味甘、酸。具有化痰，止咳，理气，止痛的功效。对咳喘，气郁胸闷，腹冷痛等症有一定的食疗作用。民间用柚囊煮烂加蜜成膏，治疗慢性支气管炎，慢性咽喉炎；柚子皮煎汤，加姜汁服，可治妊娠恶阻；用柚子茶治疗食滞、疝气。

注意：脾虚便溏者慎食；服降压药、避孕药的女性应忌食。

37. 哈密瓜

性寒，味甘甜。具有清热解暑，利尿通便，止咳化痰，补血的功效。对暑热烦渴，咳嗽痰喘，胃热便秘，贫血等症有一定的食疗作用。

注意：患有脚气病、黄疸、腹胀、便溏、寒性咳喘者慎食；糖尿患者应少食。

38. 西瓜

性寒，味甘。具有清热解暑、生津止渴、利尿除烦的功效。对胸膈满闷，气壅不舒，小便不利，口鼻生疮，暑热，解酒毒、高血压，糖尿病，尿道炎等症有一定的食疗作用。

注意：建议糖尿病患者安排在两餐中间适量食用；脾胃虚寒，湿盛便溏、易腹泻者少食；体质虚弱的产妇不食；用于食疗的西瓜不可冰食。

39. 黄瓜

性凉，味甘。具有清热泻火，解毒利尿的功效。对咽喉肿痛，红眼病，热痢，火眼，烫伤等症有一定的食疗作用。

注意：不宜加碱食用或高热久煮。

40. 香瓜

性寒，味甘。具有清热解暑，除烦止渴、利尿的功效。对暑热所致的胸膈满闷不舒，食欲不振，烦热口渴，热结膀胱，小便不利等症有一定的食疗作用。

注意：凡脾胃虚寒，腹胀便溏者忌食；有吐血、咳血病史患者，胃溃疡及心脏病者慎食。

41. 荸荠

性寒滑，味甘。具有清热化痰、开胃消食，生津润燥，明目醒酒等功效。对肺燥咳嗽，咽喉肿痛，小便不利，麻疹不透，矽肺，痔疮出血等症有一定的食疗作用。

注意：脾胃虚寒、有血瘀者慎食；生吃一定要洗净去皮食用，以防感染姜片虫病。

42. 番茄

性平，味甘、酸。具有生津止渴、清肝除热、利水的功效。对热性病发热、口渴、食欲不振、习惯性牙龈出血、贫血、头晕、心悸、高血压、急慢性肝炎、急慢性肾炎、小便不利、夜盲症、近视、酒醉等症有一定的食疗作用。

注意：急性肠炎、菌痢及溃疡活动期患者少食；未成熟的番茄不宜食用；番茄加热过程中会导致维生素C含量减少，但同时番茄红素和其他抗氧化剂含量却与加热时间成正比上升，番茄红素是一种抗氧化剂，对体内有害游离基有很好的抑制作用，可预防癌症和心脏病，因此建议推广食用药膳番茄酱。

43. 菱角

性平，味甘。具有补脾胃，强筋骨，利尿通乳，解酒毒的功效。对脾胃虚弱消化不良，关节腰腿疼痛，小便不利，乳汁不下，醉酒，食道癌、乳腺癌、子宫癌等症有一定的食疗作用。

注意：不生吃，不过量吃。

44. 雪莲

性大寒，味甘。具有清胃益肠，降脂降压降糖，泻火解毒的功效。对胃肠失调，肠热泻痢，便秘热结，高血脂，糖尿病，面疱暗疮等症有一定的食疗作用。

注意：适量食用，过量食用后会出现便溏，狂泻不止等症状；雪莲果被切开和去皮后，应立即浸泡在清水中防止氧化变色。

45. 榛子

性平，味甘。具有补脾益气，涩肠止泻，明目健脑的功效。对脾胃虚弱的食少乏力、便溏腹泻，肺肾不足的消渴、盗汗、夜尿多等症有一定的食疗作用。

注意：存放时间不宜太长；含有丰富的油脂，胆功能严重不良者应慎食。

46. 板栗

性温，味甘。具有健脾补肝，补肾壮骨的功效。对腰腿酸疼，骨质疏松，小儿口舌生疮，成人口腔溃疡等症有一定的食疗作用。

注意：不宜多食，尽量熟食；糖尿病患者应少食。

47. 核桃

性温，味甘。具有润燥化痰、温肺润肠，补肾健骨的功效。对慢性气管炎、健忘失眠、耳鸣耳聋、骨质疏松、腰酸背痛、习惯性便秘、小便频数等症有一定的食疗作用。

注意：痰火喘咳、阴虚火旺、便溏腹泻者不宜食用。

48. 腰果

性平，味甘。具有补脑养血，补肾健脾，降压利尿的功效。对血虚健忘失眠、肾虚耳鸣、骨质疏松、高血压、小便不通等症有一定的食疗作用。

注意：皮有毒，食用前要去皮；腰果含油脂丰富，故不适合胆功能严重不良者、肠炎、腹泻和痰多患者食用；腰果含有多种过敏原，过敏体质的人慎食。

49. 开心果

性温，味辛、涩。具有温肾暖胃，补益虚损，调中顺气的功效。对神经衰弱、浮肿、贫血营养不良、慢性泻痢等症有一定的食疗作用。

　　注意：开心果有很高的热量，并含有较多的脂肪，肥胖、高血压者应少食。

50. 松子

　　性平，味甘。具有益气养血、补肾润肺、滑肠通便的功效。对眩晕、燥咳、吐血、便秘等症有一定的食疗作用。

　　注意：脾虚便溏、湿痰甚者不宜多食。

51. 花生

　　性平，味甘。具有补脾益气，润肺化痰，催乳，滑肠，止血的功效。对脾虚食少、消瘦乏力、营养不良，久咳肺虚、产后缺乳、脚气、大便燥结，紫癜等症有一定的食疗作用。

　　注意：高血压、高血脂患者少食。

52. 南瓜子

　　性平，味甘。具有驱虫，消肿的功效。对蛔虫病，蛲虫病，绦虫病，钩虫病、产后手足浮肿、百日咳、痔疮、糖尿病等症有一定的食疗作用。

53. 西瓜子

　　性平，味甘。具有清肺润肠，和中止渴的功效。对吐血，久嗽等症有一定的食疗作用。

　　注意：食疗是取原味煎汤；添加各种味料做成的瓜子不宜多吃；咸瓜子吃得太多会伤肾，嗑瓜子太多对牙齿不利。

54. 葵花子

　　性平，味甘。具有降血脂，驱虫，增强记忆力的功效。对贫血，失眠、高脂血症，动脉硬化，高血压病，蛲虫病有辅助治疗作用。民间有用来治疗血痢。

　　注意：食疗是取原味煎汤或蒸熟后食用；炒熟后性燥热不宜多食；肝炎患者不宜食炒熟之品。

第十三章 药膳分类与烹调方法

第一节 药膳分类

药膳分类方法有很多种，可以按药膳作用分类、按烹调方法分类、按性状分类等等。

为了节省章节，我们把药膳作用分类和烹调方法分类均穿插在药膳章节和烹调办法节选中加以介绍，本节只介绍按性状分类，且只介绍本书中有出现的药膳种类：面食类（馒头、面条）、米食类（粥、粿）、菜肴类、汤羹类、茶类、酒类等。

1. 面食类

此类药膳的食材是以面粉为基本原料，加入一定的补益药物或性味平和的药物制成的馒头、面条、饺子等（如糖尿病馒头、灵芝面、荠菜饺等）。

2. 米食类

此类药膳的食材是以米为基本原料，加入一定的补益药物或性味平和的药物制成的饭、粥、粿等（如荷叶饭、葛粉汤圆、五谷粽子、白木耳枸杞粥、鼠曲草粿等）。

3. 菜肴类

以蔬菜、肉、蛋、鱼、虾、蔬果等为原料，配一定比例的药材制成的菜肴（如薄荷排骨、天麻鱼头煲、八珍焖番鸭等）。

4. 汤羹类

以肉、蛋、奶、海味品、蔬果等原料为主，加入药物经熬制而成的较稀或稠的汤液（如番茄猪肝汤、苦瓜羹等）。

5. 茶类

将药材和食材保持原状或经粉碎加工制成粗末，以沸水冲泡后温浸片刻即可饮用，现在有了中药颗粒剂，配制中药药茶更为方便。其特点是服用时不用煎煮，省时方便，有时可加入茶叶一起冲泡而制成茶饮（如五花茶、姜茶、各类治疗高血压的药茶）。

6. 酒类

将药材加入一定量的高度白酒，经过一定时间的浸泡或将药材煎煮取汁按传统酿酒方法酿制而成（如灵芝养生酒、八珍酒等）。

第二节　药膳烹调方法

一、常用药膳的烹调方法

药膳的烹调方法很多，传统的有炖法、焖法、煨法、蒸法、煮法、熬法、炒法、卤法、炸法、烧法等等。在本书中，根据现代人生活节奏特点、烹调习惯、烹调条件等，介绍几种简单易行的药膳烹调方法。选择烹调方法，主要是从药材与食材的质地、性味和药膳用途来选择。一般来说味清芳香者，烹调时间要短，可采用炒、煮、熬粥等方法；味厚滋腻之品，烹调时间宜长，可采用炖、焖、蒸、卤的方法效果较好。药膳烹调的特点是以药材和食材的原汁原味为主，做到既保留药材和食材的食疗效果，又具菜肴鲜美的特点，以诱发人们的食欲，从而达到预期的疗效。

下面介绍几种主要的也是较合理的药膳烹调方法：

1. 炖法（如八珍猪脚）

炖法是将处理好的药材和食材同时下锅，注入清水（或药汁），放入调料（如生姜、葱、胡椒等），置于武火上把汤烧开（或加热至沸），转文火炖至熟烂的烹调方法。

  炖法注意事项：文火炖的时间掌握在1~2小时。

  炖法所制药膳的特点是质地软烂，原汁原味。

2. 焖法（如八珍番鸭）

  焖法是将处理好的食材倒入油温适度的油锅中油炝之后，再加入备用的药材或药汁或药粉，搅拌均匀后改用文火焖至酥烂的烹调方法。

  焖法注意事项：①食材要切成小块；②热锅中油温适度；③用文火焖时可适当分次添加药汁或热水直到焖熟。

  焖法所制药膳的特点是酥烂、汁浓、味厚。

3. 蒸法（如药膳馒头、各种汤罐、鼠曲草粿）

  蒸法是利用水蒸气加热的烹调方法。将药材药粉和食物混合，加调料（如各种汤罐）或加工成具有一定形状后（如药膳馒头、鼠曲草粿）置蒸笼内蒸熟。

  蒸法注意事项：①火候视原料的性质而定；②蒸熟不烂的食品可用武火（如各种汤罐）；③保持形状要用中火徐徐蒸制（如药膳馒头、鼠曲草粿）。

4. 煮法（如首乌猪肝汤）

  煮法是将处理好的药材与食物一起放锅中，加适量水和调料，先用武火煮沸，再用文火煮熟。

  煮法注意事项：适用于体小、质地柔软的食材。

  煮法所制食品口味清鲜，节省时间。

5. 炒法（如西芹炒百合、杜仲腰花）

  炒法是将处理过的食物，放入加热后的油锅内翻炒的烹调方法。可分为生炒、熟炒、滑炒、干炒。

  炒法注意事项：掌握热锅冷油。

  芳香性的药物可采用在临起锅时略勾芡后加入，以保持其气味芬芳。

  在炒法的过程中，如需要加水的各个环节，尽量使用药汁代水，在翻炒时适量加入，也可做兑汁、勾芡汤汁、滑汤等，以使药材使用达到最佳程度。

炒法所制食品的特点是鲜香入味。

6. 卤法（如五香猪心、陈皮砂仁鸡）

卤法是将处理过的食物，加入药材与卤汁用中火缓慢加热烹制，使药材与卤汁味渗透其中，至熟。

卤法注意事项：用中火缓慢加热。

卤法常用中药：大茴香、小茴香、草果、砂仁、桂皮、甘草、花椒、丁香、陈皮等。

卤法所制食品味厚气香。

7. 熬粥（菊花粥、木耳粥）

熬粥就是用经淘洗的米与药材一起，直接加热煮熟。根据药材的质地与药膳的具体要求在适当的环节加入，药材可以先煮，如黑豆粥中黑豆要先煮熟；药材可以与米一起煮熟，如绿豆粥；药材可以待粥将熟时加入再煮熟，如菊花粥、荠菜粥；药材预处理后待粥装碗后洒在粥面，如枸杞粥。

熬粥注意事项：先用武火煮沸，再用文火煮熟。

药粥要具有药材特有的味与色，还要有米粥的黏稠与清香。

二、食材在烹调前的加工处理

食材在烹调前也要进行必要的加工处理，肉类或海产品食物经洗净、去杂、去除血污和腥味。如本书中描述肉类在使用前的"洗净"是指用冷水冲洗，或加用其他物质洗涤（如洗猪肚经常用地瓜粉等），"在沸水中焯过"，指单用沸水焯，或加酒、姜入沸水中焯，包括其间去除漂浮污沫等，捞起用清水洗净等环节。根据药膳的用途、烹调方法的不同以及色、香、味、形的需要，要讲究刀法，有的需切片、切丝、切丁或切段，以利于烹调入味，便于食用，且整齐美观。经过对食材精心挑选、合理搭配、款式设计，令药膳成为精美的"艺术品"，给人以造型和色彩的美感，使人心情愉悦而胃口大开。

三、药材在烹调前的加工处理

为了保证药膳疗效，应对药材进行必要的加工处理，而后在药膳烹调过程中适当的环节加入，以减少营养和有效成分的破坏。

如果是贵重药材或量少的药材没有特殊煎煮要求的（如冬虫夏草、党参、川芎、金线莲等），洗净后根据药材质地不同，用清水浸泡10～30分钟后，将药材及其溶液同食材一起入锅。

如果药材有先煎要求的（如铁皮石斛、附子、贝壳类药材），按中药先煎法规定的时间煎好后备用。

如果药材有后入要求的（如薄荷等芳香类药材），待药膳起锅前10分钟将药材直接或用纱布包好放入。

如果药材量较大或与食材同煮会影响食材外观的，可将药材按照中药煎煮方法煎煮取汁弃渣备用。

如果是贵重药材或需要粉碎的药材（如冬虫夏草、淮山、茯苓等）可按药膳要求或浸泡后用料理机磨成浆，或干燥或炒熟后磨成粉备用。

如果是家庭食用的谷类杂粮药材（如扁豆、黑豆、赤小豆、薏米、芡实、百合、芝麻等），可将材料浸透煮熟放凉后，用料理机磨成浆即食或加热后食用。

如果用于加工主食药膳的药材，根据药材质地，可煎汤取汁弃渣备用（如普通药材），也可磨成浆或磨成粉备用（如粉性强或贵重药材）。

如果可以直接食用的、味美色鲜的药材（如枸杞、红枣等），用加盖的微波炉碗，在微波炉中加热20秒（枸杞）或30秒（红枣）倒出放凉，需要时洒在药膳表面；枸杞烹调药膳，建议将其在开水中焯过，食用前洒在药膳面上，既达到熟用的目的，又有点缀美观之作用，还会克服煮的过程中太烂不适口的缺点（如枸杞粥、枸杞白木耳汤）。

如果想在药膳烹调好后让药材与食材容易分开，可用纱布将药材包好，留有一定的空隙，浸泡后与食材共煮。

如果药膳在烹调过程中需要汤汁不多，又想保证中药调剂的量，可加大药材使用量，使用充分浸泡并浓煎的办法。

如果药膳烹调时间比较长，建议有的药材以煎煮取滤液后，与食材共煮。

本书中描述中药加水适量煎煮取滤液中的"加水适量"，是以药膳烹调需要的液体来推算的量。

附：药膳馒头制作方法

将粉性强的药材如山药、天花粉、芡实等，按中药粉碎规范研粉过80目筛，取粉，药粉数量控制在面粉用量的10%以内；粗粉与剩余药材按中药方法煎煮取药汁，药汁数量控制在面粉用量的35%以内；以递增法将药粉与面粉混合均匀，加酵母等，用药汁和面，醒面，面团揉制完成后按定量分割成每块75g标准的馒头坯，放蒸柜中蒸熟，冷却后包装，冷藏储存。

附篇 药膳食疗歌谣

中国医药学具有悠久的历史，历经中医药历史发展的长河的荡涤，那些早先反映我国劳动人民通过采药治病的生活实践，融入了深厚的中华民族情怀，形成了许多脍炙人口、流畅顺口的谚语歌谣，通过代代相传，民间传播至今。每当读着这些谚语歌谣，仿佛看到《诗经》中的那些采药的先民们，载歌载舞向我们走来。让我产生要让《左海药膳探骊》渲染几分来自远古的生活气息的冲动，特采集几首在民间传颂的有关食疗的歌谣，略加修改整理，尽量采用对仗和押韵，让大家在朗朗上口的吟诗颂谣的情趣中，重温我国人民长期同疾病作斗争的经验之锦。

一、中药药疗歌

常服灵芝长生不老，润肺乌发多食核桃。
头痛川芎腰痛杜仲，生津安神乌梅最好。

蜂蜜益寿美容润燥，白菊清肝明目是宝。
穿山甲加上王不留，产妇服了奶足质高。

马齿苋还有地锦草，痢疾腹痛清肠有效。
治疗咳嗽贝母款冬，虚热当用鳖甲青蒿。

绿豆六一散解药毒，还解酒食铅农药毒，
半夏中毒生姜汁解，甘草善解百药之毒。

二、食养三字经

清淡宜，少油腻，不偏食，善调剂。

讲平衡，防便秘，不过饱，不受饥。

少酒饮，烟禁忌，多喝水，绿茶饮。

纤维频，豆浆饮，食苦菜，蒜醋易。

粗粮毕，蔬果进，细咀嚼，养胃脾。

注："食苦菜"中的"苦菜"是苦味蔬果和一般蔬菜；"蒜醋易"是指大蒜与醋可以经常轮流服食。

三、老人膳食注意十二点

数量少一点	质量精一点	主食粗一点	青菜多一点
口味淡一点	吃得慢一点	早餐好一点	晚餐早一点
肉类烂一点	海鲜熟一点	品种杂一点	喝茶淡一点

四、老人膳食结构四个"三"

三要：要量少质高，要营养合理，要均衡膳食；

三低：低热量、低糖类、低脂肪；

三足：足量蛋白质，足量维生素，足量纤维素；

三适：适量水分，适量无机盐，适量盐分。

注：无机盐食物指含根茎的蔬菜，如胡萝卜、百合、山芋、藕及大白菜等。很多老人家比年轻人怕冷，有可能与饮食中无机盐缺少有关系，所以老人家要多吃点含无机盐的蔬菜。

五、膳食养生一字诀

常吃一点蒜，抗癌保健康，早起一杯水，清胃又润肠。

多食一点醋，健康我自主，早吃一片姜，益寿养生谱。

每餐一水果，平衡靠自我，饭前汤一碗，饭后茶艺磋。

六、简单膳食养生秘诀

汤水果蔬搭配好，早餐讲究晚吃少。

五谷杂粮搭配吃，常吃坚果如核桃。

七、养生粥谣

米虽是粗粮，煮粥肠胃养；晨起胃空隙，喝粥补脾气；

晚间喝粥来，助眠如喝奶；保健宜吃粥，更宜吃药粥；

希望皮肤嫩，粥里加薏仁；若要治失眠，煮粥加白莲；

夏令防中暑，荷叶同粥煮；体热患便秘，藕粥也相宜；

口渴心烦躁，黄精生地粥；咳嗽若肺热，润肺粥百合；

失眠因血虚，桂圆粥奏曲；脚气水肿消，赤豆粥验效；

嫩肤要除皱，常吃银耳粥；血小板若低，粥见花生衣；

乌发要补肾，粥加核桃仁；腹泻成慢性，扁豆粥健脾；

头昏血压高，芹菜煮粥好；伤风闹感冒，姜糖把粥煲；

骨质疏松症，骨汤粗粮羹；养肝明目梢，枸杞南瓜粥。

夏季清暑热，绿豆粥可用；补心又养脑，松子粥最好；

健脾苡米粥，祛湿减肤皱；补肾明眼睛，枸杞粥益精；

益肺养肺阴，石斛加茯苓；补中益气粥，参芪加红枣；

各粥换着吃，或并两粥食；款款养生粥，成就你长寿。

八、时辰养生水疗歌谣

晨起淡盐水一杯，排毒活血润肠清胃。
已时温淡茶一杯，工作学习效率显威。
申时养生茶一杯，精神饱满不慌不累。
睡前凉开水一杯，促进睡眠质高梦美。
午夜醒来水一杯，稀释血液血栓棋畏。

注：时辰养生中有几个很好的喝水饮茶时点。"已时"是指早上9～11点；"申时"是指下午15～17点。

九、食疗歌

猪羊牛肉壮体质，水产海鲜增灵智。
诸肝明目治血虚，禽蛋补体气血足。

海带散瘀补碘妙，海蜇润肺奏显效，
淡虾海虾都补钙，牡蛎平肝坚结消。

木耳抗癌肺胃益，虫草花儿补肾气。
防治肿瘤菌菇功，五脏六腑兼顾齐。

生梨生津化痰好，苹果消食营养高，
柑橘化食消痰疾，香蕉含钾治发烧。

莲藕除烦解酒妙，姜汤葱头治感冒。
茄子防治老年斑，蒜治肠胃有功劳。

萝卜化痰胀气消，莳菜清肺热痰少。
胡椒除寒驱湿疾，韭菜补肾暖膝腰。

冬瓜解毒美脸面，西瓜清火也养颜，
南瓜化痰又驱虫，丝瓜凉血通二便。

蜂蜜润肺治咳嗽，适量饮酒也益寿，
盐醋解毒亦消炎，茶油拌面溃疡消。

抑制癌菌猕猴桃，补肾乌发食核桃，
生津止渴数乌梅，健胃补脾大红枣。

十、饭前食疗保健

饭前先食蔬果瓜，保护肠胃助消化。
饭前喝碗青菜汤，减少饭菜摄入量。

十一、预防结石饮食歌

禽畜内脏要少吃，菠菜高钙应慎食；
睡前少喝鲜牛奶，南瓜带皮可排石。

多饮开水不憋尿，蔬菜水果多有效。
多食核桃黑木耳，生姜利胆黏度消。

十二、少食益寿歌

营养过剩不明智，切勿暴饮和暴食。
饮食控制八成饱，营养均衡自逍遥。

十三、疾病与五味食疗歌

肺病少吃苦，肾病少吃甜，

肝病少吃辣，心病少吃咸，

脾病少吃酸，胃病可入甘。

五味讲平衡，无病保平安。

十四、花疗歌

清热解毒用银花，

明目平肝白菊花，

健脾退热扁豆花，

疏肝解郁数梅花，

润肤养颜玫瑰花。

注：福州市中医院从2004年以来，将以上五种花作为五花茶的基本方，开发出系列养生茶，沿用至今，很受欢迎。

十五、红葡萄酒泡洋葱

红葡萄酒泡洋葱，每日两杯早晚中。

预防老年痴呆症，还可防治骨疏松。

调高血压养心脏，夜盲眼花白内障，

肾虚尿频尿血症，风湿疼痛与腹胀。

酒葱解烦又治疾，一瓶酒配葱一斤。

连酒带葱一起食，酒的总量要限定

喝酒怎能治百病，可以一试别全信，

红葡萄酒与洋葱，养生保健也适宜。

注：红葡萄酒泡洋葱会治病，因为不会喝酒，也曾加蜜品尝，不会难喝，感觉挺好，分析红葡萄酒和洋葱适量分别可以治病，所以予以推荐。仅供参考！

后记

编撰《左海药膳探骊》一书的思路起源于2008年启动全国第四批师承教学工作之初，彼时福州市中医院临床药膳工作已开展了4年，多项药膳科研课题研究工作进入后期总结阶段，为医院其它药膳临床推广应用研究开展起到了指导性的作用。同时，我院主食药膳馒头（糖尿病馒头、胃炎馒头）经过前期研究及工艺改进正规范投入临床使用，受到患者普遍欢迎，反响良好。黄秋云主任中药师作为第四批全国老中医药专家学术经验继承导师，决定将药膳研发、临床应用作为师承教学的重要内容，通过课程安排，将福州市中医院开展的药膳临床工作经验予以回顾性总结，广泛收集药膳制作及应用资料，并优化改进生产和临床应用环节，加强对病人的药膳食疗健康教育，在临床各科诊疗常规中体现药膳食疗辅助疗法，把教学工作与临床药学、临床诊疗、健康教育融为一体。师承教学工作促进了临床药膳食疗工作的发展。黄秋云主任中药师提出，应当将福州市中医院开展的药膳工作资料加以整理并编撰成书，以便与全体有志于药膳研究工作的同仁做进一步的研究、探索，同时为其它医院开展药膳临床工作提供借鉴。三年师承学习工作结束之时，本书初稿框架行成，又用了将近一年时间将内容予以修改、完善。经过全体编委的刻苦努力，如今《左海药膳探骊》终能付稿，为此我们甚感欣慰。

《左海药膳探骊》编写期间汇聚了很多中医药专家的临床经验。首先得到了福州市中医院各个临床科室的中医药工作者的大力支持，特别是肖诏玮主任中医师从编写之初的思路指导，到书稿历次修改审核都投入了大量的心力；我省著名草药专家宋纬文主任中药师也对全书的构成、内容的编排、草药药膳等提供宝贵的意见；陈扬荣老中医专家强调药膳食疗在亚健康中的应用，提出应结合本省特色产品的药膳食疗研究；浙江中医出版社陈永灿社长为本书做了书评——《熔古冶今究药膳，探得骊龙颔下珠》；福建中医药大学校长陈立典对《福建省药膳食疗学科发展报告》作了精彩的点评；我省卫生厅阮诗玮副厅长在百忙之中为本书题序，等等，都对本书的形成增色添彩，诸多专家寄期望于情理交流之中，托新理念在探索思维始终，激发了我们写好《左海药膳探骊》一书的灵感。在此，一并致以感恩怀德之谢。

至今，《左海药膳探骊》即将付梓，我们深知，书中尚有许多不足之处，望各位同仁提出宝贵意见，以便再版时修改、提高、完善。

附: 编委简介

　　黄秋云：主任中药师，第四批全国老中医药专家学术经验指导老师，福建中医药大学硕士导师，中华中医药学会药膳分会副主任委员，福建省中医药学会药膳分会主任委员，福建省中医药学会中药分会副主任委员，主持多项地厅级立项的药膳科研项目。主要研究方向：中药不良反应、药膳研制。

　　潘鸿贞：副主任中药师，为第四批全国老中医药专家学术经验继承人师从于黄秋云导师，为中华中医药学会药膳分会委员，福建省中医药学会药膳分会委员，参与多项药膳科研课题研究，在药膳食疗的健康教育做了大量的工作，在省级以上医学专刊发表药膳论文多篇。

　　赵蕾：副主任中药师，为第四批全国老中医药专家学术经验继承人师从于黄秋云导师，中华中医药学会药膳分会委员，福建省中医药学会药膳分会委员，参与多项药膳科研课题研究，近年来在省级及以上刊物发表药膳论文多篇。

　　郑立升：主任中医师，为福建省中医学院研究生导师、副教授，中华中医药学会脾胃病分会委员、福建省中医药学会脾胃分会副主任委员、福建省中医药学会药膳分会常务委员，主持厅级立项的《胃炎药膳馒头辅助治疗脾胃虚型慢性胃炎的临床观察》科研项目，对我院药膳食疗列入临床辅助治疗方法，起到了积极引导、有效推进的重要作用。主要研究方向：中医、中西医结合诊疗功能性胃肠病。

　　李丹：副主任中药师，中华中医药学会药膳分会委员，福建省中医药学会药膳分会委员，积极参与药膳科研课题研究，对药膳制作使用药材的质量有一定的研究，善于对药剂科参与药膳制作流程与环节予以优化创新。

程珠琴：福建中医药大学硕士研究生毕业，现为福州市中医院消化内科主治医师，擅长治疗功能性胃肠病，参与《胃炎药膳馒头辅助治疗脾胃虚型慢性胃炎的临床观察》科研课题研究，积极把药膳食疗列入消化科临床辅助治疗方法，有扎实的中医理论基础和较强的科研能力。

聂焱：福建中医药大学硕士研究生毕业，现为福州市中医药内分泌科主治医师，院内师从于江映红主任医师，致力于中西医结合糖尿病现代研究，参与《中医辨证施膳辅助治疗2型糖尿病的临床研究》《主食药膳（糖尿病药膳馒头）在糖尿病防治中的研究与应用》等科研课题研究，使药膳食疗辅助治疗方法在我院糖尿病慢性病管理中显示出特色，在省级及以上刊物发表药膳论文多篇。

马常宝：福建中医药大学硕士研究生毕业，现为福州市中医院妇科主治医师，为第三批省级老中医药专家学术经验继承人，师从于何桂英导师，院内师从于王玲主任医师，对妇科各种常见性疾病的中西医结合理论和临床有较深入的研究，积极把药膳食疗列入妇科临床辅助治疗方法。

李君君：福建中医药大学硕士研究生毕业，现为福州市中医院儿科主治医师，为第三批省级老中医药专家学术经验继承人，师从于肖诏玮导师，积极把药膳食疗列入儿科临床辅助治疗方法，参与多项地厅级立项中医药课题（包括药膳课题），撰写多篇药膳论文，有的已公开发表。

林小妹：福州市中医院骨科病区护士长，本科学历。在骨科病房努力协助临床开展药膳食疗辅助治疗，参与骨科药膳的科研工作，积极探索药膳制作方法，优化病房使用药膳的工作流程。

徐君：福建中医药大学中药硕士研究生，积极参与药膳科研课题研究。

胡丹：福建中医药大学中药硕士研究生，积极参与药膳科研课题研究。